携帯電話亡国論

携帯電話基地局の電磁波「健康」汚染

古庄弘枝

藤原書店

携帯電話亡国論　目次

はじめに　11

携帯電話普及率、一人一台を超える　11
基地局の数は約四〇万基　12
電磁波は血液脳関門を開かせ、毒物を素通りさせる　15
基地局周辺で電磁波被害を受ける子どもたち　19
「子どもたちの健康を守ることは最優先課題」の諸外国　20
「屋内で〇・〇〇〇一μW／cm²」と決めたザルツブルク　23
「無線禁止地区」をめざす人々　24
危険を知り、自分で守る　26

序章

携帯電話・基地局の電磁波に「発がんの可能性あり」

頭の「不透明感」「不快感」——「アレッ、いつのまに」　31
携帯電話の電磁波に「発がんの可能性あり」　32
携帯電話の電磁波は「脳細胞の死」をもたらす　35
一〇年間の使用で「悪性腫瘍」発症リスク二・一倍　37
携帯電話の電磁波は「精子を弱くする」　39
携帯電話の電磁波は、胎児の脳の発達に悪影響を及ぼす　41
身を守るポイントは「距離」と「時間」　42

「選べない」基地局　45

第1章　自宅のあるマンションの上に基地局ができた
八年間にわたる壮絶な電磁波被曝　49

1　電磁波人体実験マンション――新城哲治さん、明美さん家族の場合　51
長女と夫に鼻血　52／半年後、妻はRSDに　52／
二GHzの基地局稼動で症状悪化　54／夫婦とも意識障害に　56／
「もう、終わりにしたい」　57／ペットは吐血と下血　58／
愛犬の異変を契機に緊急避難　59／引っ越して一週間で症状が改善　61／
理事長、基地局の賃貸借契約の解除を即決　62／
説明会と聞き取り調査　63／住民の多彩な健康被害　64／
契約期限より九カ月早い停波　66／一七〇あった症状が二二に激減　67／
撤去に成功した要因　68／「携帯電話基地局問題を知らせる会」を結成　70

2　基地局稼動で脳腫瘍に――當山冨美子さんの場合　72
基地局設置費を管理費に補填　72／右耳が聞こえず、脳腫瘍に　74／
「安全なマンションを取り戻す」と決める　75

第2章

隣のマンションの上に基地局ができた

日本初の「健康被害」を問う延岡大貫訴訟

79

原告三〇人、弁護士二八人　81
家は「電子レンジ」、私は「オモチ」　82
生まれて初めての土下座　85
頭の中にセミが一〇〇匹住みついた　86
寝室をアルミ板で張りめぐらす　88
「身体を捨てたい」　90
スタッフにも健康被害　92
「売る」ことも「貸す」ことも、「移転」もできず　93
心臓悪化、帯状疱疹、鼻血　94
一〇二世帯、一六二人に「体調異変」　97
電磁波による愁訴の可能性が高い　99
ザルツブルク州の四万四千倍　101
八カ月後の「棄却」判決　104
「臆病」な判決　107
フランスでは二〇〇九年に「基地局撤去」の判決　110
「住民無視」判決の背後に、国民の無関心　111

第3章　近くの山の上に基地局ができた
急死者が頻発する電磁波濃密汚染地区　115

1　家を離れて避難生活八年――高知県四万十町　山下聡子さんの場合　117
エンドレスの「異変」　117／「終の住処」に住めない不条理　120／
電波が止まった？　122／約半年後に再発信か　123／
家を離れて八年半　125／九年間に「急死者」が一〇人　127

2　救急車が頻繁に出入りする「汚染地帯」　132
住民の五人に一人が病気　132／救急車が頻繁に出入りする地区　135／
「不感地域解消事業」が招く被害　138

第4章　学校の近くに基地局ができた
「体がだるい」「めまい」に悩む小学生　141

1　子どもたちの学習環境・健康を脅かす電磁波汚染
――福岡　太宰府東小学校　143
小学校の敷地から四〇mに基地局　143／住民に広がる健康被害　144／
学校の敷地から約一〇mに別の基地局が計画　146／

基地局設置の適正化に関する請願を提出　149
選挙後、市長は態度を一八〇度転換　151
住民の「知る権利」を保障しない「実施方針」　153
議員提案の「条例」と市長の「再議」　154
保護者と市役所と合同で測定調査　156
三階で「三・七六μW／cm²」　157
健康を守るには「〇・〇〇〇一μW／cm²」以下に　159
「三階」「一〇〇m未満」に症状多発　161
三階では学級崩壊も　164
「寄付」で教室にシールドフィルムを貼る　165
七校中三校の近くに基地局あり　167
「一〇〇m以内に基地局を建ててはならない」という市も　168

2　廃止された「理想の条例」——福岡県篠栗町　170
「日本でもっとも画期的」な条例の廃止　170
事業者と職員による形骸化・無力化攻撃　172

第5章　住宅地のなかに基地局ができた
住民運動は「強力な手段」「信じるに足るもの」　175

1　基地局の存在を知らず三年間「体調不良」の連続
——東京都小平市　神山照子さんの場合　177

自宅から五〇mと一〇〇mの位置に基地局　177／
右目が調整できないほどの乱視に　178／
足の経絡の上を電気が走るような感じ　180／
隣人にも「右目の乱視」「ひどい鼻血」の症状が　181／
狭い地区で四人の死　182／仲間と調査を開始　183

2
自治会独自の「基地局設置ガイドライン」を設定
——大阪府豊中市　沖田道夫さん・佐竹剛さんの場合　185

電磁波の「長期受動被曝」にさらされる　185／七項目の反対理由　186／
「住民の了解がない」対「了解を得た」　188／
説明会で「無断で電磁波を飛ばさない」と約束　189／
「基地局設置ガイドライン」を自治会で決める　190／
九〇四名の「基地局撤去要求署名」も無視して発信　192／
「電磁波影響アンケート」を実施　193／
別の自治会を立ち上げて独自のガイドラインを　194

3
「稼働中の基地局撤去」を実現
——兵庫県川西市　山路須美子さんらの場合　195

知らぬまに高さ二〇mの基地局が　195／食い違う言い分　197／
契約更新時まで待てない健康状態に　199／
約五〇〇〇世帯を対象にアンケート　201／

公害調停の申し立てと撤去の実現　202／二〇〇m圏内に四人の「パーキンソン病」　203／自分の周囲に気を配って　207

4 「基地局建設前の阻止」を実現
――新潟県新潟市　多久和幹雄さん・啓子さんらの場合　208

四〇mの基地局建設が予定　208／「それでは私が個人でやりましょう」　210／最初で最後の「説明会」　212／一人から始めた「運動の生命線」署名活動　213／「イー・モバイル携帯基地局建設阻止実行委員会」の結成　214／「運動の可視化」のため立て看板を作る　215／信越総合通信局へ「建設反対」の陳情に　217／コトを起こさなければ、どうしようもない　219

電磁波関連年表（一九五二―二〇一三）――電磁波（主に高周波）をめぐる日本と世界の動き　221

あとがき　231

携帯電話亡国論

携帯電話基地局の電磁波「健康」汚染

はじめに

携帯電話普及率、一人一台を超える

二〇一二年三月末、日本における携帯電話の普及率が一人一台を超えた。契約数は一億二八二〇万五〇〇〇件。人口普及率でいえば一〇〇・一％となる（図1参照）。しかし、増加率はとまることなく、一〇〇％を超えてもなお、契約数は伸び続けている。同年十二月末の契約数は一億三六三六万二八二三件。人口普及率は一〇八・〇％となった。日本では、一人が一台以上の携帯電話をフツーに持つ時代になったのだ。ちなみに日本の人口は、二〇一三年一月一日現在、一億二七四七万人（万単位）だ。

近年、スマートフォン（スマホ＝多機能携帯電話）の急増も激しく、携帯電話の売れ行きを調べているMM総研によると、二〇一一年、スマホの出荷台数は携帯電話全体の五五・八％で、初めて過半数を超えた。実に、前年度比約二・七倍の二三四〇万台（推定）。同総研の予測によると、スマホは年々増え続け、二〇一四年には全体の八〇%を超える見込みだ（図2参照）。

いつでも、どこでも、私たちは携帯電話やスマホを便利に使っている。寝室のベッドの中から通話をしたり、電車の中でメールを送ったり、乗り継ぎをインターネットで検索したり。でも、なぜ、携帯電話やスマホは、いつでも、どこでも、使えるのだろうか。

それは、携帯電話やスマホが、携帯電話基地局（以下、基地局）といつも電磁波でつながっているからだ。電磁波を放射している基地局がなければ、通話もメールもインターネットもできない。

基地局の数は約四〇万基

では、基地局はどこにあるか知っているだろうか。基地局はいたるところに建っている。高速道路や幹線道路沿いに、住宅密集地のマンションの上に、田んぼの中に、山の上に。しかし、人は関心がなければ、目の前にあっても「見えない」。携帯電話やスマホを便利に使いながら、「基地局って、どこにあるの？」という人は意外に多い。

二〇一二年現在、基地局（PHSを含む）の数は全国で約四〇万基にのぼる。さらに、スマホの普及に伴って、携帯電話各社とも二〇〇九年ごろから、より高速のデータ通信サービス（例えば、NTTドコモは「Xi（クロッシィ）」、KDDI系列のUQコミュニケーションズは「UQ

図１　携帯電話普及率

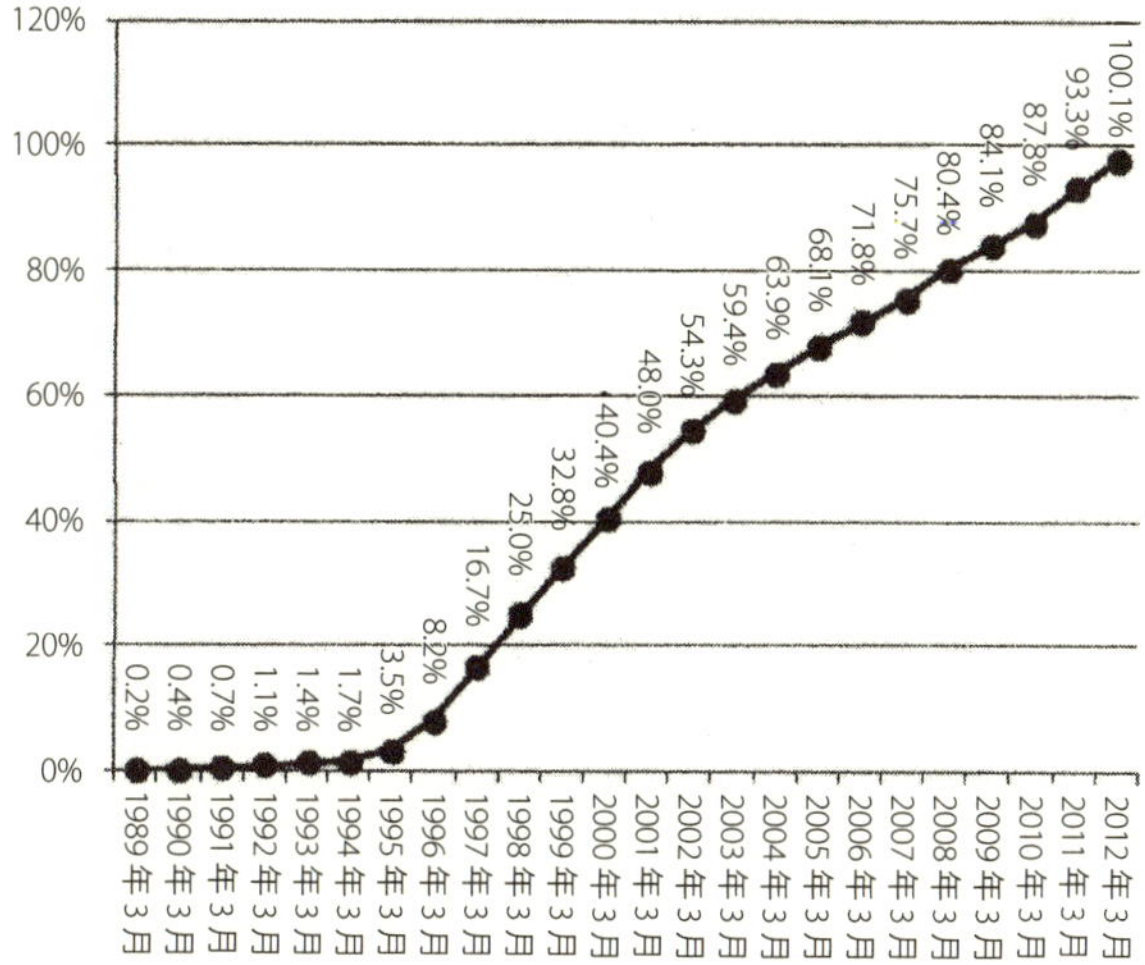

総務省調査（単身者含む）
「電気通信サービスの加入契約数等の状況」ベース

図２　スマートフォン出荷台数・比率の推移

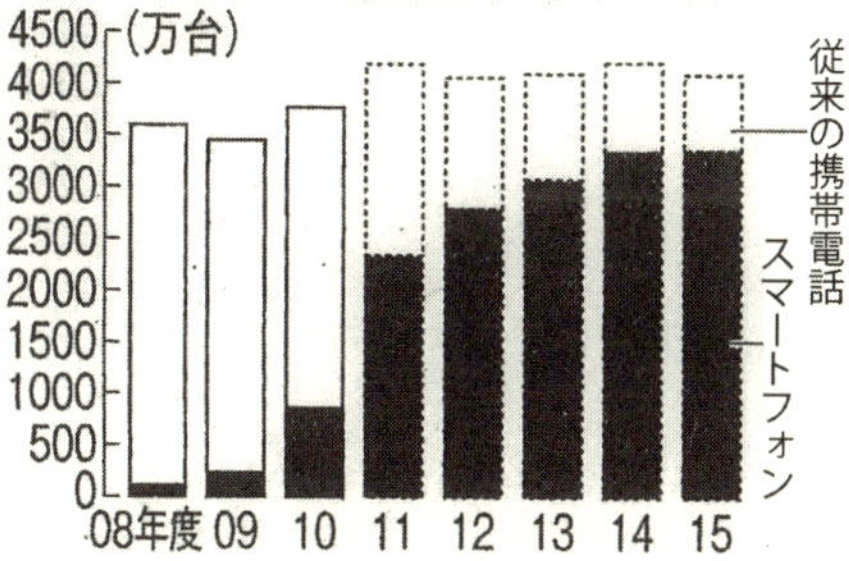

MM 総研調べ。11 年度以降は予測値

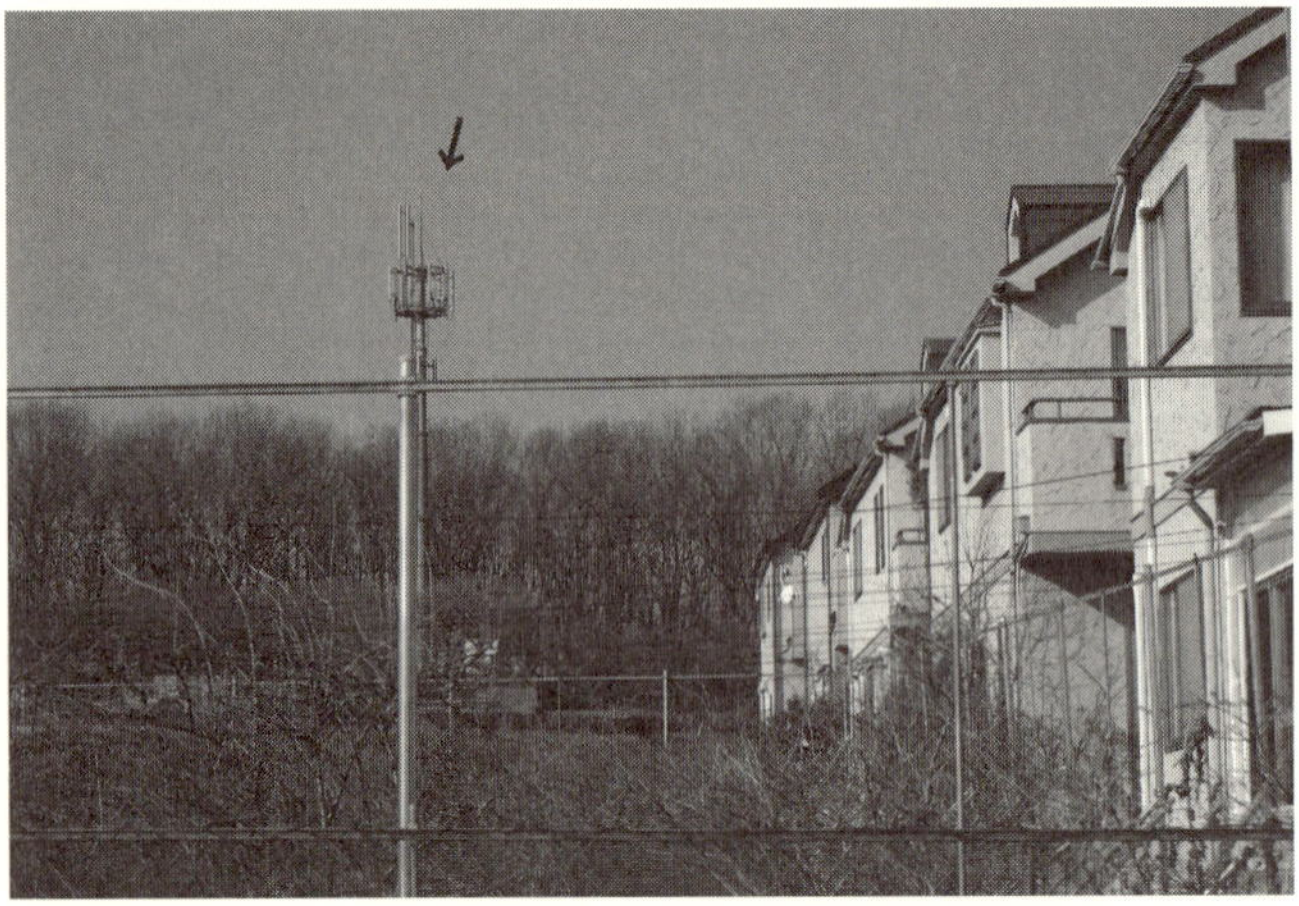

写真1　住宅地のすぐ近くに建つ携帯電話基地局

WiMAX」など）を開始したため、それを支えるために、基地局の数はどんどん増設されている。NTTドコモは「Xi」のために二〇一四年末までに五万局、UQコミュニケーションズは「UQ WiMAX」のために二万局をめざすとしている。

また、無線LAN（家庭やオフィス、工場内など、一定の範囲内で情報通信を無線で行うもの）の普及に伴って、無線LANができる場所（スポット）＝「小さな基地局」も町なかに、駅なかに増え続けている。ちなみに、無線LANと「Wi-Fi（ワイファイ）」は同じ意味に使われることが多いが、「Wi-Fi」は無線LANの一ブランド名だ。

「持ち運びのできる基地局」も増えている。無線LANのアクセスポイントがない場合でも、それを持参していれば、契約携帯電話会社の電波サービルエリア内であれば、無線ＬＡＮができるという「ポケットサイズの基地局」だ。一般的に「ポケットサイズのモバイルＷｉ－Ｆｉルーター」として販売されている。

これらの「小さな基地局」まで数に入れれば、基地局の総数は優に日本の総人口を超える数となるだろう。

電磁波は血液脳関門を開かせ、毒物を素通りさせる

基地局や携帯電話・スマホで使われている電磁波は、生物にとって安全なのだろうか。これまで携帯電話に使われてきた電磁波の周波数は、第一世代が八〇〇MHz、第二世代が一・五GHz、現在主流の第三世代が二・〇GHzだ。ところが、高速データ通信に使われているのは、より周波数の高い二・四GHzや五GHzだ。

周波数とは、一秒間に振動する波の数。周波数が高くなれば、振動数も高くなる。二・四GHzとは一秒間に二四億回、五GHzとは一秒間に五〇億回振動する波という意味だ。ちなみに、電子レンジに使われている電磁波の周波数は二・四五GHz。携帯電話やスマホを耳にくっつけて使うことは、「電子レンジの中に頭を突っ込んでいる状態」といっても過言ではない。電子レンジがモノを温めることができるのは、電子レンジの中に入れた食品の水分を一秒間に二四億五〇〇〇万回振動させて、熱を発生させているからだ。耳に携帯電話をくっつけて使えば、耳（脳）の中でこれと

図 3　携帯電話の電磁波が頭を貫く様子

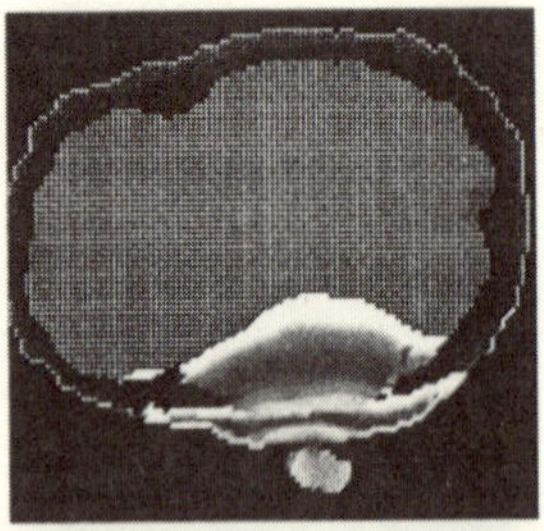

大人の頭を
電磁波が貫く様子

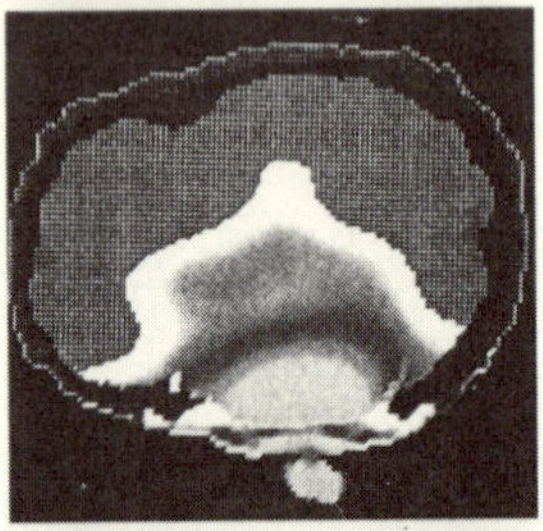

10 歳の子どもの頭を
電磁波が貫く様子

電磁波が子どもの頭を大人の頭よりはるかに深く貫く様子を再現したコンピューター・イメージ（同縮尺に調整済み）
※訳注：SAR値が下に示されている。メッシュ状の範囲が脳で、下の突起部分は耳。耳および頭の下部が〜1W/KgのSAR値、灰色部分が〜0.34 W/KgのSAR値、上方の白色は〜0.11W/KgのSAR値を示している。

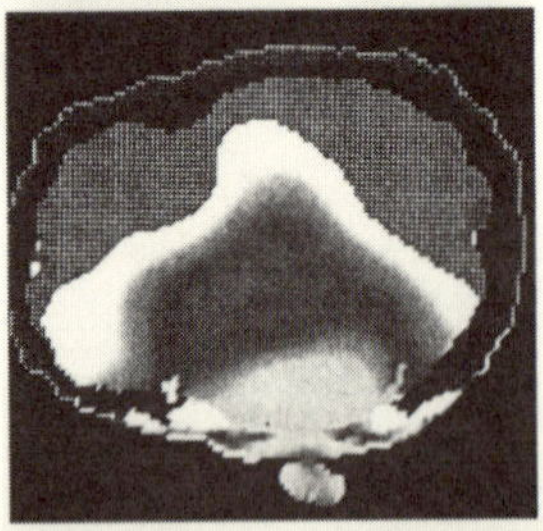

5 歳の子どもの頭を
電磁波が貫く様子

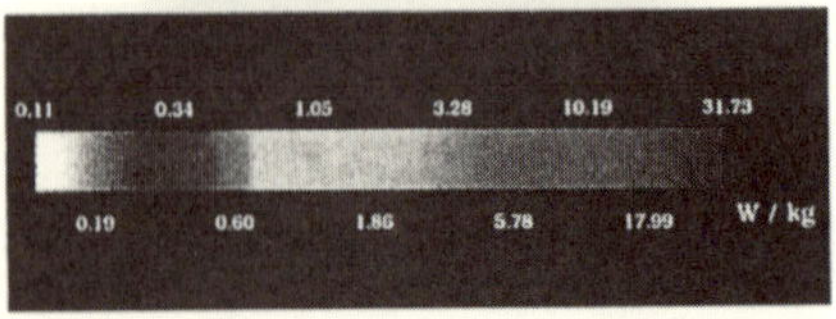

Om P. Gandhi et al., “Electromagnetic Absorption in the Human Head and Neck for Mobile Telephones at 835 and 1900MHz”, *IEEE Transaction on Microwave Theory and Techniques*, Vol. 44, No. 10, Oct., 1996.

同じことが起きている可能性がある（**図3**参照）。

脳の中には血液脳関門があり、毒物が脳の中に入らないようにガードしている。ところが、携帯電話と同レベルの電磁波を浴びるとこの門が開き、毒物が素通りしてしまう。そのことが、二〇〇三年に発表された、スウェーデンのリーフ・サルフォードさんらのラットを使った動物実験によって明らかになっている。

また、二〇一一年に発表されたスウェーデンのレナード・ハーデルさんらの「ワイヤレス電話（携帯電話とコードレス電話を含む）の使用と悪性腫瘍のリスク」に関する疫学調査によって、次のことがわかった（**図4**、**表1**参照）。

「携帯電話の累積使用時間が二〇〇〇時間以上になる人は、悪性腫瘍になるリスクが、使わない人の二・四倍になる」

「携帯電話の使用開始から一〇年以上たった人は、悪性腫瘍になるリスクが使わない人の二・一倍になる」

「携帯電話の使用開始年齢が二十歳以下の人は、悪性腫瘍になるリスクが、使わない人の二・一倍になる」

そして、ついに、WHO（世界保健機関）も、二〇一一年五月、高周波（マイクロ波）に「発がんの可能性あり」と公式に発表した。

図4　ワイヤレス電話（携帯電話とコードレスフォンを含む）の使用と悪性腫瘍のリスク（ハーデル研究（2011）より抜粋）

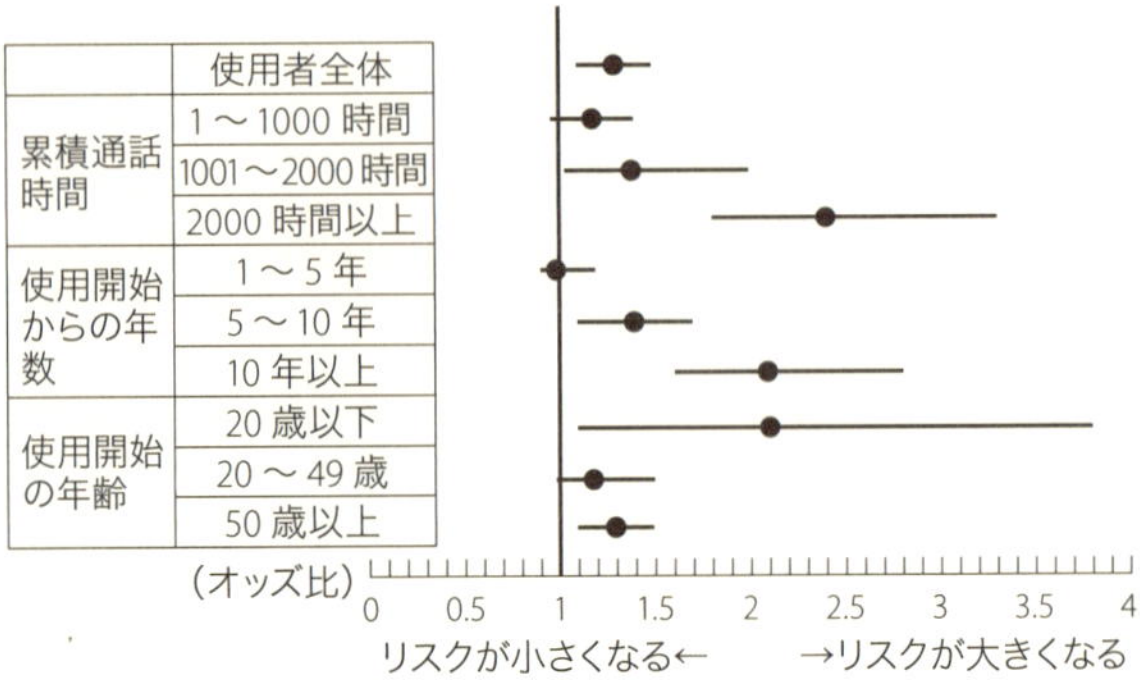

表1　ワイヤレス電話(携帯電話とコードレスフォンを含む)の使用と悪性腫瘍のリスク(ハーデル研究(2011)より抜粋)

	携帯電話の使用	症例	対照	オッズ比＊	95%信頼区間
不使用者		524	1171	1	
使用者		727	1267	1.3	1.1 ～ 1.5
累積使用時間	1 ～ 1000時間	525	1052	1.2	0.98 ～ 1.4
	1001 ～ 2000時間	79	117	1.4	1.04 ～ 2.0
	2000時間以上	123	98	2.4	1.8 ～ 3.3
使用開始からの年数	1 ～ 5年	300	697	1	0.9 ～ 1.2
	5 ～ 10年	265	421	1.4	1.1 ～ 1.7
	10年以上	162	149	2.1	1.6 ～ 2.8
使用開始時の年齢	20歳以下	28	27	2.1	1.1 ～ 3.8
	20 ～ 49歳	415	746	1.2	1.02 ～ 1.5
	50歳以上	284	494	1.3	1.1 ～ 1.5

＊オッズ比は、性別、年齢、社会経済指標（SEI）で調整

いずれも『携帯電話でガンになる⁉』（電磁波問題市民研究会、緑風出版）より

表2　携帯基地局建設に関する条例などがある主な自治体

自治体	名称	実施年	内容や特徴
滝沢村（岩手県）	環境基本計画	2003年	基本姿勢として「予防原則」をうたい、計画の事前周知を求める
福岡市	携帯電話中継鉄塔の築造に関する協定書	2003年	基地局の説明会開催を求める。ビル屋上の基地局は該当しない
篠栗町（福岡県）	携帯電話中継基地局の設置に関する条例	2007年	携帯電話会社に事業計画の提出や住民への説明会開催を求める。2012年廃止案可決
延岡市	中高層建築物等に関する指導要綱	2008年	15m以上の基地局は住民の要請があれば説明会を開催
鎌倉市（神奈川県）	携帯電話等中継基地局の設置等に関する条例	2010年	住民の意見を聞くことを求め、紛争時は市があっせんや調停をする

出典：『朝日新聞』宮崎版（2012年3月6日）の表を加筆修正

基地局周辺で電磁波被害を受ける子どもたち

実際、基地局の近くに住む人のなかには、「頭痛」「睡眠障害」などの体調不良を訴える人が多く、これまで全国で十数件の裁判が起こされている。

宮崎県延岡市では、「基地局から放射される電磁波によって、すでに深刻な健康被害を受けている」として、現実の健康被害を訴えた日本初の裁判を二〇〇九年十二月、KDDIを相手に起こしている（**第2章**）。宮崎地裁延岡支部では「棄却」となったが、現在、福岡高裁宮崎支部に控訴中だ。そして、「説明会なしの基地局建設」「事業者による住民無視の強行工事」などを問題であるとして、基地局建設に関する条例などを独自に定めた自治体も多い（**表2**参照）。

基地局からの電磁波で健康に影響を受けている

子どもたちもいる。福岡県太宰府市にある東小学校の子どもたちだ（**第4章**）。同小学校の敷地から約四〇mのところにNTTドコモの基地局があり、子どもたちはこの基地局から放射される電磁波によって、「めまい」「体の倦怠感」「口内炎」「胸痛・動悸」「耳鳴り・難聴」などに悩まされてきた。

大分県別府市春木地区では、二〇〇二年、十六歳未満の小学生・幼児二八名が原告となって、NTTドコモを訴えた裁判が行われた。しかし、二〇〇三年、一審判決で「却下」され、基地局は建設された。原告の一人である当時小学六年生の女の子は、第五回口頭弁論（二〇〇二年七月）で、次のように述べている。

「私たちは夢や志を抱き、これからの人間社会をつくっていく子どもたちです。お金大好きで、人の命なんてどうでもいい人の金もうけや実験の道具になって死んだりするために生まれて、今まで生きてきたんじゃないんだ！」

「子どもたちの健康を守ることは最優先課題」の諸外国

日本では、子どもたちの命を守るために電磁波環境を改善するよりは、携帯電話会社の利益を優先する政治を行っている。しかし、外国では、もっとも電磁波の影響を受けやすい子どもたちの命（**図5参照**）を電磁波から守るために、さまざまな施策を打ち出している国が多い。

図５　1.5歳児の身体各部に共振する身の回りの電磁波

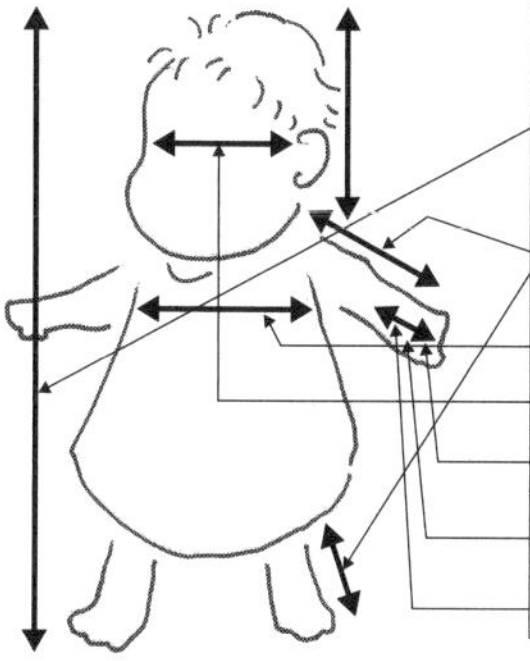

1/2 波長 cm	周波数 MHz	用途	電力 mW
75～150	100～200	VHF テレビ	―
32～50	300～470	UHF テレビ	―
19～32	470～770	地上波デジタルTV	―
16～17	880～920	1.3G 携帯電話	800
10	1500	2G 携帯電話	800
7.1	2100	3G 携帯電話	800
6	2500	無線 LAN 親子電話	10～100
6	2500	電子レンジ	―

『生体と電磁波』（坂部貢他著、丸善出版）より

例えばフランス。フランスのウーラン市では、二〇〇九年に条例を作り、子どもたちがいる建物（学校・幼稚園・保育園など）から一〇〇m以内に基地局を建てることを禁止している。

携帯電話の使用や広告・販売に関しても、各国政府は次のように警告を発している。

「八歳未満の子どもは携帯電話を使わないように」（イギリス）

「八歳以下の子どもたちは固定電話を」（カナダ）

「十二歳未満の子ども用の携帯電話の全ての広告を禁止」（フランス）

「十六歳未満の携帯電話使用・販売は禁止」（インド・カルナタカ州）

「七歳以下の子どもへの携帯電話販売は、店頭でもインターネットでも禁止」（ベルギー）

ロシアの政府機関も「十六歳未満の子ども・妊婦・て

図6　シューマン共振波の地表と電離層の間での共振

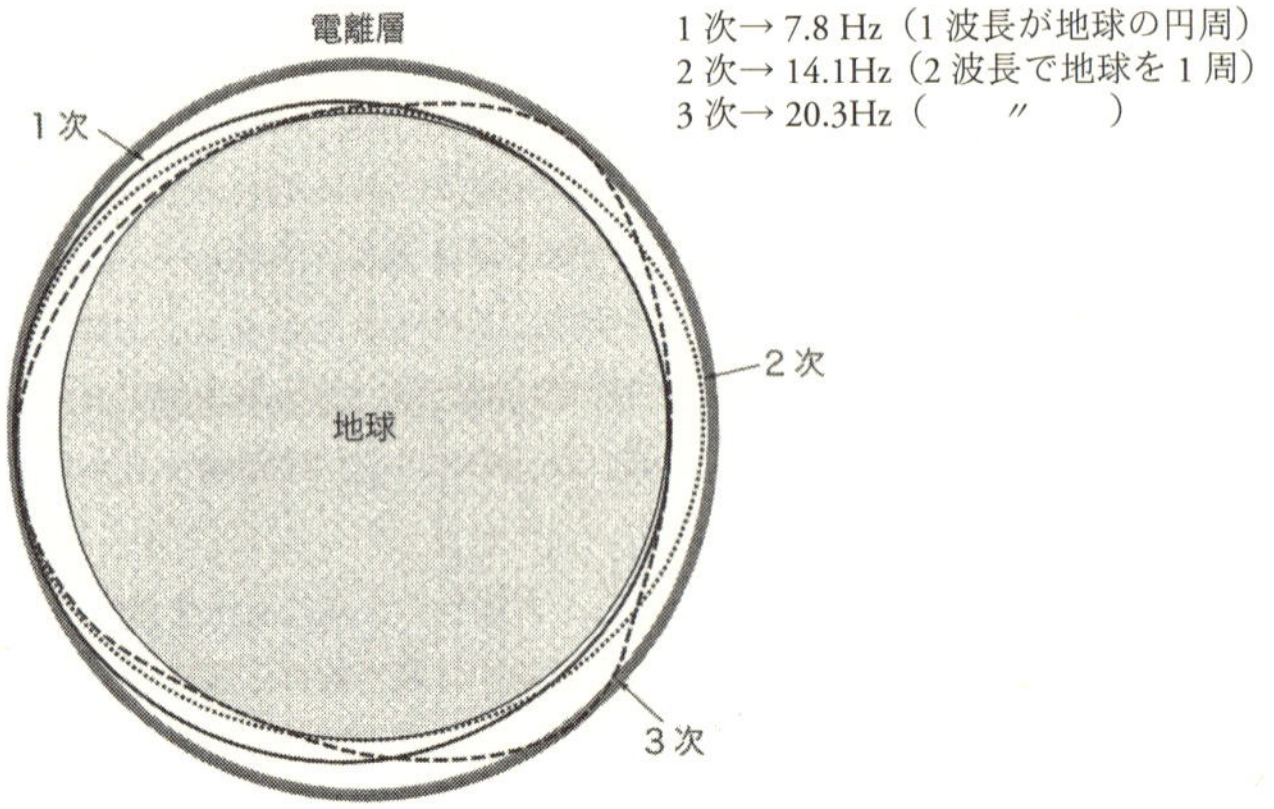

『生体と電磁波』（坂部貢他著、丸善出版）より

図7　シューマン共振波と人間の脳波との関係

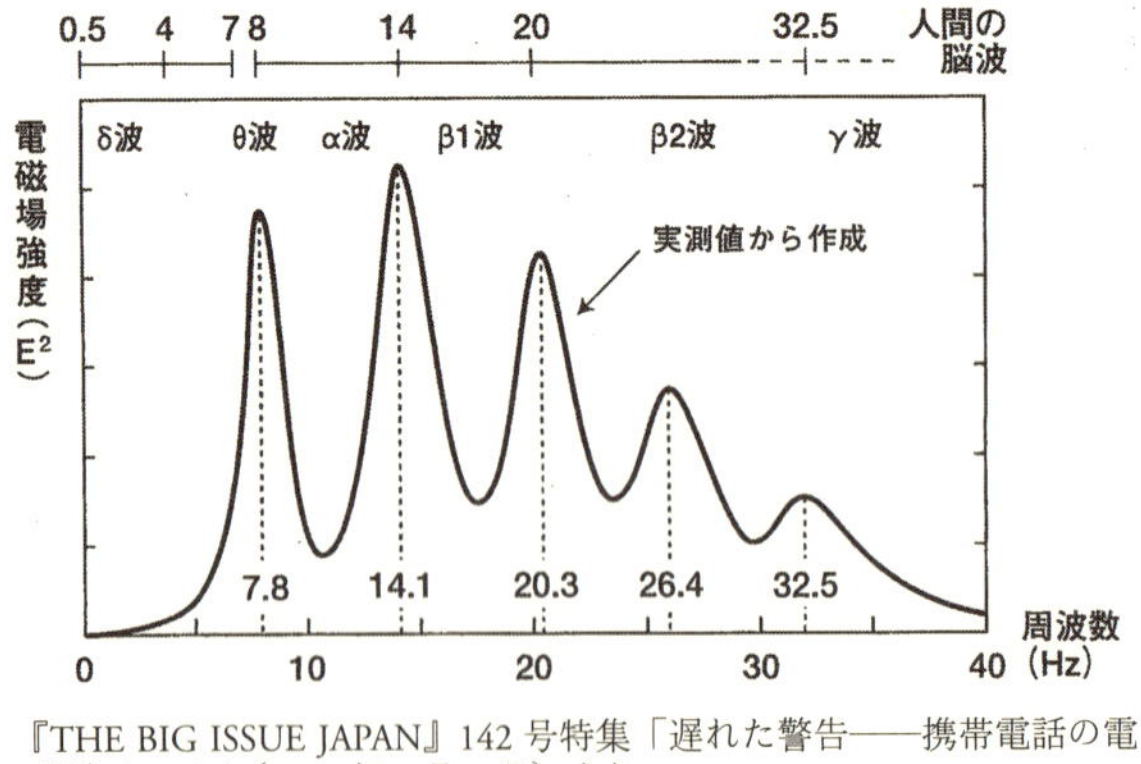

『THE BIG ISSUE JAPAN』142号特集「遅れた警告——携帯電話の電磁波リスク」（2010年5月1日）より

んかんなどの病気のある人は、携帯電話を使うべきではない」などと、早い時期から警告を発してきた。しかし、二〇〇八年にはさらに、重ねて、「子どもたちの健康を守ることは最優先課題だ」とし、ロシア非電離放射線防護委員会委員長が、次のような声明を出している。

「対応への怠慢がゆえに子どもたちの健康がダメージを受けることがないようにするのが、私たち専門家の義務である」

「屋内で〇・〇〇〇一μW／cm²」と決めたザルツブルク

地球上で生物の歴史が始まってから三七億年。私たち人間を含めて生物は、「地球の脳波」と言われる「シューマン共振波」と共存してきた。それは人類が生まれる前から地球に存在してきた電磁波で、一波長が地球の円周と同じくらい長い超低周波だ。電力密度でいうと「〇・〇〇〇〇〇〇一μW（マイクロワット）／cm²」という「薄い」ものだ（図6、図7参照）。

ちなみに日本の電磁波規制値は世界で最も高い「一〇〇〇μW／cm²」。この値はシューマン共振波の一〇〇億倍に当たる。各国も電磁波の規制値を決めているが、規制の根拠としたのがＩＣＮＩＲＰ（国際非電離放射線防護委員会）の「九〇〇MHzで四五〇μW／cm²」「一・八GHzで九〇〇μW／cm²」というものだ。ところが、日本（アメリカもカナダも）はそれを上回る「九〇〇MHzで六〇〇μW／cm²」「一・八GHzで一〇〇〇μW／cm²」を採用した。

電磁波に関する研究が進んでくるにつれ、このICNIRPの値は「危険だ」として、国の規制値とは別に、独自の規制値を設ける自治体も出てきた。フランスのウーラン市では、二〇〇九年に、「九〇〇MHz・一・八MHzとも〇・一μW／cm²」と決めた。オーストリアのザルツブルク州では、「九〇〇MHz・一・八MHzとも屋内で〇・〇〇〇一μW／cm²、室外で〇・〇〇一μW／cm²」という値を定めている。欧州評議会議員会議でも二〇一一年、屋内環境を「予防原則に従って〇・一μW／cm²を超えず、中期で〇・〇一μW／cm²に減らすこと」と、加盟国に勧告している。

また、二〇一三年になって公開された『バイオイニシアティブ報告書二〇一二』（一〇カ国・二九名の科学者が分担）では、電力密度「〇・〇〇〇三～〇・〇〇〇六μW／cm²」が推奨されている。

「無線禁止地区」をめざす人々

私たちは、これまで人類が経験したことのない「濃い」電磁波の波の中を生きている。日常的に「濃い」電磁波を浴び続ければどうなるのか、地球を挙げての壮大な実験場のなかにいる。そして、すでに、その実験結果も出始めた。わずかな電磁波に曝されることで「頭痛」「睡眠障害」「筋肉痛」などの体調不良を起こす「電磁波過敏症」という病気が世界中で増え続けているからだ。

二〇〇六年に発表された「ハルベルク論文」のなかで、ハルベルクさんは世界各国の統計に基づいて、「二〇一七年までに世界人口の五〇％の人が電磁波過敏症を発症するだろう」と言って

図8　電磁波過敏症（EHS）だと考える人の世界全体での有病率

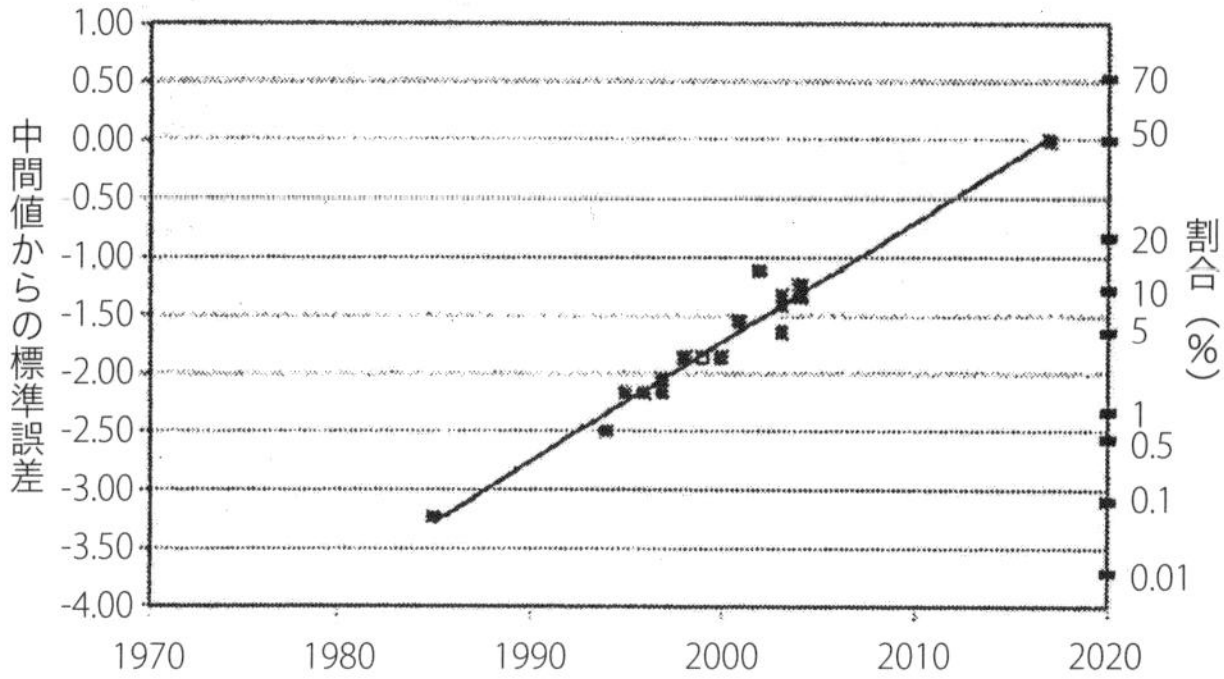

出典：Örjan Hallberg, Gerd Oberfeld "Letter to the editor: will we all become electrosensitive?" Electromagnetic Biology and Medicine, 25: 189-191, 2006.

いる（**図8参照**）。

電磁波過敏症になった人々は、地球上にほとんどなくなってしまった「電磁波のない空間」を求めて、さ迷っている。

日本では、行政が唯一サポートする発症者のための療養施設「あらかい健康キャンプ村」（福島県南会津町、**写真2**）に、フランスでは、電磁波問題に取り組むNPOがウール県ドロームに開設した避難場所に、アメリカでは、ウエストバージニア州の「無線禁止地区」（約一八〇km四方）に、続々と集まっている。

アメリカの「無線禁止地区」は、電波望遠鏡による天体観測に適した環境を確保するため、一九五八年に設けられた場所だ。

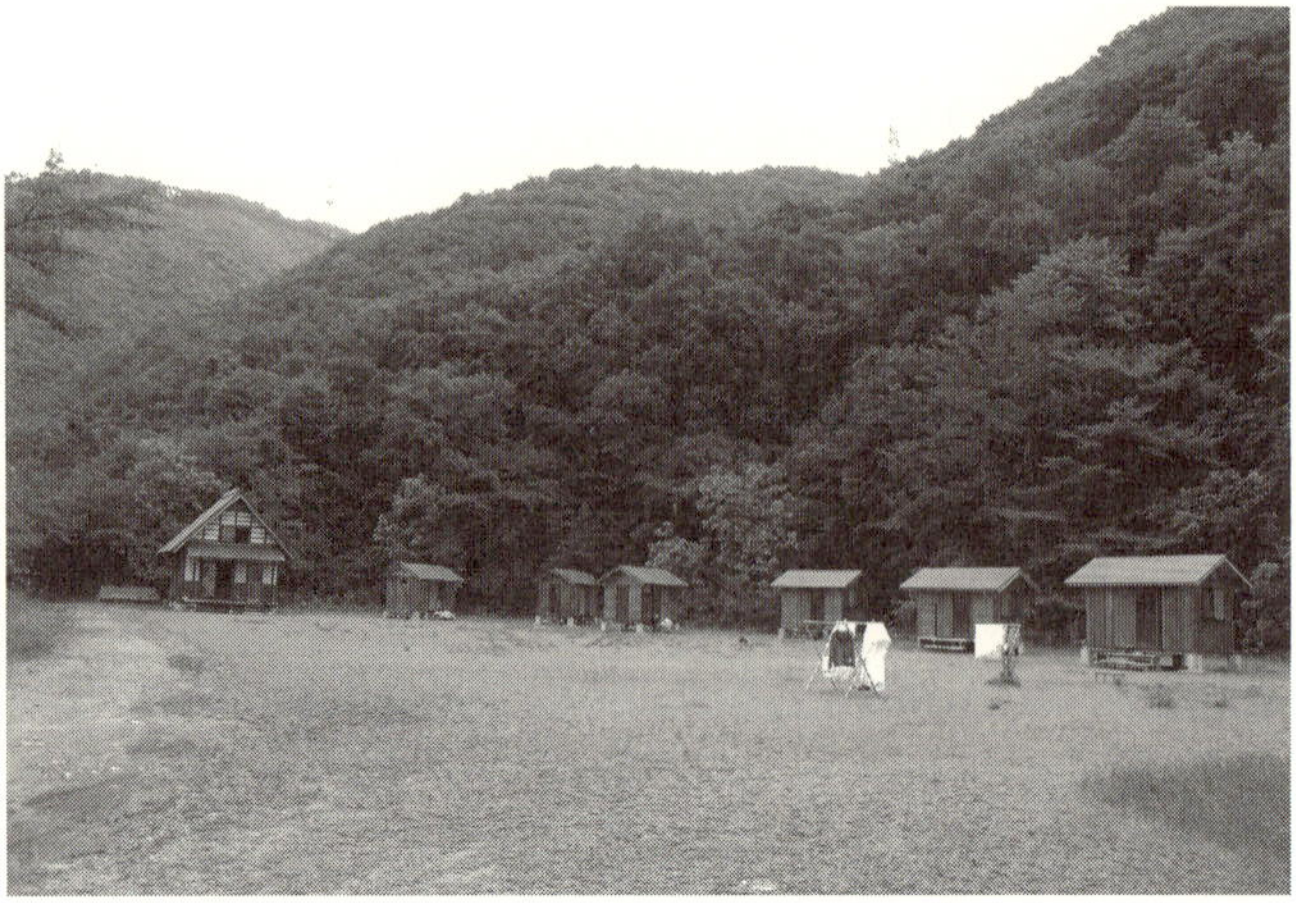

写真２　あらかい健康キャンプ村（福島県南会津町）

危険を知り、自分で守る

日本に生きる私たちにとって、日本の電磁波規制値がザルツブルクなみの規制値に変わり、「〇・〇〇〇一μW／cm²」以上の電磁波にさらされている場所にある基地局が、今すぐ止められるのが理想だ。しかし、現実は、その理想とは遥か遠いところにある。

今、私たちが、まず、しなければならないのは、身の回りにあふれている電磁波の危険性に早く気づくことだ（**表3参照**）。そして、自分の身を自分で守ることだ。日本の政府が私たちを守ってくれないのは、二〇一一年三月十一日に起こった原発事故で実証済みだ。

そのために、本書で紹介する、電磁波の危険性に気づいた「先輩」たちの体験を役立ててほしい。

表3　電磁波によって起きるとされている症状・異常

	症例	超低周波	マイクロ波
	めまい	○	○
	吐き気	○	○
眼	かすみ眼	○	○
	白内障		○
	網膜炎症	○	○
	角膜上皮炎症	○	
	眼球の痛み		○
	涙が出る		○
	白いものが見えにくい		○
	青い色が見えにくい		○
	閃光体験	○	○
鼻	臭いを感じにくい		○
筋肉・皮膚	頭、前頭部の突っ張り感	○	○
	手足の硬直感		○
	筋肉痛		○
	皮膚の刺すような痛み	○	○
	ほてり	○	
	汗が多く出る	○	○
	手足の血管拡張		○
	皮膚のしみ		○
	脱毛		○
生殖	精巣の退行	○	○
	女児出産率の増大		○
	流産	○	○
	不妊		○
	奇形児出産	○	○
	先天性尿道異常	○	
	月経パターンの変化		○
	卵子形成の減少	○	○
	精子の減少	○	○
	精力の衰え	○	○
循環系	心臓の不快感	○	○
	動悸	○	○
	息切れ	○	○
	不整脈	○	○
	徐脈	○	○
	血圧の変化	○	○
	心電図の異常	○	○
	心臓発作		○
	心筋梗塞	○	○
	動脈硬化		○
	貧血	○	

	症例	超低周波	マイクロ波
自律神経系	頭痛、頭鳴、頭が重い	○	○
	疲労、倦怠感	○	○
	日中の眠気	○	○
	夜間の不眠	○	○
	志気の低下、消沈	○	○
	神経衰弱、神経疲労	○	○
	食欲の衰え		○
	興奮、感情の不安定		○
	記憶力の衰え、部分消失	○	○
	知的レベルの低下	○	○
	指などの震え	○	○
	まぶたの震え		○
	頭と耳のチック症		○
	意識がなくなる	○	○
	てんかん	○	○
	ストレス	○	○
内分泌系	甲状腺の異常		○
	乳汁分泌の不全		○
	血液脳関門の異常	○	○
	メラトニンの低下	○	○
	血中ヒスタミンの低下		○
	セロトニンの異常	○	○
	ドーパミンの異常	○	○
免疫系	免疫力の低下	○	○
ガン・腫瘍	白血病	○	○
	皮膚ガン		○
	脳腫瘍	○	○
	リンパ腫瘍	○	○
	乳ガン	○	○
	精巣ガン	○	○
	肺ガン	○	○
	聴神経腫瘍		○
	すい臓ガン	○	○
	その他のガン、腫瘍	○	○
その他	アルツハイマー病	○	○
	痴呆症	○	○
	うつ病	○	○
	アトピー・アレルギー	○	○
	ダウン症		○
	自殺	○	○
	死亡率の増大	○	○
	ALS（筋萎縮性側索硬化症）	○	
	子どもの突然死	○	○

（出典）『電波は危なくないか』（徳丸仁著、講談社、1989）、『危ない携帯電話』（荻野晃也著、緑風出版、2002）、『危ない電磁波から身を守る本』（植田武智著、コモンズ、2003）をもとに、著者の知見などを加えて作成

彼らが、「どのように危険に気づいたか」「どのように身を守ったか」を知ってほしい。そのために、「成功」した事例を多く取り上げ、一つの事例を詳しく、ていねいに紹介した。それぞれの事例を読むことで、読者がどのように対処すればいいのかが、具体的にわかるようにしたかったからだ。

沖縄、宮崎、高知、福岡、東京、大阪、兵庫、新潟で実際に起こった電磁波による健康被害や基地局撤去運動を知り、彼らの貴重な経験をあなたのために生かしてもらえれば、幸いだ。

序章

携帯電話・基地局の電磁波に「発がんの可能性あり」

頭の「不透明感」「不快感」——「アレッ、いつのまに」

ふと、二階の仕事部屋から目を上げると、窓の外にPHSの基地局が見えた。二〇〇八年二月二十一日のことだった。それまでの何カ月間、私は、「何かがおかしい」「どうしたんだろう」と、原因不明の「頭の不調」に悩まされていた。それ以前は、パソコンの前で長時間原稿を書いていても、その場を離れると「頭のすっきり感」は短時間で取り戻せていた。しかし、その時期は違っていた。「頭のすっきり感」が取り戻しにくく、日を追うにつれて頭が何かに冒されたような「不透明感」「不快感」がつのっていった。

その他に、頭の中で音がする「頭鳴」、「異常な肩や首のこり」、「瞬間的記憶喪失」なども感じ、しだいに二階の仕事部屋にいること自体が不快になってきた。その場にいると心と身体が落ち着かず、とても「もの」を考えていられる状態ではなくなっていた。

「このせいかもしれない」

目前の基地局を見たとき、私のなかで腑に落ちるものがあった。そして、「これは公害ではないのか」と怒りがわいてきた。私が電磁波問題に開眼した瞬間だった。

携帯電話の電磁波に「発がんの可能性あり」

二〇一一年五月三十一日、WHO（世界保健機関）の専門組織であるIARC（国際がん研究機関）が、本部のあるフランス・リヨンで、ある報道を行った。内容は、「高周波（マイクロ波）」を「ヒトへの発がん評価分類」で「発がん性があるかもしれない」〈グループ2B〉に評価するというものだった。

評価の根拠としてあげたのは、「携帯電話の累積使用時間が一六四〇時間以上（携帯電話を一〇年以上使用し、かつ一日平均三〇分以上）を超えるヘビーユーザーにおいて、脳腫瘍の一種である神経膠腫《しんけいこうしゅ》の発症率が一・四倍になる」などという「インターフォン研究」の研究報告だった。

インターフォン研究とは、世界最大規模の疫学研究計画で、二〇〇〇年から二〇一〇年まで、世界一三カ国が参加して行われたもの。その目的は、「携帯電話の使用と脳腫瘍発症リスクの関係を調査する」ことだった。

IARCの「ヒトへの発がん評価分類」は、次の五グループに分けられる（**表1**参照）。

〈グループ1〉　**発がん性がある**

〈グループ2A〉　**おそらく発がん性がある**

図１　電磁波の種類

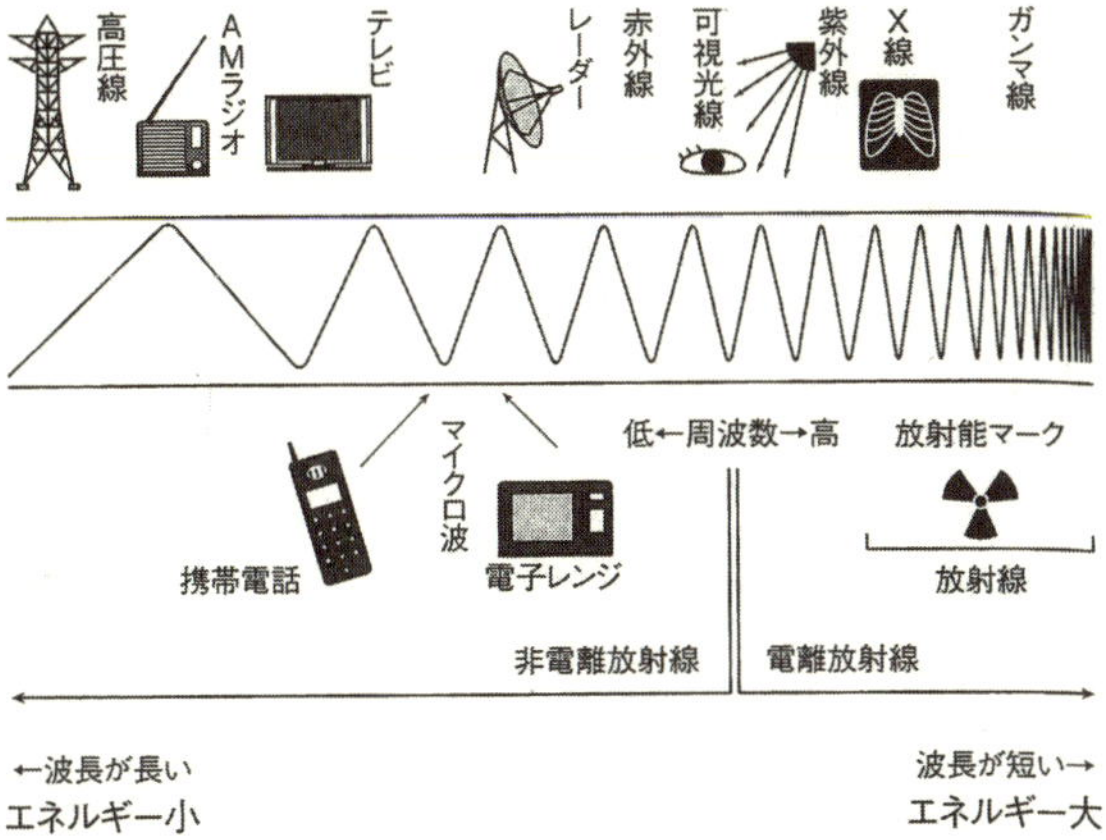

『危ない携帯電話』（荻野晃也著、緑風出版）を参考に作成

図２　周波数による電磁波の分類

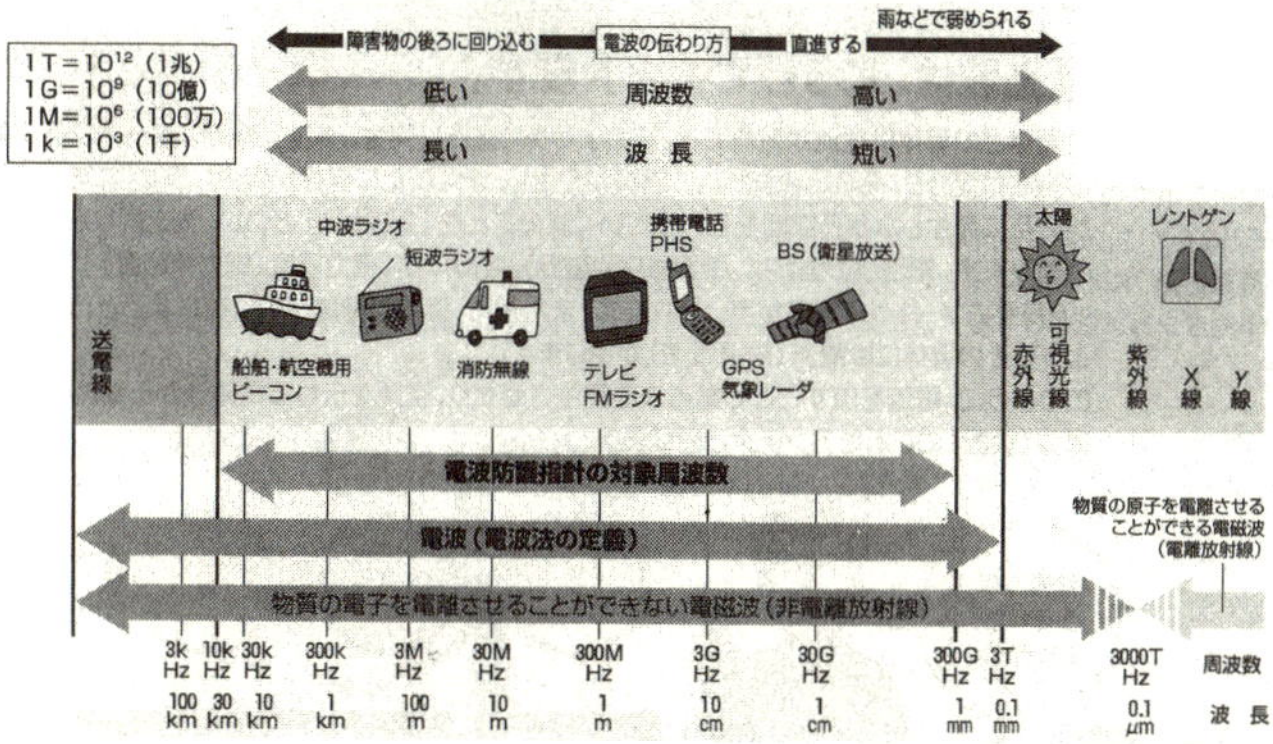

総務省『電波と安心な暮らし——知っておきたい身近な電波の知識』より

表1　IARCによる発がん性の評価の例（2011年6月現在）

分類		例
グループ1	**発がん性がある** （Carcinogenic to humans） 107種 ヒトへの発がん性を示す十分な証拠がある場合等	カドミウム、アスベスト、ダイオキシン、ホルムアルデヒド、太陽光、紫外線、エックス線、ガンマ線、タバコ（能動・受動）、アルコール飲料
グループ2A	**おそらく発がん性がある** （Probably carcinogenic to humans） 59種 ヒトへの発がん性を示す証拠は限定的であるが、実験動物への発がん性を示す十分な証拠がある場合等	PCB、鉛化合物（無機）、ディーゼルエンジン排気ガス
グループ2B	**発がん性があるかもしれない** （Possibly carcinogenic to humans） 267種 ヒトへの発がん性を示す証拠が限定的であり、実験動物への発がん性に対して十分な証拠がない場合等	クロロホルム、鉛、コーヒー、漬物、ガソリン、ガソリンエンジン排気ガス、超低周波磁界、無線周波電磁界
グループ3	**発がん性を分類できない** （Not classifiable as to carcinogenicity to humans） 508種 ヒトへの発がん性を示す証拠が不十分であり、実験動物への発がん性に対しても十分な証拠がないか限定的である場合等	カフェイン、原油、水銀、お茶、蛍光灯、静磁界、静電界、超低周波電界
グループ4	**おそらく発がん性がない** （Possibly not carcinogenic to humans） 1種 ヒトと実験動物への発がん性がないことを示唆する証拠がある場合等	カプロラクタム（ナイロンの原料）

総務省『電波と安心な暮らし――知っておきたい身近な電波の知識』より

〈グループ2B〉　発がん性があるかもしれない
〈グループ3〉　発がん性を分類できない
〈グループ4〉　おそらく発がん性がない

携帯電話に使われている高周波（マイクロ波）は、この五段階中第三段階に分類されたことになる。同じく〈グループ2B〉に分類されたものに、「DDT」（殺虫剤）、「ジクロルボス」（有機リン系殺虫剤）、「クロロホルム」（麻酔剤）、「鉛」、「超低周波（五〇〜六〇Hz（ヘルツ））」、「コーヒー」（膀胱がんのみ）など二六七種がある。

ちなみに「タバコ（喫煙）」は現在、「アスベスト」や「ダイオキシン」とともに〈グループ1〉に分類されているが、IARCの分類に最初に登場したときは〈グループ2B〉だった。高周波が〈グループ1〉に「格上げ」されるのは時間の問題かもしれない。

携帯電話の電磁波は「脳細胞の死」をもたらす

通話に、メールに、検索に、ゲームに、目覚ましに、毎日、片時も離さずに使っている携帯電話やスマートフォンから放射される電磁波に「発がんの可能性がある」とのIARCの報告は、世界に衝撃をもたらした。しかし、世界中ですでに約五〇億台もの携帯電話が使われている段階でのＩＡＲＣの報告は、「あまりに遅すぎる」という印象をぬぐえない。

なぜなら、高周波（マイクロ波）の生体への影響に詳しいニュージーランドの故ニール・チェリー博士が、すでに二〇〇〇年に「マイクロ波に発がん性がある」ことを指摘し、〇一年には「マイクロ波が遺伝毒性をもつ発がん物質である」と警告していたからだ。

これまで日本ではほとんど報道されてこなかったが、欧米各国では早い段階から、携帯電話から放射される電磁波が及ぼす「健康への影響」が指摘されてきた。

二〇〇三年には、「ＧＳＭ（欧州移動電話）から放射される極めて微量な電磁波が、ラットの脳に損傷をもたらす」ことが明らかにされた。これはスウェーデン・ルンド大学のリーフ・サルフォードさんらが発表したもの。彼らは、人間でいえば十代にあたる一二〜二六週齢のラットにマイクロ波を二時間放射し、五〇日後に脳の検査を行った。すると、ＳＡＲ値（人体に吸収される電磁波のエネルギー量）「〇・〇〇二Ｗ（ワット）／kg」の電磁波の放射を一回受けただけで「神経細胞に損傷」が見られ、「ＢＢＢ（血液脳関門）からアルブミン（タンパク質）の漏出が八週間も続いた」という。

ちなみに「ＩＣＮＩＲＰ（国際非電離放射線防護委員会）」が推奨している曝露基準値の上限は「二Ｗ／kg」（日本も同じ値を採用している）。じつに、その一〇〇〇分の一の「非加熱」レベルで損傷が起こったことになる。

また実験では、「脳の学習・記憶・行動を司る部分に損傷を与える」ことも認められ、SAR値「〇・〇〇二W／kg」、「〇・〇二W／kg」強度の電磁波にさらされたラットでは、かなり多くの「脳細胞の死」が発見された。これらの実験結果から、サルフォードさんは次のように警告した。

「携帯電話の電磁波によって、アルツハイマー病を発症する人がいる可能性もある」

「アルツハイマー病の危険因子をもつ十代の人が、毎日、携帯電話を使っていれば、数十年後、彼らが中年にさしかかったときに悪影響が出てくる可能性は否定できない」

一〇年間の使用で「悪性腫瘍」発症リスク二・一倍

二〇〇四年には、「携帯電話が発する電磁波と同レベルの電磁波が、人間のさまざまな細胞に悪影響を及ぼし、DNAを傷つける」ことが発表された。これは、欧州七カ国の研究機関で四年間かけて行われた研究の成果。研究は「REFLEX研究」といわれるもので、「電磁波が体細胞と動物細胞に与える影響」を研究したものだ。

この研究が明らかにしたことは、「細胞分裂中のDNAに電磁波が放射されると、転写される遺伝情報にエラーが生じ、そのエラーは、奇形・流産や、神経系や免疫システムの疾患などにつながる」ということだった。つまり、細胞分裂がもっとも活発な胎児や子どもたちにとって、携帯電話が発する電磁波は命にかかわるほど危険だということだ。

また二〇一一年には、スウェーデン・オレブロ大学病院のレナード・ハーデルさんらの疫学調査が発表された。タイトルは、「ワイヤレス電話（携帯電話とコードレス電話を含む）の使用と悪性腫瘍のリスクについて」。

内容は次のようなものだった。

「携帯電話を二〇〇〇時間以上使っている人は、悪性腫瘍になるリスクが、使わない人の二・四倍になる」

「携帯電話を一〇年以上使っている人は、悪性腫瘍になるリスクが、使わない人の二・一倍になる」

「携帯電話を二十歳以下の年齢から使ってきた人は、悪性腫瘍になるリスクが、使わない人の二・一倍になる」

これらの研究や疫学調査を踏まえ、二〇一二年十月、イタリアで一つの判決があった。脳腫瘍が発生したのは、携帯電話の長期使用が原因だとした男性の訴えを認め、全国労働災害保険協会に労災保険の支払を命じる最高裁の判決だった。

訴えたのは、イタリア北部に住む六十代の男性。彼は二〇〇二年までの一二年間、仕事で一日五〜六時間、携帯電話やコードレス電話を耳に当てて使い続けた。その結果、頭部の左側に良性の腫瘍ができ、手術を受けた。

一審では敗訴したが、二審では勝訴し、協会側が上告していた。最高裁の判決は、長期にわたる携帯電話の使用と脳腫瘍発症の因果関係を示したスウェーデンの学者らの研究結果について「信頼性が高い」と認定し、携帯電話の使用は脳腫瘍の「少なくとも原因の一つと言える」とした。

携帯電話の電磁波は「精子を弱くする」

携帯電話が発する電磁波が「生殖系へ悪影響を及ぼす」ことも報道されている。

「男性の生殖能力が、携帯電話から放射される電磁波によって弱められる」

「ベルトにつけたケースやズボンのポケットに携帯電話を入れている男性が、もっとも危険が高い」

これらのことを確認し、〇四年に発表したのはハンガリー・セゲド大学で産科学を専攻するイムレ・フェイスさんらだった。彼らは二二一人を対象に、「携帯電話を多く使う人」と「そうでない人」の精子を一三カ月間にわたって比較した。すると、ほぼ一日中、携帯電話を身の回りに持つヘビーユーザーは、「一三カ月間で精子が約三〇％減少」し、「生き残った精子も、生殖能力

表2　携帯電話使用による精子への影響（アガーワル報告2006）

	携帯電話の不使用及び使用時間	精子の数（1cc中）	運動している	正常な形
A	携帯電話を全く使わない人（40人）	8589万個	68%	40%
B	携帯電話1日2時間未満の人（107人）	6903万個	65%	31%
C	携帯電話1日2〜4時間未満の人（100人）	5887万個	55%	21%
D	携帯電話1日4時間以上の人（114人）	5030万個	45%	18%

『危ない携帯電話』（荻野晃也著、緑風出版）より

の弱った変則的な運動をするものが多い」ということがわかった。「待機モードであっても、電磁波は影響を与える」ということもわかった。フェイスさんは、「携帯電話を長期にわたって使用すると、『精子の生産や男性の生殖能力に対して、濃度と運動性を悪化させる』という負の影響が及ぶ可能性がある」と指摘した。

長年、「電磁波の生殖系への悪影響」に関心をもち、海外の論文などを調べてきた電磁波環境研究所の荻野晃也さんによると、「マイクロ波の精子や精巣などへの影響」について書かれた論文の数は一九七五年以降で六七件。そのうち、「携帯電話の電磁波影響」について書かれた論文は三一件に及んでいるという。

二〇〇六年に発表された米国の「アガーワル論文」では、「携帯電話の使用時間と精子との相関関係」が、「精子の数」「運動している割合」「正常な形の割合」の三点について、四段階で調査されている（**表2参照**）。

それによると、携帯電話を使う時間が長くなればなるほど、精子は、上記三点について、どんどん正常な数が少なくなっている。

携帯電話を一日四時間以上使う超ヘビーユーザーの場合、その正常な精子の数は、まったく使わない人の三分の二以下となっている。

携帯電話の電磁波は、胎児の脳の発達に悪影響を及ぼす

携帯電話の電磁波は、男性の精子を弱めるだけではなく、女性のお腹のなかで育つ胎児の「脳」へも悪影響を及ぼすことがわかった。調べたのは、カリフォルニア大学のホセーファ・ディヴァンさんら（二〇〇八年）。テーマは、「出産前後の母親の携帯電話使用と子どもの発達障害との関係」。

それによると、次のことがわかった。

「出産の前にも後にも携帯電話を使っていた母親から生まれた子どもは、携帯電話をまったく使わなかった母親から生まれた子どもより、『集中できない』『多動性』『衝動性』などの行動障害を一・八倍引き起こす」

これは、一九九七年から一九九九年に生まれた一万三一五九人の子どもとその母親を対象に、子どもが七歳になるまで追跡調査したものだ。携帯電話の使用が「出産前のみ」だと前述の行動異常は一・五四倍に、「出産後のみ」だと、一・一八倍になった。

二年後、ディヴァンさんらは、デンマークの二万八七四五人の子どもとその母親を調べた。すると、出産の前も後も携帯電話を使っていた母親の子どもは、使っていない母親から生まれた子どもの一・五倍、発達障害があることがわかった。

二〇一二年には、イエール大学、ヒュー・テイラーさんらのマウスを使った実験によって、次のことがわかった。

「母体内の胎児を携帯電話の電磁波に曝すと、胎児の脳の発達に影響を及ぼし、『多動性』『記憶力のわずかな劣り』をうむ可能性がある」

テイラーさんらは、この実験の結果から、「妊娠中の女性は携帯電話をからだから離すように」と警告している。

身を守るポイントは「距離」と「時間」

では、携帯電話やスマホを使うとき、その電磁波から身を守るために、どうしたらいいのだろうか。詳しくは拙著『見えない汚染「電磁波」から身を守る』(講談社＋α新書)を読んでいただきたいが、簡単にいうと、ポイントは「距離」と「時間」だ。

つまり、「できるだけ携帯電話やスマホを身体から離して使う」ことと、「使う時間をできるだ

図3　移動中の携帯電話と基地局の交信

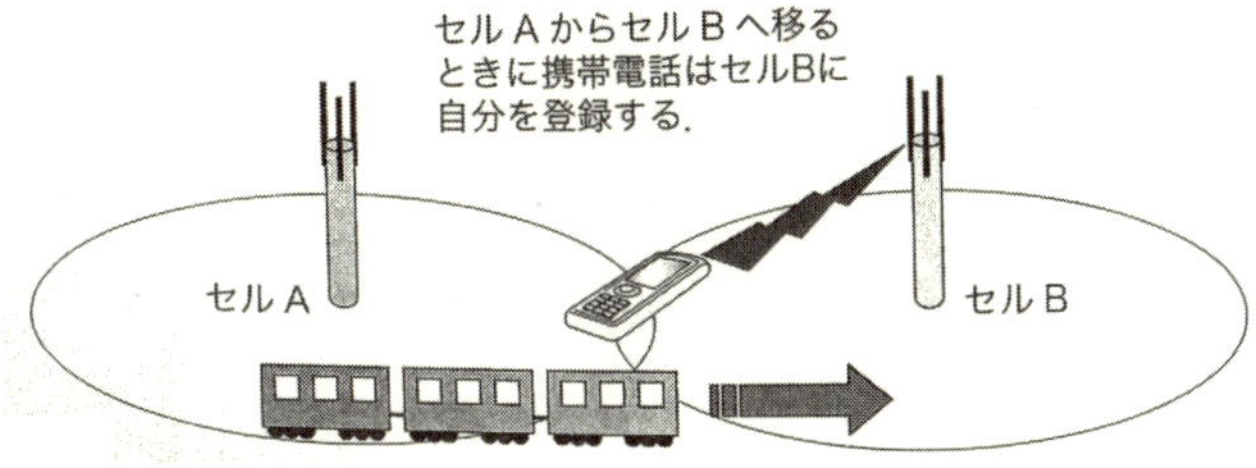
セルＡからセルＢへ移る
ときに携帯電話はセルBに
自分を登録する.
セルＡ
セルＢ

『生体と電磁波』（坂部貢他著、丸善出版）より

け短くする」ことだ。携帯電話やスマホに使われている電磁波は、電子レンジに使われている電磁波とほとんど同じ周波数だ。それゆえ、「携帯電話やスマホを耳に押し付けて通話をすることは、脳を電子レンジで料理するのと同じことだ」ともいえる。

携帯電話やスマホを使うときは、マイク付きのイヤフォンなどを使って、自分の頭からできるだけ離して使うこと。通話中でないときも「距離をとる」ことは必要だ。携帯電話やスマホは電源が入っている限り、自分の位置を携帯電話基地局（以下、基地局）に知らせるために電磁波を放射しているからだ（**図3**参照）。

持ち歩くときにも「距離をとって」かばんなどに入れるほうがいい。間違っても、生殖器に近いズボンのポケットや妊娠中のお腹の近くに入れることだけは避けたい。

「時間を短くする」のは、通話はもちろん、メールの場合も同じだ。使う時間が長くなればなるほど被曝量は増えていく。

また、携帯電話やスマホの機種を選ぶときに、頭部の局所

ＳＡＲ値が低いものを選ぶことも、被曝量を少なくする方法だ。

アメリカ・ピッツバーグ大学がん研究所は、「携帯電話使用のための一〇の予防策」として、次の一〇カ条を挙げている。

①緊急時を除いて、子どもには携帯電話を使わせない。
②携帯電話を使うときは、できる限り携帯電話をからだから離す。
③周りの人を被曝させてしまうような場所では携帯電話は使わない。
④携帯電話を身につけて持ち運ぶのは避ける。身の回りに携帯電話を置かないように。特に、妊婦は注意すること。
⑤身につけて持ち運ばなければならないときは、曝露低減のため、キーパッド（操作パネルのある側）を体側に向ける。
⑥長電話のときはコードレス電話でなく、固定電話を使え。
⑦携帯電話が相手とつながるまでは、携帯電話を耳に当てないように。
⑧送受信電波が弱いときや、高速で移動しているときは、なるべく携帯電話を使うな。
⑨通話よりメールを使いなさい。
⑩携帯電話はＳＡＲ値（特異吸収率）がもっとも低い機種を選べ。

「選べない」基地局

携帯電話やスマホの電磁波を問題にするとき、落としてはならないのが基地局からの電磁波だ。携帯電話やスマホがつながるのは基地局から放射される電磁波があるからで、携帯電話やスマホの電磁波も、基地局からの電磁波も、「発がんの可能性がある」ことに変わりはない。そして、現在（二〇一二年）、総務省によると、日本には約四〇万基の基地局（ＰＨＳを含む）がある。

両者の違いは「選べる」か、「選べない」かだ。携帯電話やスマホの電磁波は「距離」をとり、「時間」を短くすることで、「自分の意志」で被曝を少なくすることができる。携帯電話やスマホを使わない選択だって「自分で」できる。しかし、基地局からの電磁波は、自分の意志で防ぐことができない。いったん基地局が建てられれば、近くの住民は選択の余地なく、一秒の休みもなく絶えずその電磁波を浴び続けることになる。携帯電話やスマホの恩恵を受けない「携帯電話やスマホを持たない人」や赤ちゃん、寝たきりの老人なども例外ではない。

基地局が「住民への事前の連絡・説明なし」「住民の合意なし」で突然建設されることが多いため、基地局を巡る「あらそい」は絶えず、全国でこれまで二〇〇件以上の紛争が起きてきた。基地局の撤去を求める裁判も九州を中心に一〇件以上行われ（**表3**参照）、宮崎県延岡市では「健

表3　基地局撤去を訴えた主な訴訟など

地区	提訴	被告	一審	控訴審	最高裁
熊本市沼山津地区	1999年4月	九州セルラー（KDDI）	04年棄却	08年棄却	09年敗訴確定
熊本市御領地区	1999年12月	九州セルラー（KDDI）	04年棄却	09年棄却	10年敗訴確定
福岡県久留米市三潴町生津地区	2002年6月	NTTドコモ	06年棄却	09年棄却	10年敗訴確定
熊本市楡木地区	2002年7月	NTTドコモ	07年棄却	09年棄却	上告せず
大分県別府市春木地区	2002年に仮処分申請	NTTドコモ	03年却下	—	—
大分県別府市荘園地区	2005年2月	NTTドコモ	09年棄却	10年棄却	上告せず
鹿児島県霧島市	2005年7月	NTTドコモ	08年棄却	10年棄却	敗訴確定
福岡市東区美和台地区	2005年に仮処分申請	NTTドコモ	却下	—	—
兵庫県川西市	2007年5月に公害調停	NTTドコモ・阪急バス	07年12月調停取り下げ		
札幌市真駒内	2007年	ソフトバンク	棄却	棄却	11年敗訴確定
延岡市大貫地区	2009年12月	KDDI	12年棄却		

『朝日新聞』宮崎版 2012年3月7日掲載の表に著者加筆

康被害」をめぐる日本初の裁判も行われている（**第2章**参照）。

しかし、住民の三人に二人までが「携帯電話や基地局からの電磁波は健康不安のもと」（二〇〇七年の調査）という認識をもっているEU諸国と違い、日本では、その危険性に気づいている人は少ない。それは、まるで報道規制が敷かれているかのように、これまで電磁波に関する報道が日本のマスコミによってほとんどなされてこなかったからだ。私の例にみるように、自分の身に降りかかってきて、初めて電磁波の危険性に目覚める人が多い。

第1章

自宅のあるマンションの上に基地局ができた

八年間にわたる壮絶な電磁波被曝

1　電磁波人体実験マンション――新城哲治さん、明美さん家族の場合

自分の住むマンションの屋上に基地局ができたら、どんな健康被害が出現するのだろうか。そのことを、八年間にわたって身をもって体験した家族がいる。現在、沖縄県那覇市に住む新城哲《てつ》治《はる》さん（一九六二年生まれ、内科医）・明美さん（一九六二年生まれ、看護師）夫妻と四人の子どもたち（長女一九九四年生まれ、次女九五年生まれ、三女九七年生まれ、長男九八年生まれ）だ。

一家が栃木県から沖縄県に戻って、国場《こくば》川が見渡せる高台にあるマンションに入居したのは、二〇〇〇年秋。そのマンションは、築二〇数年の一〇階建てマンションで、彼らは三階に賃貸で入居した。マンションの屋上には、すでに三本のＫＤＤＩ（沖縄セルラー電話）の基地局が建ち、二〇〇〇年八月から八〇〇MHzの電磁波が放射されていた。しかし、当時、彼らは「電磁波」という言葉すら聞いたことがなく、入居に当たって、屋上に基地局があることさえ知らなかった。

長女と夫に鼻血

入居してすぐ、小学生だった長女が鼻血を出し、続いて哲治さんも出すようになった。鼻血は二〜三日に一回の割合で数滴出た。しかし、その症状と電磁波とを結びつけて考える発想はなかった。長女には喘息《ぜんそく》があったので、明美さんは、「この子は鼻血が出やすい体質なのだろう」「成長期にはよくあること」と思っただけだった。哲治さんも、「ときには鼻血が出ることもあるだろう」と、気にもとめなかった。幼稚園児だった長男には、生まれて初めて不整脈が出た。しかし、それも、電磁波との関係を疑う余地もなく、ただ検査をしただけで終わった。

入居して四年後の二〇〇四年十二月、最上階にある見晴らしのいい部屋が空いた。そのため、分譲で購入して、三階から一〇階へ引っ越した。この時点でも、まだ屋上に基地局があることを知らなかった。基地局の一本は一家のリビングの真上に設置され、リビングとの距離は五 mにも満たなかった。

半年後、妻はＲＳＤに

一〇階に住み始めて半年たった二〇〇五年六月ごろ、明美さんは急に「手の痺れ」「全身の発汗」「口の渇き」に襲われた。そのころ、彼女は看護師として働いていたため、そのことを職場で話題にした。すると、他の看護師たちは、「更年期！　更年期！　手の痛みはアイロンを手に持ってぶらぶらさせたら治るよ」と言った。

　しかし、アイロンどころか、箸も持てず、取り落とすようになった。三カ月後の九月には、体重が一〇kg減った。そのころには、右肩から「お産するほどの痛み」が出て、昼も夜も寝ていられず、夜は痛みを和らげるために湯船の中にずっと浸かって過ごした。

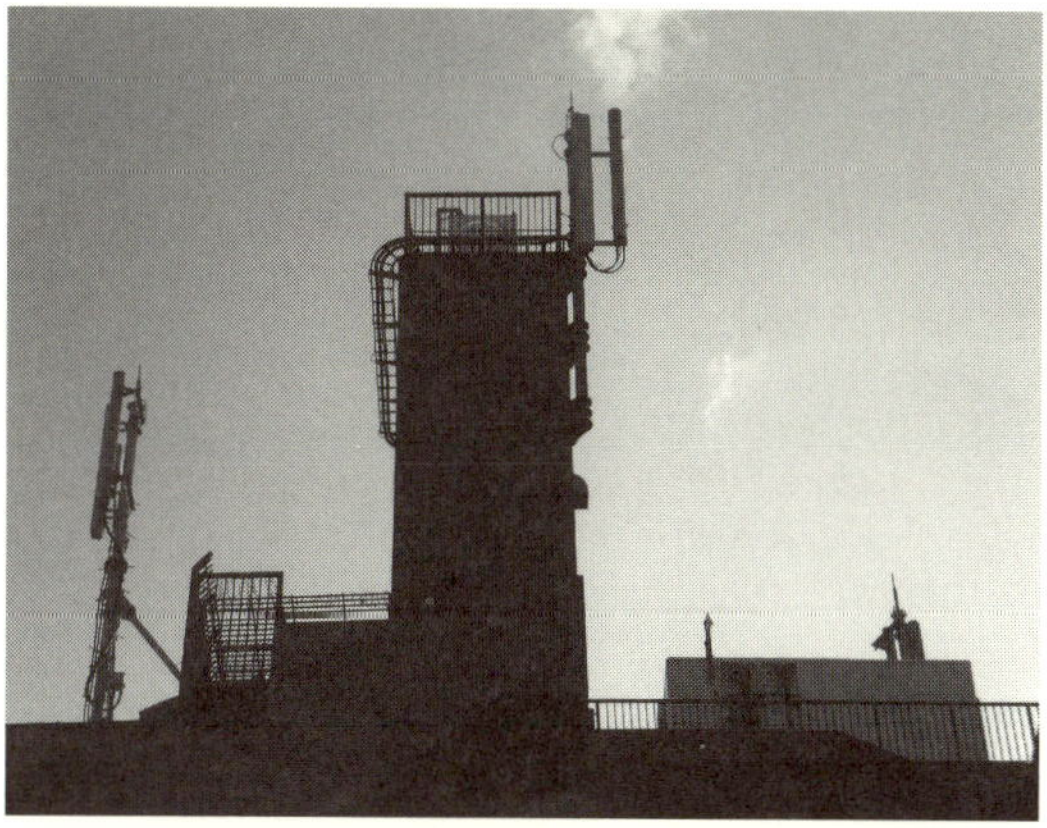

写真 1-1　新城一家が入居したマンションの屋上に建っていた 3 基の KDDI 基地局　（写真提供：新城哲治）

　どこが悪いのだろうかと、原因を求めて四カ所の病院を回った。MRI、CT、採血、レントゲンとあらゆる検査をした。しかし、原因は不明だった。明美さんは、「こんなに痛いのに」と、毎日、泣き暮らす日々だった。

　五カ所目に行った、浦添市にある「痛み」を専門に診るクリニックで、「RSD（反射性交感神経性ジストロフィー）」だと診断された。この病気は、激痛や灼熱感が持続し、神経や筋力が徐々に萎縮していくと言われるものである。彼女の症状には、特に「右上腕反射性交感神経性ジストロフィー」という病名がついた。これは難病だったが、「病名がつけば、道はある」と、少し、希望がわいた。

入院を勧められた。が、末っ子の長男がまだ小学校一年生だったので、断った。すると、「このままだったら死にますよ」と医師に言われ、入院することになった。結局、約八カ月間入院し、翌二〇〇六年五月三日に退院した。

入院中は痛みをとるために、右の肩甲骨の下から硬膜外チューブを入れて二四時間、麻酔薬を流し込んだ。喉の真ん中にある星状神経、右頸部の腕の神経からもステロイドを週三回流し込んだ。

退院後も週三回のステロイド治療は続き、また、向精神薬、抗てんかん薬、抗うつ剤、抗不安剤、ビタミンB12など、一〇種類一八個の薬も飲み続けた。

明美さんは中学生のころから剣道に励み、剣道二段、スキー三級の資格をもつスポーツウーマン。それまでは、このような病気とは無縁の人だった。

また、この時期から、子どもたちの視力が急速に低下していった。四人とも一・五だったのに、上の三人は〇・〇三～〇・〇二に、末っ子は〇・三まで落ちた。

二GHzの基地局稼動で症状悪化

二〇〇七年十一月、マンションの理事会に参加した哲治さんが理事になった。その際、彼は、「基地局の増設工事がある」と聞いた。八〇〇MHzの基地局に二GHzの基地局が増設されることになったのだ。初めて基地局の存在を知った瞬間だった。

帰って明美さんに伝えた。そのとき、二人が交わした会話は次のようなものだった。

「え、ここに基地局があるの？　大丈夫なの？」（明美）

「ずっと前からあるみたいだから、大丈夫じゃないの？　ただ、工事らしいよ」（哲治）

まだ、電磁波に関して知識がなく、自分たちの症状と基地局から放射される電磁波との関連に気づかない二人だった。

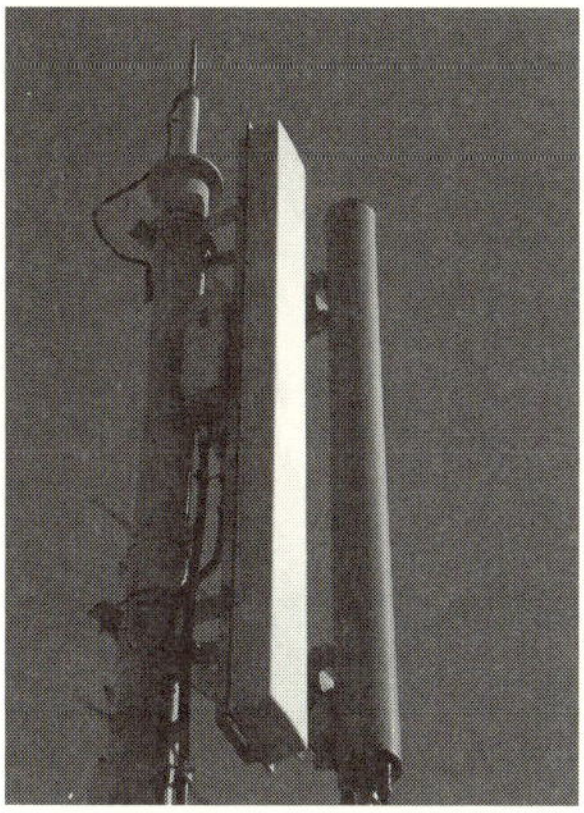

写真1—2　四角柱が八〇〇MHz、円柱が二GHz（写真提供・新城哲治）

二〇〇八年三月、増設された二GHzの基地局が稼動し始めた。すると、家族の体調悪化は加速した。一週間すると、まず、長女が鼻血を出した。朝起きると、枕や布団が鼻血で真っ赤に染められていた。学校でも鼻血が止まらず、制服が真っ赤になった。明美さんが耳鼻科に連れて行くと、右奥の動脈が切れていた。麻酔をし、電気メスで焼いて止血をした。ところが、一週間後、今度は左の鼻の動脈が切れ、大量に出血した。明美さんらは長女を夜間の救急外来に連れて行き、同様の処置をしてもらった。

次女は、「耳が押されている感じ」と訴えた。耳鼻科へ通ったが、原因は不明だった。また、彼女はやたら眠気を覚えるようになり、ピアノの先生の前で、弾きながら眠るという状態になった。そんな次女に明美さんは「夜中に何かしてるんじゃないの」と怒った。

三女は、これまで病気とはまったく縁がなかった。しかし、二〇〇八年十月、生まれて初めて鼻血を出した。鼻血を出すのは決まってリビングのソファに座っているときだった。週に三〜四度、ポタポタと垂らした。

長男は小学校四年生だったが、脈が二〇〇に上がることもあり、「不整脈」の診断を受けた。

夫婦とも意識障害に

哲治さんは、二〇〇八年夏ごろから頭痛と不眠に悩まされはじめた。眠れないため、大量の泡盛を飲んで寝たが、睡眠は二時間くらいしか続かなかった。午前一時に床についても、午前三時には起きだした。ときどき出ていた鼻血は頻繁に出るようになり、全身にひどい倦怠感を感じることが多くなった。高速道路を運転中に意識が遠のき、危うく車をぶつけそうになったこともあった。

明美さんの症状は、さらに重篤なものになっていった。ＲＳＤの症状はさらに進み、右手は「ビリビリ電気が流れるような感じ」となって、ついにはまったく使えなくなった。それでも、車の運転をしなければ日常生活に支障をきたすので、ハンドルにポッチ（補助具）をつけて、左手のみで運転した。

耳鳴りがし、意識障害も起きてきた。喋ろうとしてもうまく喋れず（ろれつ難）、ついには車を運転しようとしても、運転の仕方がわからなくなった。朝、話したことを忘れて、何度も同じことを話したり、電話で相手と話していて途中で眠ることもあった。

ある日、目が覚めると、警官が家に来ていた。明美さんが他家の壁に車をぶつけ、その車を放置したまま家に帰っていたからだ。彼女の意識障害はどんどんひどくなり、ついには精神錯乱にまでなった。

「もう、終わりにしたい」

ある日、目が覚めて鏡を見た。すると、自分の頭が「ざんぎり頭」になっていた。自分で意識しないままにハサミをとり、髪の毛を全部切っていたのだ。そのとき、傍で子どもが泣いていたが、彼女は気づけず、気遣えなかった。

あるときは、朝起きると、頭の一部が切れて血が出ていることがあった。病院に行って三針縫ったが、どこで頭を切ったのか、彼女自身には記憶がなかった。毎日、自分で何を言っているのか、何をやっているのか、わからない状態が続いた。長く熟睡することはできず、からだは叫びだしそうになるほど痛かった。

ハチャメチャな言動を繰り返す自分がイヤになり、「毎日、こんなに人に迷惑をかけるばかりの自分では、生きている意味がない」と、思いつめるようになった。そんなある日の早朝、「もう、終わりにしたい」と、家を出て五分ほど歩き、車が行きかう国道に飛び出した。しかし幸運なことに、それを見ていた女性がいた。

「車に迷惑がかかるじゃないの」と、その人は明美さんを叱り、車道から脇道に引きずり込んだ。名前を聞くと、なんと同姓同名の「新城明美」という人だった。その後、元気になった明美さんは、その命の恩人に「一言、お礼が言いたい」と探しているが、まだ会えずにいる。

ペットは吐血と下血

ペットのヨークシャーテリアにも「異変」が起きた。二〇〇八年二月から飼っていたが、同年夏あたりから吐血と下血を繰り返し、約三kgあった体重は、一・六kgにまで落ちた。病院に連れて行き、点滴をすると元気になったが、家に帰り、リビングに放すと、また同じことを繰り返した。電化製品もよく故障した。電球は毎週のように切れ、テレビもほとんど映らなかった。

〇八年三月以降の、度重なる家族中の体調不良に対し、明美さんはありとあらゆることをした。その一つに「お祓い」があった。「ヒヌカン」に家族を護ってくれるようにお願いしたのだ。「ヒ

図1-1　新城一家に出た症状

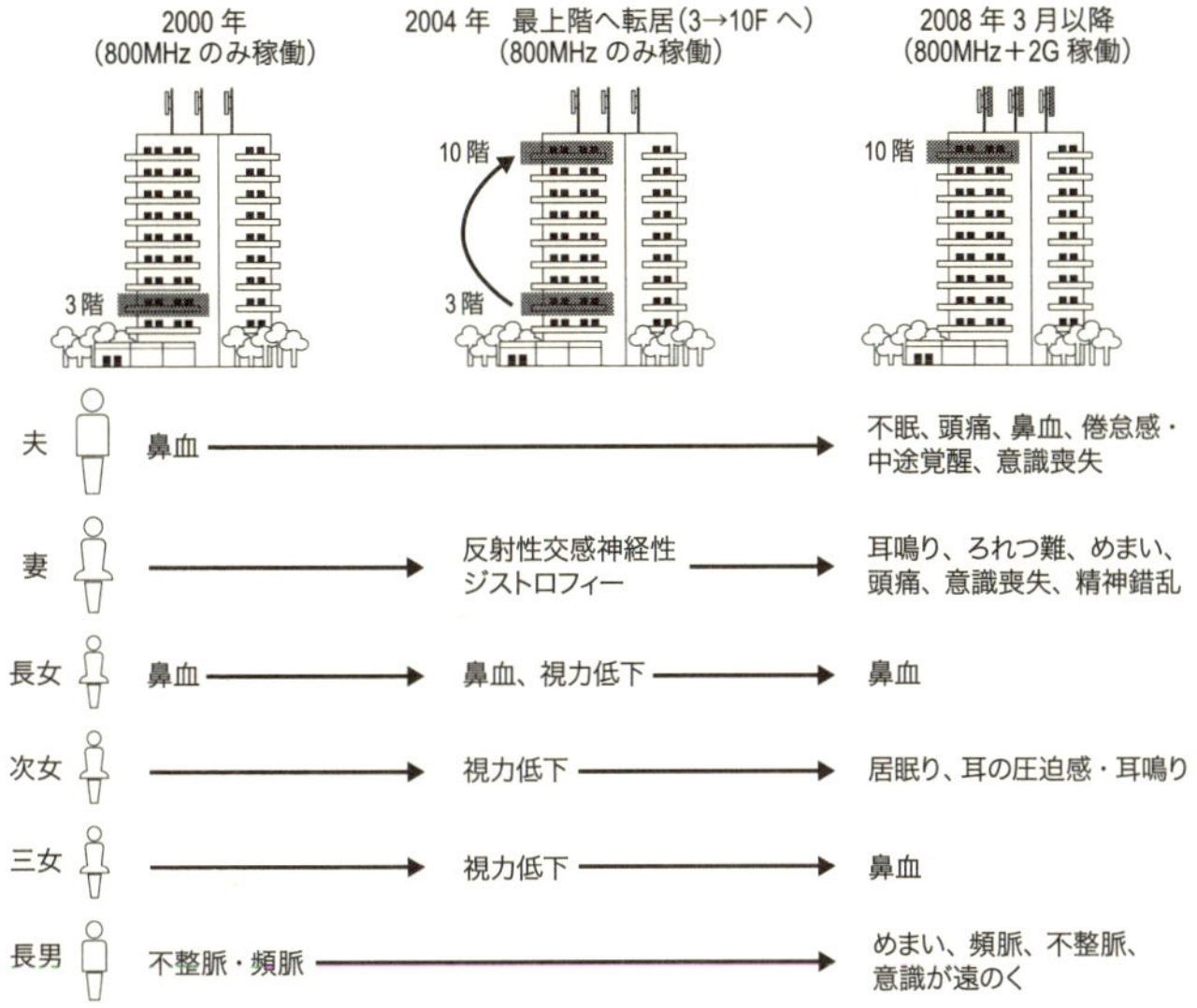
2000年
(800MHzのみ稼働)
2004年　最上階へ転居(3→10Fへ)
(800MHzのみ稼働)
2008年3月以降
(800MHz+2G稼働)
3階
10階
3階
10階
夫
鼻血
不眠、頭痛、鼻血、倦怠感・
中途覚醒、意識喪失
妻
反射性交感神経性
ジストロフィー
耳鳴り、ろれつ難、めまい、
頭痛、意識喪失、精神錯乱
長女
鼻血
鼻血、視力低下
鼻血
次女
視力低下
居眠り、耳の圧迫感・耳鳴り
三女
視力低下
鼻血
長男
不整脈・頻脈
めまい、頻脈、不整脈、
意識が遠のく

ヌカン」とは「火の神」のことで、「家の守り神」として沖縄の人々に深く敬われている神様のこと。ヒヌカンを敬えば、他の神々にもその祈りを伝えてくれると言われている。しかし、お祓いをしても家族の体調は好転しなかった。

二〇〇八年十月、明美さんはふと開け放たれた窓から屋上を見上げた。すると、そこには基地局の補修のために行き来している作業員の姿があった。「もしかしたら、自分たち一家の体調不良は基地局から出る電磁波のせいかもしれない」。初めて基地局に対して意識が向き、疑念がわいた。

愛犬の異変を契機に緊急避難

「基地局」や「電磁波」についてインター

ネットで調べてみると、たくさんのサイトがあり、基地局から放射される電磁波による健康被害をめぐって、各地で紛争が起きていることなどがわかった。「自宅の上にある基地局は安全なのか？」電磁波の身体影響について、NTTドコモ、KDDI、沖縄電力、総務省に電話をして、聞いた。すると、「日本で使われている電磁波は法律に則ったもので安全です。基地局の電磁波は、いっさい影響がありません」という答えが、どこからも返ってきた。

あまりに画一的で、かえって疑念は深まった。

同年十月二十五日、愛犬が天井を向いてグルグル回り、下血した。それを見た明美さんは「絶対に電磁波のせいだ」と確信し、すぐ家を出る決意をした。その日は哲治さんが夜勤で留守だったため、翌二十六日、一家はマンションを出た。それ以前から、あまりに「異変」が続くマンションに見切りをつけ、引っ越し先のマンションを探していた。しかし、六人家族が入れる部屋はなかなか見つからず、引っ越しは伸び伸びになっていた。

しかし、愛犬の異常な行動を見て、「もはや待ってはいられない」と、ウィークリーマンションに緊急避難した。子どもたちのランドセルや学校用の鞄、教科書などの学用品、制服、三日分の着替えを二台の車に詰めこんで、泣きながら移動した。「電磁波難民」の仲間入りだった。

引っ越して一週間で症状が改善

引っ越しして一週間。なんと、家族全員の症状が改善した。数日もたたないうちに長女と三女の鼻血は止まり、次女の耳鳴りは治り、長男の脈は正常の七〇台に戻った。哲治さんは眠れるようになり、頭痛で起きることはなくなった。

明美さんはろれつ難と耳鳴りがなくなった。三年間、箸も持てないほどの痛みがあった右腕も、うそのように動き出した。一〇種類一八個の薬も飲むのをやめ、病院通いもやめた。十一月十六日には、避難先のウィークリーマンションから賃貸マンションへと本格的に引っ越した。

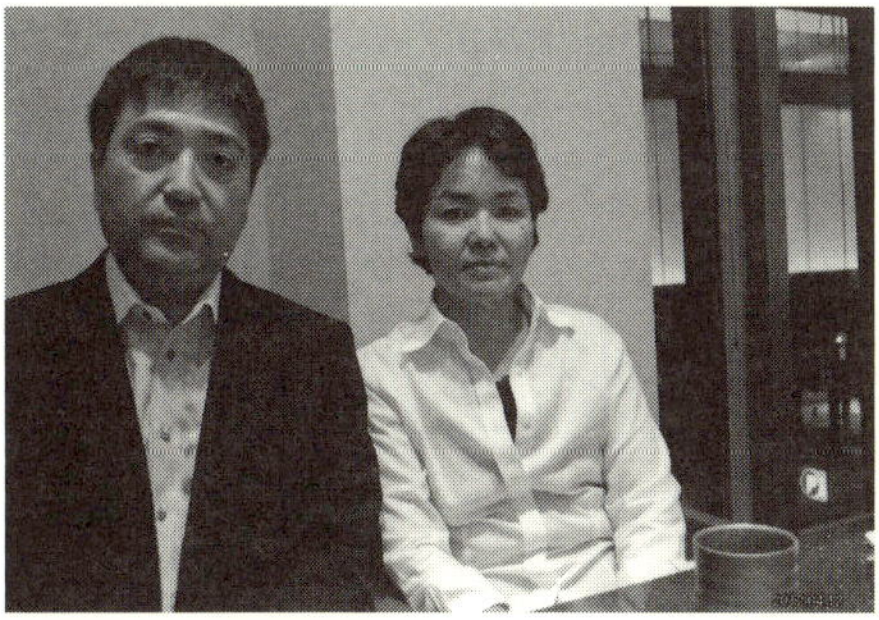

写真 1-3　新城さん夫妻

今までの嵐のような不調の数々は、いったい何だったのか。電磁波による健康被害の「ものすごさ」を、身を呈して経験した明美さんと哲治さんは、相談した。自分たちの体験を、今も電磁波を浴び続けている元マンションの住民たちに話すべきではないのかと。

しかし、国（総務省）が「大丈夫」と言っていることに対して、異を唱えることを言っても、誰も耳を貸さないのではないかと躊躇した。そんなとき、尊敬する矢ヶ崎克馬さん（琉球大学名誉教授）から、「全ての公害は症状が優先する」という言葉をもらい、それを頼みに、自分たちの体験を話すことに決めた。

理事長、基地局の賃貸借契約の解除を即決

二〇〇八年十二月十七日、二人は、今はがらんどうとなった元の部屋でＫＤＤＩの基地局担当者Ｔさんと会った。彼は「いい人」で、二人の話を聞くと、口論になることもなく、「手続きを進めます」「ＫＤＤＩの本社にも交渉します」と、速やかに対応してくれた。明美さんは、「お願いですからこの基地局をどかしてください」と、跪いて、心の底から頼んだ。

翌十八日、マンションの理事会へ話をした。当時、理事長だった田中安夫さんは、基地局の賃貸借契約の解除と、そのことをＫＤＤＩに申し入れることを、即座に決めてくれた。聞けば、彼自身、耳鳴り、不眠（二時間以上熟睡できない）に悩まされ続けていた。

ＫＤＤＩに連絡して、マンションの電磁波測定も行われた。屋上、マンション内、敷地内の駐車場など一五カ所で行った。測定値はいずれも低く、「国の基準値以内なので問題はない」ということだった。しかし、その値は、宮崎県延岡市大貫町（**第2章**参照）で、電磁波を一時的に停めて測ったときの値「〇・〇〇〇一四μW／cm^2」と全く同じだった。計測する前、ＫＤＤＩの職員が必ず会社に電話を入れていたので、計測時には電磁波が停められていた可能性も否定できない。

説明会と聞き取り調査

自分たち家族に起こった健康被害を伝えるべく、二〇〇九年一月、理事会に申し入れて、マンション住民への説明会を行った。全四七世帯に対して、「どなたか一人でも来てください」とお願いし、全世帯に声が届くよう、説明会は三回行った。KDDIの担当者も毎回、参加した。

すると、たくさんの住民に多彩な症状が出ていることがわかった。二人は相談して、アンケート調査を行うことを決めた。しかし、アンケートを行うと、二GHzの基地局が増設された二〇〇八年三月以前から出現している症状もあり、「八〇〇MHzのみ」のときと、「八〇〇MHz＋二GHz」のときの症状を分けて聞く必要を感じた。

簡単なアンケートでは捉えきれないと判断した二人は、聞き取り調査をすることにした。看護師の仕事を辞めていた明美さんは、二〇〇九年の二月から三月にかけて、朝に夕に、元住んでいたマンションに通っては一軒一軒を訪ね、症状を聞いて回った。土・日には、哲治さんも加わった。

すると、住民にはありとあらゆる症状が出ていた。二人は仕事で病院の外来の初診問診をするように、症状を聞き取っていった。

住民の多彩な健康被害

四七世帯一一一人の主な症状は次のようなものだった。頭痛・不眠症・めまい・飛蚊症・極度の視力低下・眼痛・鼻血・耳鳴り・嘔吐・極度の倦怠感・意識喪失・関節痛・精神錯乱など。顔面麻痺・メニエール病・甲状腺腫瘍・バセドウ病・橋本病・味覚障害・狭心症・前立腺肥大・腫瘍（舌癌の再発）を患う人もいた。

八〇〇MHzのときにはなく、二GHzの基地局が稼動した後、新たに出た症状は、「倦怠感」「イライラ感」「精神錯乱」の三つだった（**図1―2参照**）。

ペットの犬や金魚、小鳥が死んだという人もいた。

三階に住む六十代の女性は、一〇年前から、絶滅危惧種である琉球メダカをベランダで飼って、毎年五〇〜六〇匹孵化させ、近所の人に分けてきた。ところが、二GHzが稼動し始めた二〇〇八年は、夏に孵化した稚魚四〇匹のうち三六匹が死んだ。いずれも、背骨が「く」の字に曲がっていた。彼女は基地局が建ったことさえ知らず、住民説明会に参加して初めて「もしかして」と思ったという。

なかには、「マンションを離れるとからだが楽になる」と気がついて引っ越した人もいた。しかし、大半の人は、自分たちに起こった体調の変化を「更年期障害のせいだ」などと思っていた。電磁波と関連づけて考えた人は、ほとんどいなかった。

図 1-2　800MHz のみのときと 2GHz が増設されたときの症状数

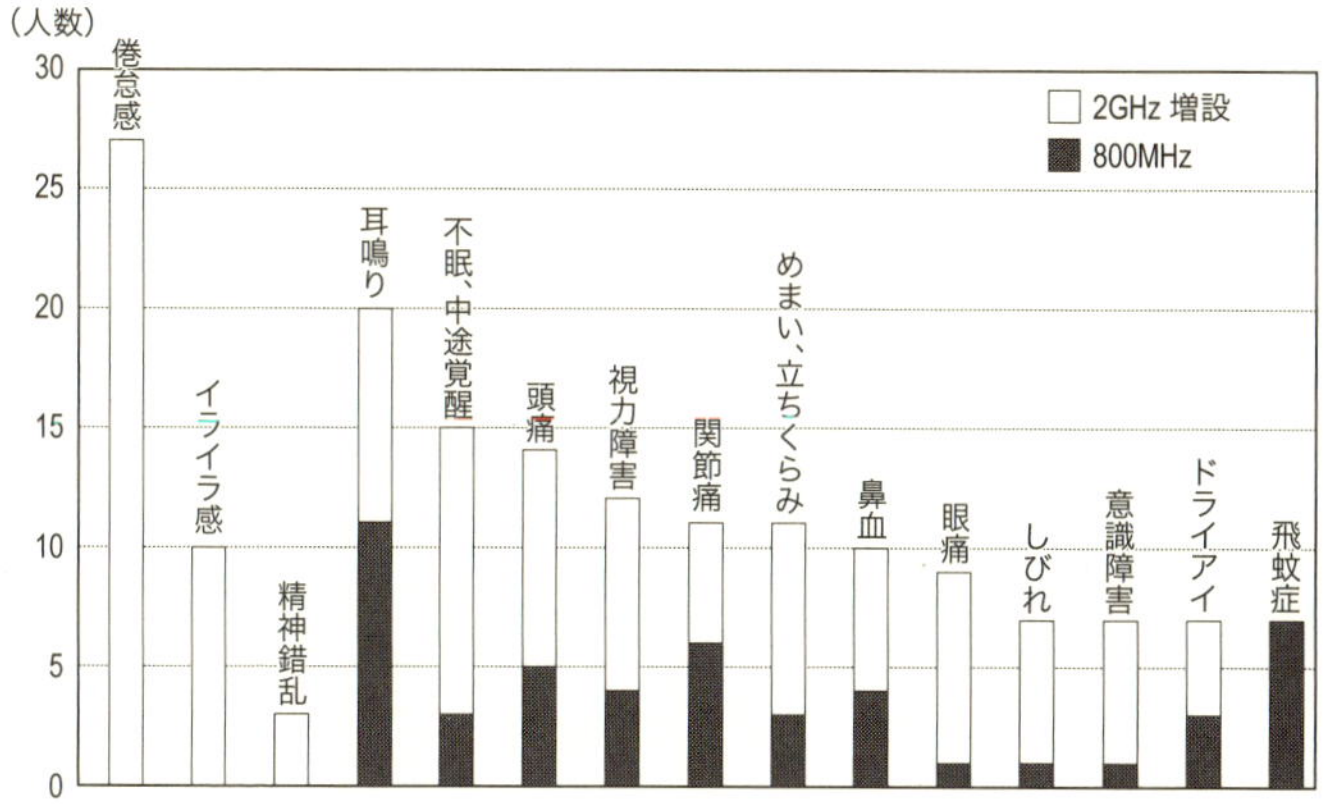

その他、住民が訴えた健康問題以外の「生活環境上の異常」には次のようなものがあった。

○電球がすぐ切れるようになった。

○固定電話で雑音がするようになった。故障した。

○冷蔵庫の音が大きくなった。冷えなくなった。故障した。

○テレビにゴーストが出るようになった。映らなくなった。

○テレビの電源を切っても異常な音がした。

○リモコンが使えなくなった。

○電子レンジの音が大きくなったり、小さくなったりした。

○長年飼い続けていたメダカが死んだ。

○水槽の水草が枯れた。

○ベランダの植物が枯れた。

○鳥が来なくなった。

契約期限より九カ月早い停波

理事会の「ＫＤＤＩとの賃貸借契約解除」決定を受け、電磁波の早急な停波、基地局の撤去に向けた交渉も進められた。中心となって進めたのは、マンションの管理を請け負っていた会社の担当者Ｓさん。彼は新城さんの話を聞いて驚き、「これは大変だ」と、すぐに動き出した。理事会の意向を受けて、ＫＤＤＩとの交渉を一手に引き受け、契約期限を前倒しして基地局を撤去するよう、交渉した。

その結果、契約期限は二〇一〇年三月末までだったが、それより九カ月早い二〇〇九年六月までに、電磁波は全て停められた。まず、二〇〇九年二月初めに二GHzが停められ、四カ月後の六月に八〇〇MHzが停められた。そして、二カ月後の八月には六基の基地局が全て屋上から撤去された。

ちなみに、このＳさんは、「琉球弧の先住民族会（ＡＩＰＲ）」のメンバーで、米軍基地問題に長年取り組んできた人だった。そのため、公害など、社会問題に関する感度が高かった。同会は、「先住民族」たる琉球・沖縄民族の自己決定権（自決・自治権）の保障などを求めて、一九九九年に設立されている。

表1-1　基地局稼働中と撤去後の症状数

（複数の症状のみ集計。単一の症状は省く）

症状	800MHz	2GHz 増設	計	%	撤去後
倦怠感	0	27	27	24.3	0
イライラ感	0	10	10	9.0	0
精神錯乱	0	3	3	2.7	0
飛蚊症	7	0	7	6.3	0
ドライアイ	3	4	7	6.3	0
しびれ	1	6	7	6.3	0
意識障害	1	6	7	6.3	0
鼻血	4	6	10	9.0	0
眼痛	1	8	9	8.1	0
めまい、立ちくらみ	3	8	11	9.9	1
関節痛	6	5	11	9.9	3
視力障害	4	8	12	10.8	5
頭痛	5	9	14	12.6	1
不眠、中途覚醒	3	12	15	13.5	5
耳鳴り	11	9	20	18.0	7
計（のべ人数）	49	121	170		22

（総数111人。新城哲治さん・明美さんの調査より）

一七〇あった症状が二二に激減

基地局が撤去されて三カ月後の二〇〇九年十一月、新城夫妻は再び、元のマンションに通って住民の健康調査を行った。「三カ月もたてば、ある程度、症状が回復しているだろう」という考え方からだった。すると、一七〇あった症状が八分の一以下の二二に減っていた（**表1―1参照**）。

撤去後も残っていた症状は、「頭痛」「めまい・立ちくらみ」「関節痛」「不眠・中途覚醒」「視力障害」「耳鳴り」だった（**図1―3参照**）。これらは、「八〇〇MHzのみ」が放射されていたころから出ていた症状だった。八〇〇MHzの電磁波は二〇〇〇年八月から放射されていたので、当初から住んでいる人たちは、約一〇年間それに被曝してきたことになる。「長く被曝した人ほど、症状が抜けるのに時間がかかるのではないか」と、哲治さんは分析する。

基地局は撤去できた。しかし、ＫＤＤＩは電磁波による健康被害を認めたわけではなく、総務省も、「基準値内であれば、電磁波による健康被害はない」という姿勢を崩さない。

だが、マンションを出ただけで家族六人の健康被害がなくなった新城一家の例、基地局稼働中は一七〇あった症状が、停波後には二二に減ったというマンション住民の例をみれば、「健康被害を起こしたものは電磁波だ」ということは明らかだ。

撤去に成功した要因

「稼働中の基地局を撤去する」という、全国でも数少ない成功例となりえた要因は何だったのだろうか。新城夫妻は、次のように分析している。

①住民に、同時期に多くの症状が出現したため、電磁波による健康被害であるとの認識が一致した。
②基地局の設置場所がマンションの共有部分であり、撤去の決定権が住民側にあった。
③契約期間終了の期日が近かった。
④携帯電話会社の担当者が速やかに対応してくれた。

図 1-3　基地局稼動中と撤去 3 カ月後の症状数

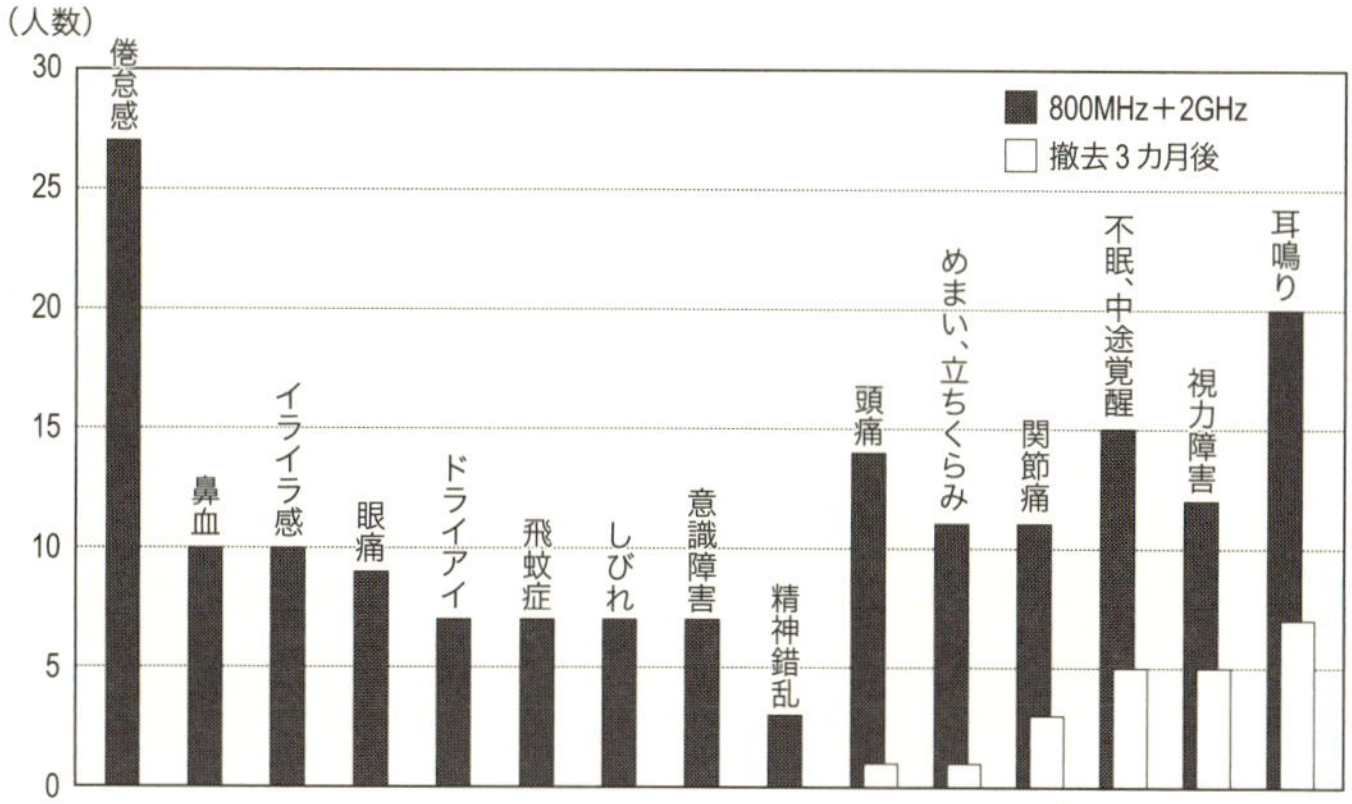

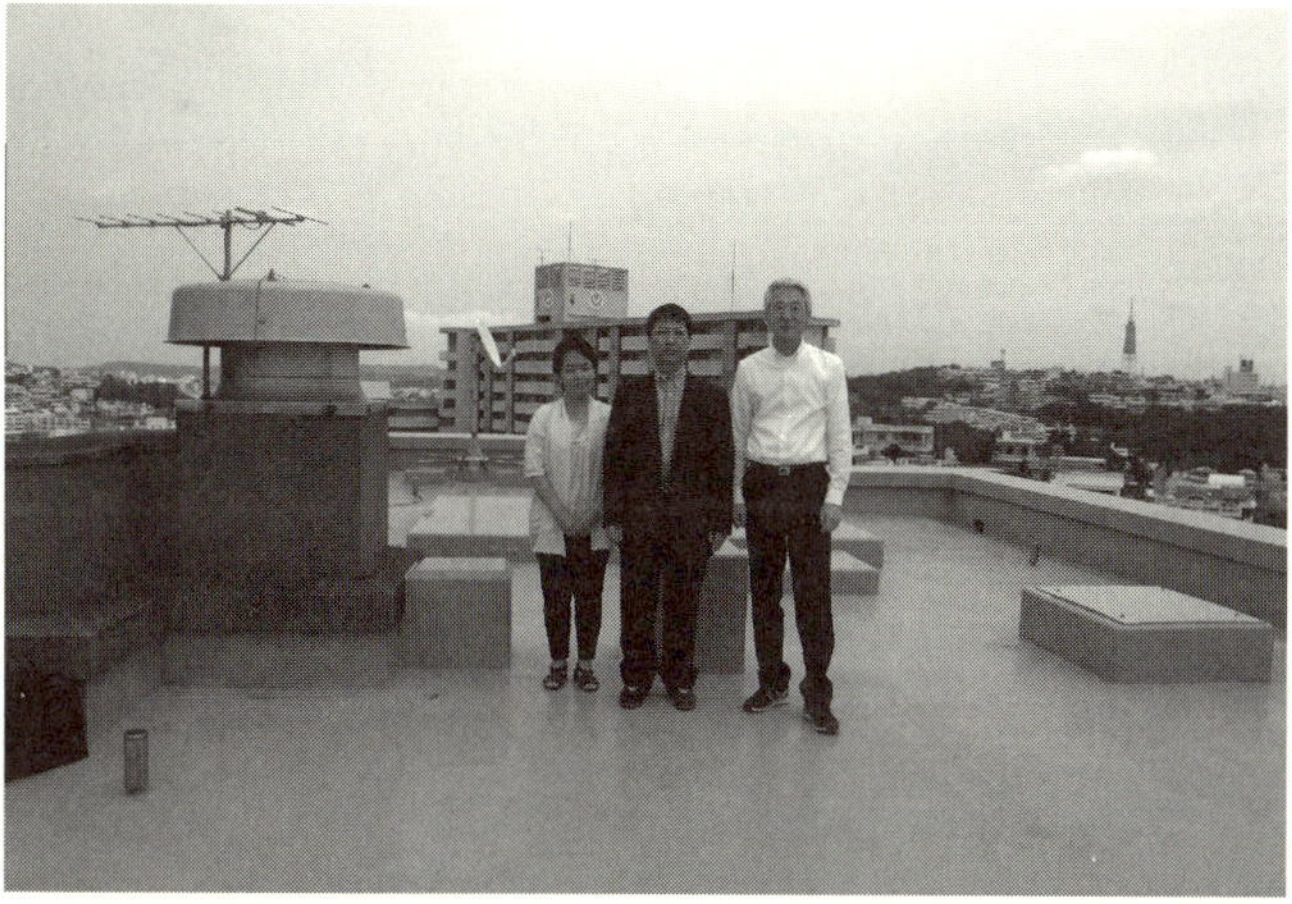

写真 1-4　基地局が撤去された屋上に立つ、左から新城明美さん、哲治さん、田中安夫さん

⑤理事長が電磁波による健康被害に関して理解があり、理事会での決定が速やかであった。

しかし、何よりの成功の要因は、「絶対に撤去する」という熱い思いで関係者を説得し、粘り強く健康調査を行った新城夫妻、特に明美さんの「本気」があったことだろう。自らの凄惨な体験に加えて、電磁波に関する知識がなかったために、大切な四人の子どもたちを八年間も無防備に電磁波に被曝させてしまったという悔恨の念、これが、彼女の「本気」の底にあった。

彼女はこの国を挙げての「理不尽さ」に立ち向かうには、まず、「多くの人に電磁波の危険性を知らせることからしか始まらない」と自覚したのだ。

「携帯電話基地局問題を知らせる会」を結成

『週刊金曜日』(二〇〇九年九月十八日号)に、新城一家のことを取り上げた記事が掲載された。「ケータイ基地局周辺での健康被害　沖縄発　住民が次々と鼻から出血するマンション」というショッキングなタイトルの記事が出ると、反響はものすごく、全国から「私も同じ」という電話やメールが新城夫妻のもとに殺到した。

彼らは、反響の大きさに驚くとともに、ますます「電磁波の危険性を知らせなければ」という思いを強くした。そして、二〇一一年七月三日、基地局問題に関わってきた全国の仲間に呼びかけて、「携帯電話基地局問題を知らせる会」を結成した。会長に明美さん、医療顧問に哲治さん

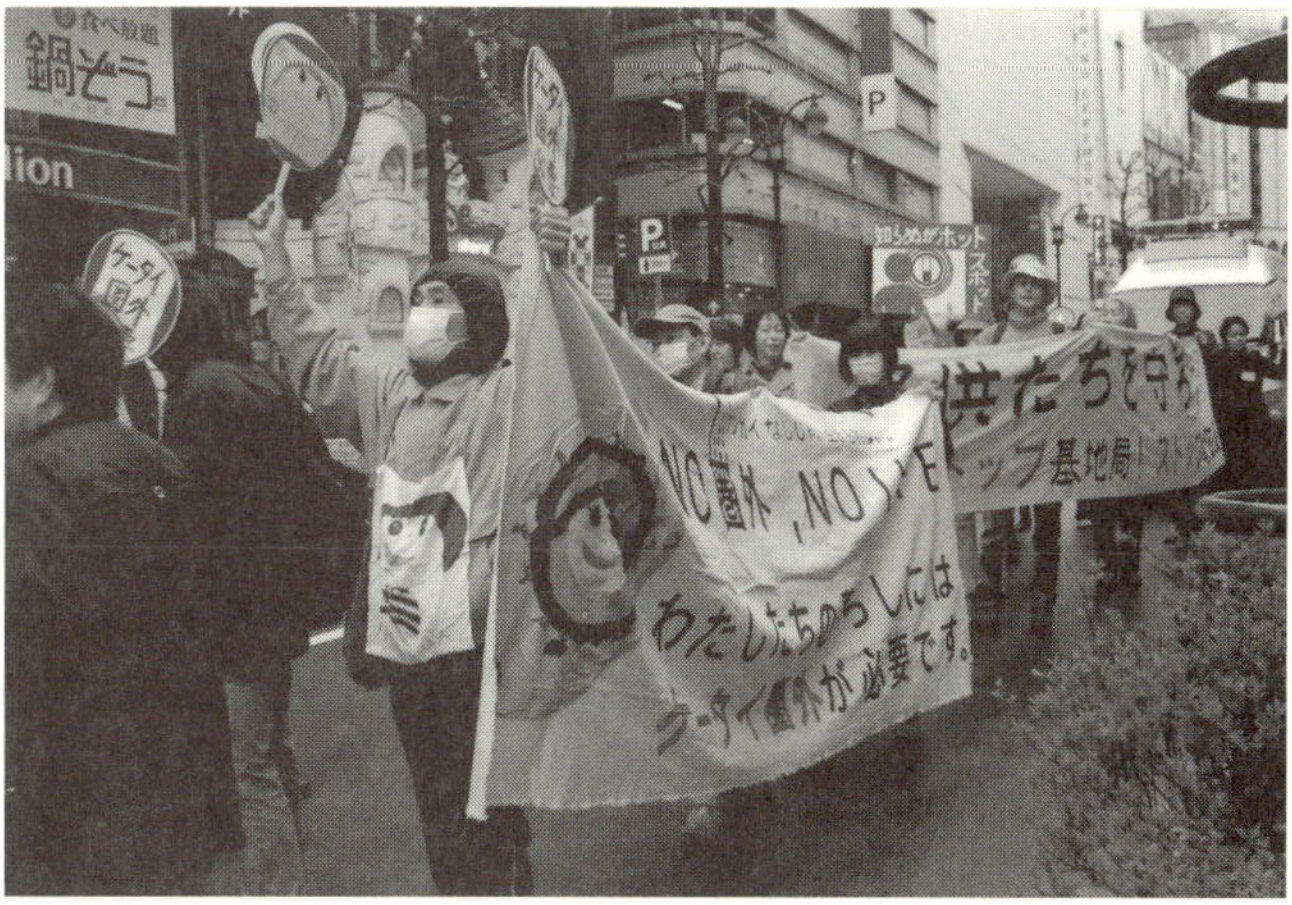

写真 1-5　ピースウォーク（2012 年 3 月 24 日　渋谷で）

が就いた。同会では、『携帯電話基地局の真実――利便性の光と影。アンテナの周辺で健康被害が問題に』という冊子を作り、「知らせる」ことを続けている。

二〇一二年三月二十四日には、明美さんが提案して、シンポジウム「もう一つのヒバク　携帯電話基地局の健康被害を考える」が、東京渋谷区にある東京ウィメンズプラザで開かれた。主催は、

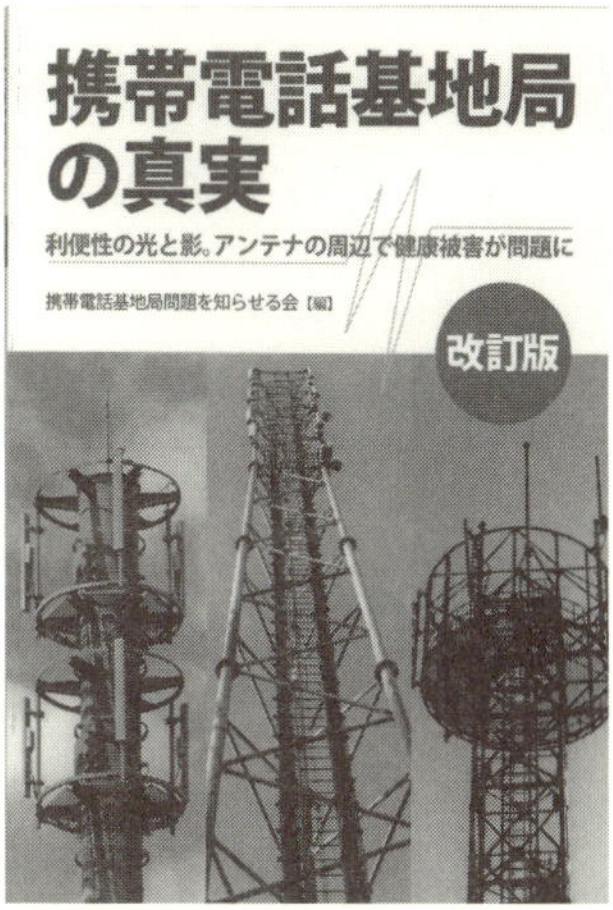

「携帯電話基地局問題を知らせる会」が作った冊子

「電磁波から健康を守る全国連絡会」。シンポ開催前には、電磁波の危険性を訴えるピースウォーク（**写真1―5**）も会場周辺で行われた。参加者は二二〇名以上を超え、会場では、沖縄・宮崎・福岡・兵庫・横浜・長野という六都市の基地局による健康被害の実態が報告された。

「私たちの体験を語ることで電磁波の危険性を伝えることができるなら、全国どこへでも行こう」と、新城夫妻は呼ばれるところにはどこにでも二人で出かけた。週末を利用して講演をこなし、その回数はすでに一〇〇を超えている。

2　基地局稼動で脳腫瘍に――當山富美子さんの場合

基地局設置費を管理費に補填

『週刊金曜日』の記事を読み、新城夫妻を招いて講演会をした一人に、沖縄市に住む當山富美子さん（一九四一年生まれ）がいる。彼女は三月二十四日のシンポジウムでも、自らが受けた健康被害の報告をした人だ。

冨美子さんが夫と住む部屋は、中城《なかぐすく》湾が一望できる八階建てマンションの八階。マンションは築三〇数年で、三二世帯が住んでいる。彼女は朝に夕に湾に出入りする船を眺めてはヨガをしたりして、幸せな日々を送っていた。

ところが、二〇〇九年八月、ＫＤＤＩ（沖縄セルラー電話）の基地局が、彼らの寝室と隣家の浴室のちょうど真上に三基設置された。設置前、管理人主導のもとに説明会が二、三回行われた。そこで管理人が言ったことは、次のようなことだった。

「マンションが古いため、管理費の徴収率が悪い。ＫＤＤＩが提示する月八万円の設置費はマンションの収入になるので、管理費として補填できる」

また、同席したＫＤＤＩの社員は、「電磁波は横に飛ぶので、下にはいかないから、絶対に健康被害はない」と断言した。

冨美子さんは、高圧線から出る低周波の危険性を知っていたので、直感的に「基地局から出る電磁波（マイクロ波）も危ない」と思った。そのため、「基地局が建てば、絶対に健康被害が出て、住民が苦しむことになる」と、設置には反対した。

しかし、他の住人はそのことに無関心で、「なぜ、そのようにわがままに反対するのか」と、かえって彼女を非難した。四面楚歌だった。結局、二〇〇九年七月三十一日、五年間の契約がＫＤＤＩと交わされた。

右耳が聞こえず、脳腫瘍に

基地局が稼動を始めて一カ月、冨美子さんは自らが予言したとおり、健康被害で苦しむことになった。右の耳がまったく聞こえなくなり、耳の中でセミが鳴いているような耳鳴りが始まったのだ。二〇一〇年になると、「一・五」あった視力が「〇・六」まで落ちた。また、腰痛がひどくなり、夜も眠れない日が続くようになった。検査を受けると、間脳に髄膜腫があることもわかった。まさに、奈落の底に突き落とされたような気分で、生活をしていた。夫もときどき鼻血を出すようになり、「手のしびれ」「ひどい物忘れ」「ひどい腰痛」などにも悩まされるようになった。

基地局が稼動して一年半がたった二〇一一年二月、友人が『週刊金曜日』の記事を見せてくれた。そこに書かれていた新城一家の症状は、自分と共通するものが多かった。それを見て、自分の症状が電磁波によるものであることを確信した。

新城さんに連絡をとり、三回、講演をしてもらった。電磁波の健康被害に関する資料をマンションの全戸にくまなく配布した。しかし、住民の関心は相変わらず低く、「住民一丸となって撤去に向けて取り組む」という状態にはほど遠かった。

冨美子さんは夫に、「引っ越そう」と何度も提案した。しかし、彼は昼間仕事で留守をしているため、健康被害に対する切実感が薄かった。ついに、二〇一一年四月から六月まで、彼女は一人で那覇市内の友人宅へ避難した。すると腰痛は治り、体調もよくなった。改めて、体調不良の

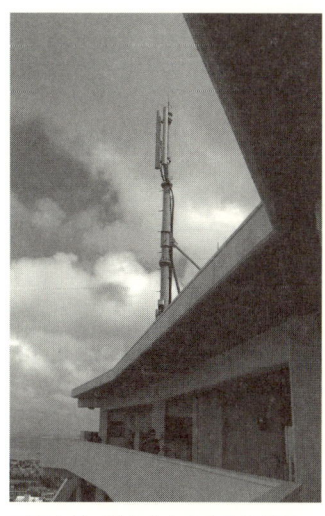

写真 1-7　當山さんの自宅の真上に建つ基地局

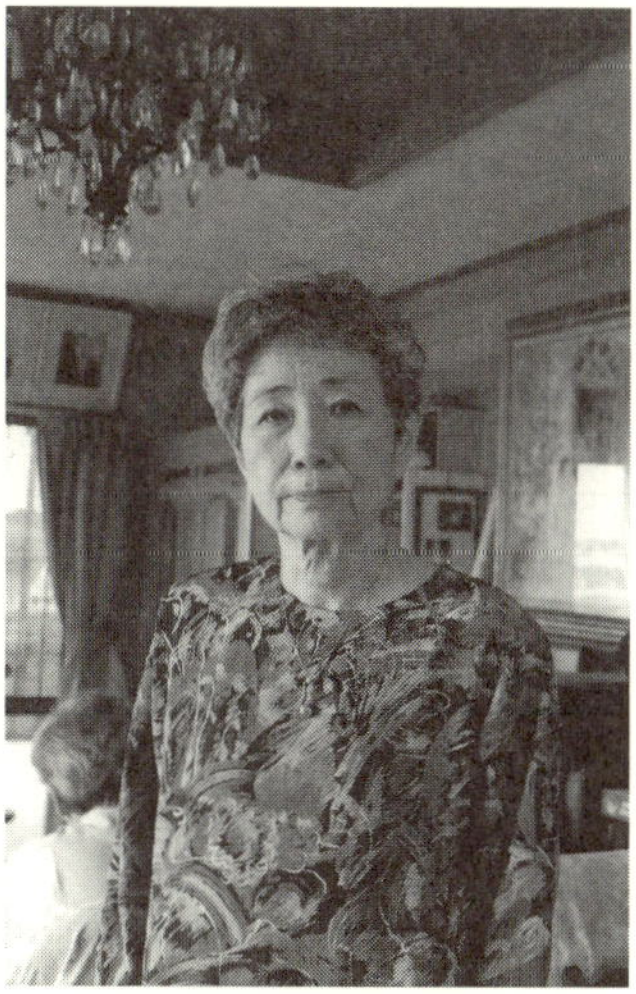

写真 1-6　當山冨美子さん

原因が電磁波によるものだと再認識できた。

「安全なマンションを取り戻す」と決める

マンションの住民に聞いてみると、冨美子さん以外にも、さまざまな症状が出ていた。視力が急速に落ちた子ども。中途覚醒で眠れない人。耳鳴りで苦しむ人など。同じく八階に住んでいた女子高生は、突然、「耳が痛い」と叫んで、泣き出したことがあったという。その家族は賃貸契約だったこともあり、新城夫妻の講演会の後、引っ越した。

「引っ越すべきか」「撤去に向けて運動をすべきか」。冨美子さんは両者の間で揺れ続けた。しかし、ついに、元の安全なマンションを取り戻すことに、心を決めた。まずは、マンションの運営・管理を正常に戻すことから着手することにした。

その第一歩として、三年半、開かれていなかった住民総会を開催することに成功した。次は、他人任せの現役員を一掃し、きちんとマンション管理のできる役員を選びなおすことだ。それに関しては、新城夫妻が住んでいたマンションで、基地局の撤去に大きな力を発揮したマンション管理のプロ、Sさんの力も借りながら進めていった。

二〇一二年十月一日、マンションの「管理委員会」が開かれた。その席上、冨美子さんの夫は自ら志願して管理委員長になった。運営・管理の主導権を握ったうえで、基地局の契約の見直しを提案するつもりだ。契約期限は二〇一四年七月。しかし、それ以前の停波・撤去を望む夫妻は、自分たちが中心的に動くことで、その実現を引き寄せようとしている。

「私は平凡な主婦です。普通に当たり前の生活をしたいだけなのです」。きっぱりと言う冨美子さんだ。


自宅マンションの上に基地局が建ち、電磁波による深刻な健康被害が起きたとき、どうするか。マンションごとに、住む住民も違えば、その運営・管理事情もさまざまだ。それゆえ、基地局を撤去させる方法もマンションごとに違うはずだ。

しかし、共通して言えることはありそうだ。それは、「絶対に撤去させる」という強い意志をもっ

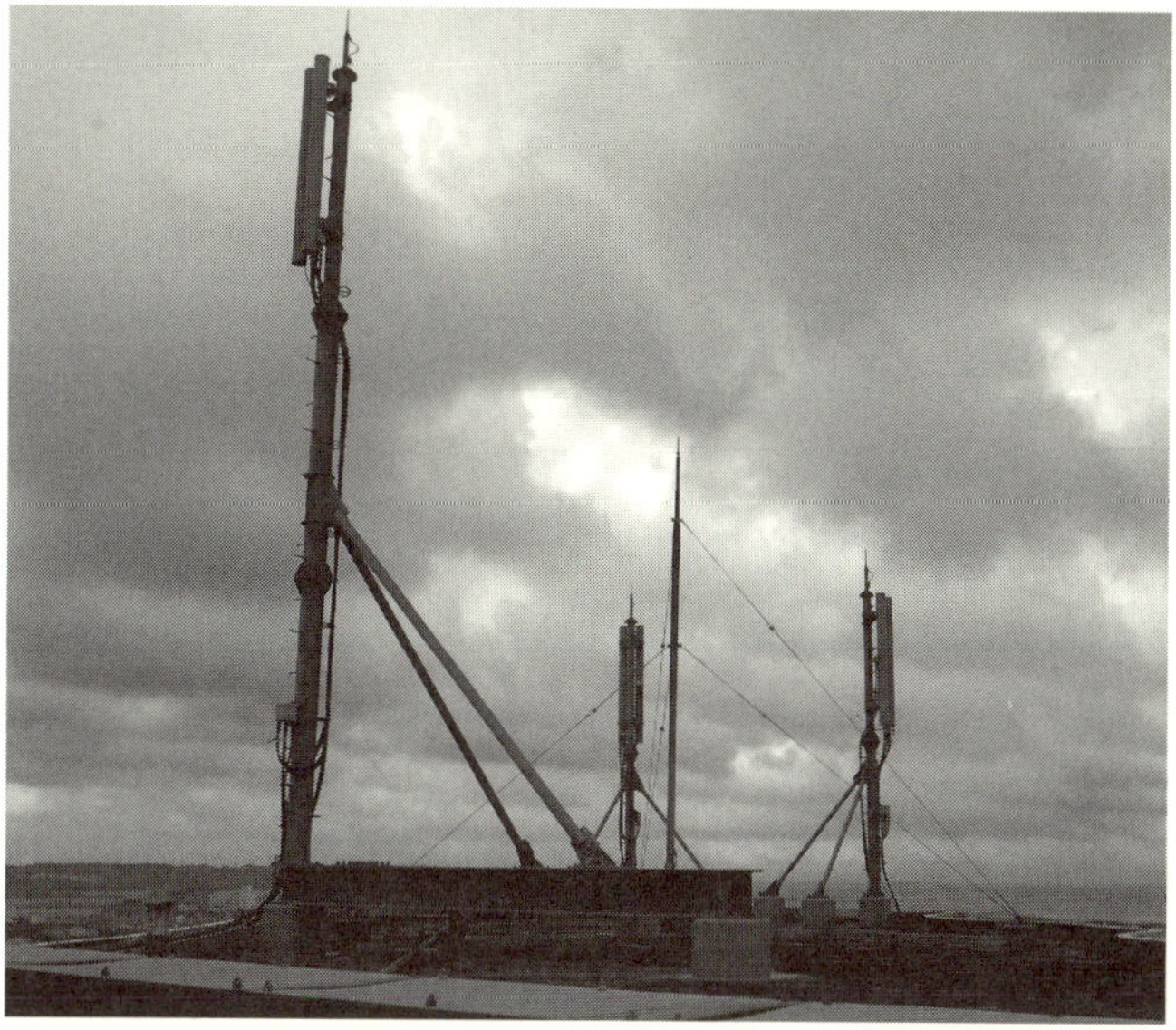
写真 1-8　當山さんが住むマンションの屋上に建つ 3 基の基地局

た中心人物がいるか、いないかが、撤去のカギとなるということだろう。

第2章

隣のマンションの上に基地局ができた

日本初の「健康被害」を問う延岡大貫訴訟

原告三〇人、弁護士二八人

「ゼロからのスタートで、夫と二人で税理士事務所を開き、頑張って家も建てました。誠実にまじめに働いてきたのに、あまりに理不尽です。私たちの家を返してください」（岡田洋子さん）

「基地局が建って四年五カ月、頭の中でセミが一〇〇匹、ずーっと鳴いています。セミたちと暮らすのは疲れました。心も身体もボロボロです」（西本幸則さん）

「今後のことを考えると廃人になるのではないかと心配です。この身体を元の身体にしてほしい。大貫町に住んでもらって、苦しさを味わってほしい」（西田雅男さん）

「体調が日々悪くなり、もう限界です。もし、私が倒れ、会社が立ち行かなくなったら、ＫＤＤＩはどう責任をとってくれるのですか」（甲斐章洋さん）

二〇一一年七月六・七日の両日、宮崎地裁延岡支部で行われた延岡大貫訴訟の口頭弁論（原告本人尋問）で、原告たちは三人の裁判官に窮状を訴え、「一刻も早く、基地局を撤去してほしい」と訴えた。

同訴訟は、延岡市大貫町五丁目の住民がＫＤＤＩを相手に、「基地局から放射される電磁波によって、すでに深刻な健康被害を受けている」として、基地局の操業中止を求め、二〇〇九年十二月十六日に提訴したもの。基地局をめぐる裁判は全国で十数件起こされてきたが、「おそれ」ではなく「実際の健康被害」を元に提訴するのは、同訴訟が初めてだ。

原告は、基地局から周辺四〇〇m以内に居住・勤務する十代から八十代までの三〇人。弁護団は、ハンセン病裁判などで主導的役割を果たしてきた徳田靖之弁護士を団長とする二八名。大分県・福岡県・宮崎県にある一七の法律事務所からはせ参じた弁護士たちだ。

家は「電子レンジ」、私は「オモチ」

田畑も残る大貫町五丁目にあるアパートの屋上に、KDDIが基地局を建設し始めたのは二〇〇六年九月十八日。住民らは、アパートのオーナーとKDDIに対して、工事の停止を求めたが聞き入れられず、同年十月三十日、電磁波は放射され始めた。その直後から、周辺住民は「耳鳴り」「頭鳴」「頭痛」「不眠」「鼻血」など、さまざまな症状に悩まされ始めた。

まず、異変に気づいたのは岡田洋子さんだった。彼女は、夫の澄太《すみお》さん(「大貫五丁目KDDI携帯基地局を撤去する会」代表・原告団長)とともに、一九九八年から税理士事務所を経営し、事務所(一階)兼自宅(二・三階)で暮らしてきた。問題となっている基地局は、道を隔てた向かいにあり、その距離は四五mだ。

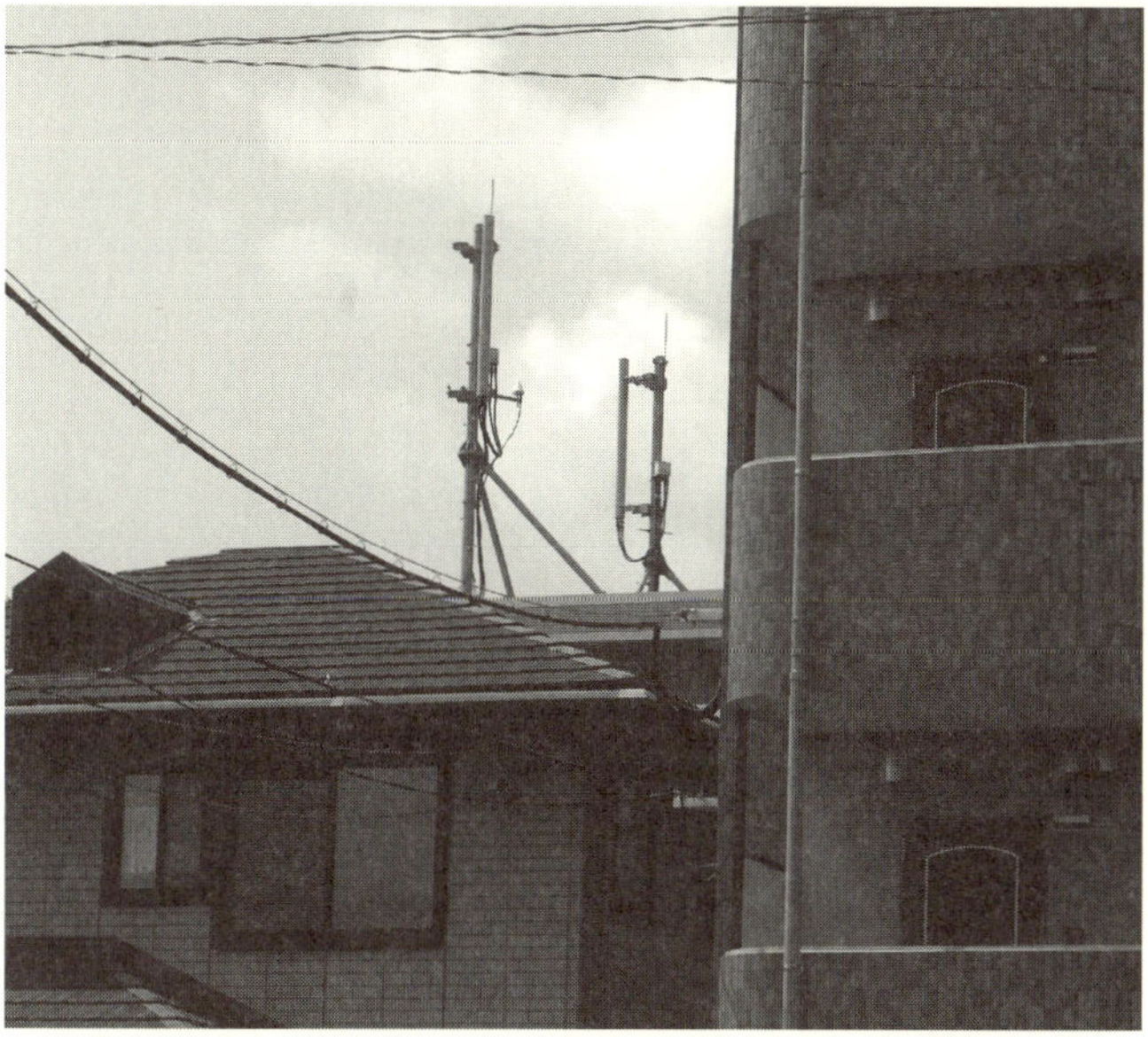
写真 2-1　延岡市大貫町 5 丁目にある KDDI の基地局

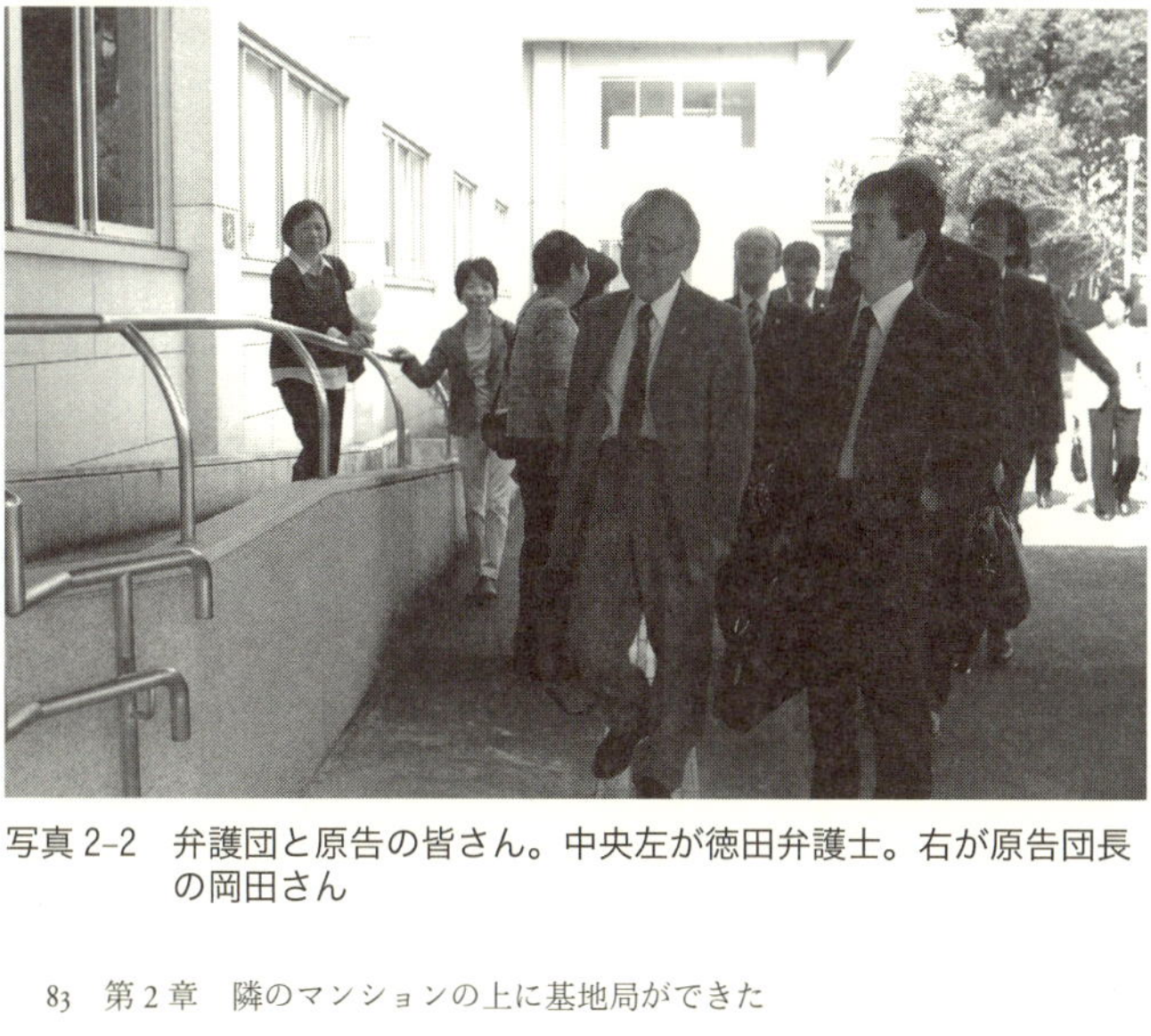
写真 2-2　弁護団と原告の皆さん。中央左が徳田弁護士。右が原告団長の岡田さん

彼女が初めて電磁波を感じたのは、同年十一月十八日。夫とウォーキング中、基地局に近い大瀬大橋の北詰め付近で、「キーン」という音を聞いたのだ。数日後には、自宅で寝ようとすると、「シーン」「シーン」という耳鳴りが聞こえ、眠れなくなった。

金属が電磁波を遮断するのではないかと思い、雨戸を閉めて寝るようになった。そのうち、日中も雨戸を閉めるようになった。しかし、あまり効果がなかったため、アルミ箔のついたシートを買い、基地局に面した南側の二部屋にガムテープで張りめぐらせた。

当初、洋子さんの言動が理解できなかった澄太さんだが、彼女に遅れること一〇日、十一月二十八日には、彼も「川の流れるような音」を耳の奥で感じ、「顔の表面がピリピリする」のを感じるようになった。同年十二月末には、二人とも「たまらなく強い耳鳴り」を感じるようになった。とくに洋子さんは、「耳鳴り」のほか、「頭を押さえつけられ、キリで刺されるような痛み」「異様な胸の圧迫感」で眠れない日々が続いた。そのときの状況を彼女は、原告尋問で次のように表現した。「家全体が電子レンジで、自分はレンジの中のオモチのよう。オモチがあちこちプクプクと膨れるように、お腹や胸が煮える感じ」。

生まれて初めての土下座

二〇〇七年一月一日、二人は子ども二人を連れて、日南市にある洋子さんの実家に里帰りした。約三時間のドライブ中、二人は同時に、耳鳴りが和らいだり強くなったりするのを一〇回程度、経験した。強く感じたときに車窓から外を見ると基地局が建っていた。二人は大貫町の基地局だけではなく、街中の基地局に反応していることを「発見」した。

「ここにはもう居たくない」「こんなところに住んでいたら死んでしまう」と、翌日、自宅を逃げだすように、基地局から一〇キロ離れた澄太さんの実家に駆け込んだ。そして、同年二月二十一日からは、事務所も、家から一五〇ｍほど離れた場所に移した。事務所を訪れた顧客が「ここは何か変ですね。耳鳴りを感じて、頭が痛くなる。舌が痺れるような感じがする」と言ったからだ。

「どんなことをしても基地局を撤去したい」との思いから、洋子さんは同年一月下旬、夜八時、基地局が建つアパートのオーナーに会いに行った。「私たちはＫＤＤＩにも住民にも中立ですから」と言うオーナーの妻に、洋子さんは思わず土下座した。「契約を解除して！　とにかく早く電磁波をとめて」。生まれて初めてした土下座だった。

「安心して眠れるところがほしい」。体力も限界にきていた洋子さんは、同年四月、「携帯電話とかつながらないよ」という知り合いの言葉を頼りに、それまで一面識もなかった人の家を訪ねた。その人の家があるのは延岡市内から約一三キロ離れた黒仁田という地域。そこに二カ月間通い、昼間の二～三時間を眠らせてもらった。

二〇〇七年の一年間、二人は週末ごとに「携帯電話の通じない場所」を求めては、さすらうような生活を続けた。家も事務所もあるのに、そこに居られない。事務所・家のローンを払いつつ、新たに借りたアパート代と事務所代も払わねばならない。二〇一一年現在、二人が「電磁波対策」にかけた費用は二〇〇〇万円を超えた。

頭の中にセミが一〇〇匹住みついた

基地局から約一〇ｍのところにあるのが、建設会社を経営する西本幸則さん・清美さんの事務所兼住宅だ。「おい、耳鳴りがするんだ。どうしてだろうか」。横に寝ていた清美さんに幸則さんが言ったのは、二〇〇七年二月六日の夜だった。それまで、耳鳴りを感じたことはなかった。当初、彼は耳鳴りを何かの病気のせいだと思った。

三日後の二月九日、I耳鼻咽喉科を受診した。すると「どこも悪いところはない」ということだった。一応、勧められた鎮痛消炎剤「テルネリン」を一〇日分もらい、全て飲んだ。しかし、耳鳴りは治らなかった。

翌二月十日、「まだ携帯電話が通じない」という安井・神戸地区へ清美さんと行ってみた。すると、一時間ほどして耳鳴りが消えた。しかし、そこを離れて市街地に近づくとまた耳鳴りが始まった。自宅に戻ると、一〇〇匹のセミが大音響で頭の中を鳴き盛っていた。「脳みそが耳から出る感じ」だった。耳鳴りが「電磁波の影響によるものだ」と確信した。

二月十九日、延岡県立病院の耳鼻科を受診した。「異常なし」だったが、「トリノシン」を処方された。二一日間飲んだ。「薬を飲めば治る」と信じたい彼は、まじめに薬を飲み続けた。しかし、耳鳴りは治らなかった。

二月二十日、Y脳神経外科を受診し、CT、レントゲン、心電図をとった。「何も悪いところはない」ということだった。しかし、「イブロノール」という耳鳴りの薬を処方され、七日間飲んだ。しかし、耳鳴りは治まらなかった。

「治りたい」一心の彼は、さらに、病院行脚を続けた。

二月二十七日には、再び県立病院で耳鳴りの検査を受けた。「両耳鳴り症」との診断が初めてついた。そして、また「薬を飲み続けてください」と言われた。

三月十二日、三たび県立病院に行き、「何か見つかるかもしれない」と期待してＭＲＩによる検査を受けた。しかし、やはり「異常なし」だった。

寝室をアルミ板で張りめぐらす

結婚して三〇年。清美さんにとって幸則さんは、一貫して、「優しく穏やか、ユーモアのセンスがあり、明るく、冷静で、まじめな人」だった。ところが、耳鳴りが始まってからの彼は、まるで人が変わったようにイライラし、興奮気味で、「不安」に満ちていた。

そんな彼をいたわりながら行動をともにしていた清美さんだったが、ついに二〇〇七年五月初め、彼女自身も耳鳴りを経験した。両耳の奥でセミの大群がいっせいに「シャー」と鳴いていた。一月たつと、音は二倍くらいの大きさになり、「キキーン」「キーン」と頭に響く高音も聞こえるようになった。耳鳴りのせいで受話器の向こうの相手の話に集中できず、言われたことが頭に入らなくなった。「記憶力・知能指数が明らかに低下した」と実感した。

二〇〇九年十二月十五日には、外出先で、床に落ちた紙を拾おうとして屈んだところ、突然の「吐き気」と「めまい」に襲われ、目の前の風景がグルグルと回った。その後も、「突然、身体がふらっと揺れたように感じ、脳が揺れて、頭がグラッと傾き」、立ちくらみが起きた。

「電磁波のない場所」を求め、「電磁波が弱いらしい」と聞けば、すぐ、足を運んだ。自宅から二〇分行った沖田ダムは、当時、携帯電話が圏外になる場所で、体調の悪いときにはよく避難した。そんな暮らしのなか、二〇〇九年秋、幸則さんに鼻血が出た。普通に生活しているときに、タラーッと一滴、二滴、垂れてきた。ティッシュを鼻に詰めるととまった。鼻血は一週間に二、三回の割りで、一カ月続いた。二〇一〇年になってからは、三月に、夜の散歩中に、そして五月に、トイレの中で鼻血が出た。

鼻血はスタッフにも出た。このまま、この場所で、生活も仕事も続けることができるのか。「とりあえず、逃げる前にやってみよう」。二〇一〇年五月、実行したのは、「ぐっすり眠れる」寝室を確保することだった。大工さん二人に頼んで、六畳の寝室の壁・床・天井を厚さ〇・三mmのアルミ板で張りめぐらせた。窓には、マイクロ波を通しにくいといわれるLOW－Eガラスを入れた。出入り口にはシールドクロスを暖簾のようにかけた。

初めてその部屋で寝たとき、清美さんは、「電磁波のボリュームが下がった。肩の荷が下りた」と、幸則さんに、久々に喜びの表情を見せた。

しかし、二〇一一年十一月、二人の体調は悪化した。幸則さんは、両目がピクピクと痙攣し、右腕に耐え難いほどの痛みが走って眠れない日が続く。清美さんも涙が出るほどの肩の痛みに耐えている。二人は散歩に精を出し、温泉やニガリの風呂に入って、電磁波を溜めないように気をつけているが、それでも身体のあちこちに障害が出ている。

「身体を捨てたい」

基地局から約四〇mのところに住むのは西田雅男さんだ。彼はいつも「耳かき」を持ち歩いている。「キリで耳をほがれる（キリを耳に突っ込まれてねじ回される）ような痛み」を感じるため、痛いところを耳かきで押さえつけ、痛みをごまかすためだ。彼は延岡市内でゴルフ練習場を経営し、妻のSさんは自宅で美容院を営んでいる。

雅男さんが、身体の不調を「電磁波のせいではないか」と思ったのは、二〇〇七年二月ごろ。もともと花粉症の症状のあった彼は、症状を抑えるために十一月ごろから四月ごろまで薬を飲んでいた。飲んでいれば症状は出なかった。ところが、二〇〇七年二月ごろから、花粉症のような症状や、頭痛、肩こり、セミが鳴くような「シャーン」「シャーン」という音に悩まされるようになった。花粉症の症状が出る時期でない同年五月にも、鼻水、くしゃみは止まらず、「シャーン」という耳鳴りも強くなったり弱くなったりしながら聞こえていた。二〇〇七年、二〇〇八年ごろには、集中力が欠けてボーッとした状態が続き、車を何かに擦ったり、ぶつけたりすることがよくあった。そのため、大事故をおこしてはならないと、それ以降、車の運転は最小限必要なときだけにした。

自分の耳鳴りなどの症状が「電磁波のせいだ」と確信したのは、二〇〇九年八月。結核で、宮崎市内のA病院に四〇日間入院し、退院して帰宅したときだ。入院した当初は、耳鳴りを感じていたが、徐々に和らぎ、退院するころには、耳鳴りがあったことさえ忘れていた。ところが、自宅に戻り、二階に上がって横になったとたん、「ジー」とセミの鳴くような耳鳴りが再び、始まった。

二〇一〇年三月ごろ、生まれて初めて鼻血が出た。寝ているとき、ヌルッとした感じがしたので、見ると鼻血だった。鼻血は同年十一月にも二〇一一年三月にも出た。

また、基地局が電磁波を放射しだした直後から眠れない日が続き、睡眠導入剤を飲んできたが、最近は、それも効かないほどの不眠に悩まされている。以前は、飲めば五〜六時間は眠れたが、最近は二時間くらいしか効果はない。起きて、再度飲むという状態だ。

妻のSさんも不眠に悩まされ、睡眠薬を飲まなければ眠れない。二〇一〇年あたりからとみに耳の聞こえが悪くなり、いつも「耳の奥の痛み」を感じながら仕事をしている。

雅男さんは、雨戸を閉める程度で、電磁波を避けるための対策は特別講じていない。そのためか「日々、きつさが増している」という。「身体がだるく流れるよう」「身体を捨てたい気持ちだ」とも。

スタッフにも健康被害

基地局からもっとも近いところに事務所があるのが甲斐章洋さんだ。その距離は、約五ｍ。事務所二階にある会議室の窓を開けると、基地局は見上げるような形で、「すぐそこ」にある。甲斐さんは保険代理店を営み、妻と三人のスタッフと仕事をこなしてきた。自宅は基地局から約二〇〇ｍ離れた町内にある。

甲斐さんが初めて耳鳴りを感じたのは、二〇〇七年一月の終わりだった。夜七時ごろ、事務所で仕事をしているとき、突然「キーン」という金属製の音が耳の中に響きわたった。自宅に戻りテレビを見ていると忘れたが、静けさのなかで眠りにつくと、再び、「キーン」という音がした。それ以来、「シーン」という音や「シャー、シャー」という音が聞こえ、ひどいときには、まるでシャワーを浴びているように音が押し寄せた。

さらに、耳の奥まで突き刺さるような痛みも感じるようになった。耳から肩にかけて気分が悪くなるほどの「異常な張り」、それまで感じたことのない「イライラ感」なども押し寄せてきた。これらの症状を感じるのは事務所で長く仕事をしたときであり、連休や出張、山登りなどで一定期間事務所を離れると、症状はなくなるか、軽減した。そのため、彼は自分の不調が基地局からの電磁波によるものと確信した。

体調の異変は三人のスタッフにも現れた。一人は、急に耳が聞こえなくなり、視界が狭まって貧血のようになり、倒れこんだ（救急車を呼ぶ）。一人は朝、頭が割れるように痛くて倒れこんだため、自宅で救急車を呼んだという。三人に共通するのは、ものが飲み込めないほどひどい口内炎があちこちにできていることだ。

「売る」ことも「貸す」ことも、「移転」もできず

電磁波による「不調」は、機械類にも現れた。電話（固定）は、突然、発信も着信もできなくなることがある。パソコンは、タスクバーが開かなかったり、回線（有線）がつながらなかったり、文字化けしたり。二階のロッカーや机の中に入れていた銀行のキャッシュカードは、ＡＴＭで何度も読み取り不能になった。電磁波に影響を受けやすい機器類の不調はあとを絶たない。

二〇一〇年六月、電磁波防御対策として二階の天井、壁、窓に鉛の入った金属を張りめぐらせた。しばらくは症状が和らいだが、現在はそれほどの効果は感じられなくなっている。

基地局ができるまでは、夜の八時九時まで残業をした。しかし、今は事務所にいると苦しいため、できるだけ外で仕事をこなし、六時には事務所を閉める。そのため、六時以降に来店する顧

客に対応ができず、サービスもできなくなった。基地局が建つ前に比べて、年間二〇〇万円以上の減収となっている。このままでは、スタッフが辞めてしまうのではないか、会社が立ち行かなくなるのではないかと、甲斐さんの「不安」は募る。

事務所の移転も考えた。売ってもいいし、貸してもいいと、不動産屋に相談した。すると、健康被害が出ている場所であり、裁判もしているとなると、「売ることは難しく、借り手もないだろう」と。ローンの返却は月々一七万円。それを払いつつ、新たに事務所を借りて、月に二〇万円以上もかかる経費を払うのは、金銭的にとてもきびしい。「売る」ことも「貸す」こともかなわず、かといって移転もできない。甲斐さんの置かれた状態は、多かれ少なかれ、この地区の住民に共通したものだ。

心臓悪化、帯状疱疹、鼻血

基地局から約一〇m。西本さん宅の並びにあるのが、焼き鳥屋を営むKさんの店舗兼自宅だ。Kさん自身、基地局ができてから「シャー」という耳鳴り、気分が悪くなるほどカチカチになる肩こりなどに悩まされてきたが、より命に関わる重篤な被害を受けているのが妻のNさんだ。

Nさんは、もともと心臓は強いほうではなかったが、基地局ができるまでは踊りの師匠として活躍し、二階の稽古場で弟子たちに指導していた。ところが、基地局が建ち、電磁波が放射されるようになってから徐々に心臓が悪くなり、心臓四カ所の手術と、ペースメーカーを入れる準備のコード取付手術を行なった。二〇一一年一月八日には危篤状態になり、同年四月には手術を受けた。さらに、同年十月には、夜中に呼吸困難に陥り、Kさんが病院に運んだ。すると、「うっ血性心不全」と診断された。同月九日から二週間入院して、その後、自宅一階で療養中だ。しかし、いつまた危篤状態に陥るか、予断を許さない状態だ。

基地局から約八〇mの距離に住むのは、蓑田雅江さん。彼女も基地局建設後、耳鳴り、不眠という症状が出てきたが、それ以外に、二〇〇七年秋ごろから、両腕にびっしりと蕁麻疹《じんましん》が出た。同じころ、当時八十五歳の義母には、足に帯状疱疹が出た。両足の裏の土踏まずあたりから膝の上あたりまで真っ赤な水泡で覆われた。帯状疱疹は頭の左半分にも出ていた。二人の蕁麻疹や帯状疱疹は、完治するまでに一年以上かかった。

その後、雅江さんは、耳の異常（ふさがる感じ）、あごの不調（顎関節炎と診断）に苦しんだ。義母は、基地局ができてから認知症にかかり、その程度は年々、急激に悪くなっている。

自分たちの不調とともに、彼女を驚かせたのは鳥たちの「変化」だ。例年、隣のマンションの前の電線に連なって止まり、うるさいほど鳴き交わしていたムクドリが、基地局ができてからピタッと来なくなった。また、室内で飼っている文鳥のつがいが、毎年二〇個ほどの卵を産んでいたのが、基地局が建ってからは、二個ぐらいしか産まなくなった。

基地局から約六〇mのところに住むのはYさん（一九九七年生まれ、男児）。基地局が建ったとき、彼は小学校四年生だった。二〇〇六年十一月ごろから頭が痛くなり、身体がだるくなった。学校にいるときは何も感じないが、家に帰って机に向かうと、後頭部をガンガン叩かれているような痛みがし、「頭が痛いな」「きついな」と思っていると、だんだん身体がだるくなっていった。五年生になった〇七年には、四月ごろから毎日のように鼻血が出るようになった。何もしていないのに、突然ツーと垂れ、朝起きたときには頭と布団が鼻血で血だらけということもあった。彼はそれまで鼻血をだしたことはなかった。鼻血は中学生になってもときどき出ていた。二〇〇九年十二月、中学校の血液検査で「異常」があると言われ県立病院で検査したところ、「ストレス性多血症」と言われた。

家族は両親と弟の四人。彼の母も頭痛や耳鳴り、不眠、ヘルペスに悩まされている。二〇一一年、中学三年生になり、体力がついたことと、家にいる時間が少なくなったことから、今のところ症状は落ち着いているということだ。

一〇二世帯、一六二人に「体調異変」

どれくらいの住民に健康被害が出ているのか。同町では、三回にわたって、住民によるアンケート形式の健康調査が行われた。

一回目（二〇〇七年五月）の調査によると、四三世帯、六三人が「体調不良」を訴えていた。また、同年十一月二九日～十二月一日に行われた延岡市による「健康相談」では、訪れた人は延べ六〇人。うち、四五人が基地局設置後に「耳鳴り」「肩こり」「不眠」「鼻血」などの症状が出ていると訴えた。最多は「耳鳴り」の三一人だった。

二回目の調査（二〇〇八年七月）では、回答のあった一四九世帯のうち、七九人が「体調不良がある」と答えている。一年たって、「体調不良」者の数は一六人増えている。

三回目の調査（二〇一〇年七月）では、回答のあった二六五世帯のうち、一六二人（一〇二世帯）が「体調異常」を訴えている。二年前の二回目の調査に比べると約二倍、三年前の一回目の調査に比べると、約二・五倍の人数だ。

最も多い症状は「耳鳴り」「頭鳴」「聴力の低下」（七一件）。

二番目が「異常な肩こり」「腰痛」「関節の痛み」など（六一件）。

表 2-1　宮崎県延岡市大貫町 「体調異常」の発生件数

順号	症状	体調異常件数			基地局建設以前から症状あり	合計
		基地局建設後症状発生	基地局建設後症状悪化	計		
1	耳鳴り、頭鳴、聴力の低下	60	11	71	6	77
2	異常な肩こり、腰痛、関節の痛み等	46	15	61	9	70
3	眠れない、途中で目が覚める（中途覚醒）	38	11	49	6	55
4	頭痛、頭重感（頭が重い）	36	11	47	8	55
5	目が痛い、目がかすむ、視力低下	27	9	36	9	45
6	めまい、ふらつき、立ちくらみ	29	6	35	5	40
7	集中力、思考力の低下	27	4	31	2	33
8	皮膚の炎症、かゆみ	22	6	28	0	28
9	鼻炎、鼻づまり	23	4	27	4	31
10	日光を非常にまぶしく感じる	23	3	26	3	29
11	強度の倦怠感、慢性的な疲労感	21	5	26	2	28
12	興奮しやすい、イライラ感	19	7	26	2	28
13	気持ちがふさぐ、ゆううつ	21	4	25	1	26
14	手足などのしびれ、まひ	19	4	23	2	25
15	血圧が高い	14	4	18	13	31
16	どうき、息切れ、胸が苦しい	13	5	18	2	20
17	のどの痛み、渇き	15	1	16	4	20
18	鼻血	14	2	16	1	17
19	不整脈との診断を受けた	12	2	14	3	17
20	白内障との診断を受けた	11	1	12	2	14
21	眼充血、ドライアイ	10	2	12	3	15
22	帯状疱疹（ヘルペス）との診断を受けた	9	1	10	3	13
23	飛蚊症との診断を受けた	8	0	8	3	11
24	その他	7	0	7	2	9
25	メニエール病との診断を受けた	6	0	6	3	9
26	顔面神経マヒ	5	0	5	0	5
27	味覚障害（味が分からない）	3	0	3	0	3
28	バセドウ病・橋本病との診断を受けた	3	0	3	0	3
29	狭心症との診断を受けた	2	1	3	0	3
30	のどに潰瘍（ポリープ）ができた	2	0	2	0	2
合　計		545	119	664	98	762

＊世帯数＝ 102 世帯　被害者数＝ 162 人
＊延岡市大貫町の四自治会によって行なわれた「健康アンケート」。調査日は 2010 年 7 月末

三番目が「眠れない」「途中で目が覚める（中途覚醒）」（四九件）だ（**表2―1参照**）。

電磁波による愁訴の可能性が高い

二〇〇八年四月十八日、岡田澄太さん、岡田洋子さん、甲斐章洋さんの三人は、「住民を代表する」気持ちで、東京にある北里研究所病院臨床環境医学センターを訪れ、宮田幹夫医師の診察を受けた。同センターは環境起因性健康障害の研究と「患者」の診察を担う研究診療機関で、化学物質過敏症や電磁波過敏症の人々を多数診てきた機関だ。

化学物質や電磁波による健康障害は、神経生理学的検査でしか異常が検出されない。そのため、三人は、同検査である眼球追従検査、重心動揺検査（平衡機能検査の一つ）、対光反射検査（自律神経機能検査の一つ）などを受けた。すると、三人とも共通して眼球追従検査で、「明らかな異常」が検出された。これらの障害は「思い込み」で起こるものではなく、明らかに、自律神経・中枢神経が異常をきたしていることを意味していた。宮田医師は三人について、「電磁波による愁訴の出現の可能性が高い」という所見書を書いている。

通常、「日常的に氾濫している電磁波に鋭敏に反応して、体調の不良を訴える状態」が電磁波過敏症といわれているが、この「状態」に正式な病名はまだない。そのため、現段階で、医師に

表 2-2　症状別集計

順号	箇　所	症　　状	発生件数
1	目の痛み	目が痛い、目がかすむ、視力低下	36
		紫外線を非常にまぶしく感じる	26
		白内障との診断を受けた	12
		眼充血、ドライアイ	12
		飛蚊症との診断を受けた	8
		小　　計	94
2	耳鳴りなど	耳鳴り、頭鳴、聴力の低下	71
		メニエル病との診断を受けた	6
		小　　計	77
3	鼻・口・のど	鼻炎、鼻づまり	27
		のどの痛み・渇き	16
		鼻血	16
		味覚障害（味が分からない）	3
		のどに潰瘍（ポリープ）ができた	2
		小　　計	64
4	関節痛	異常な肩こり、腰痛、関節の痛み等	61
5	能力低下	集中力、思考力の低下	31
		興奮しやすい、イライラ感	26
		小　　計	57
6	心臓	血圧が高い	18
		不整脈の診断を受けた	14
		どうき、息切れ、胸が苦しい	18
		狭心症との診断を受けた	3
		小　　計	53
7	意欲低下	強度の倦怠感、慢性的な疲労感	26
		気持がふさぐ、ゆううつ	25
		小　　計	51
8	睡眠障害	眠れない、途中で目が覚める	49
9	頭痛	頭痛、頭重感（頭が重い）	47
10	皮膚	皮膚の炎症、かゆみ	28
		帯状疱疹（ヘルペス）	10
		小　　計	38
11	平衡感覚	めまい、ふらつき、立ちくらみ	35
12	しびれ	手足などのしびれ、まひ	23
13	その他	顔面神経マヒ	5
		バセドウ病、橋本病	3
		その他	7
		小　　計	15
合　　計			664

図 2-1　症状別の分類グラフ

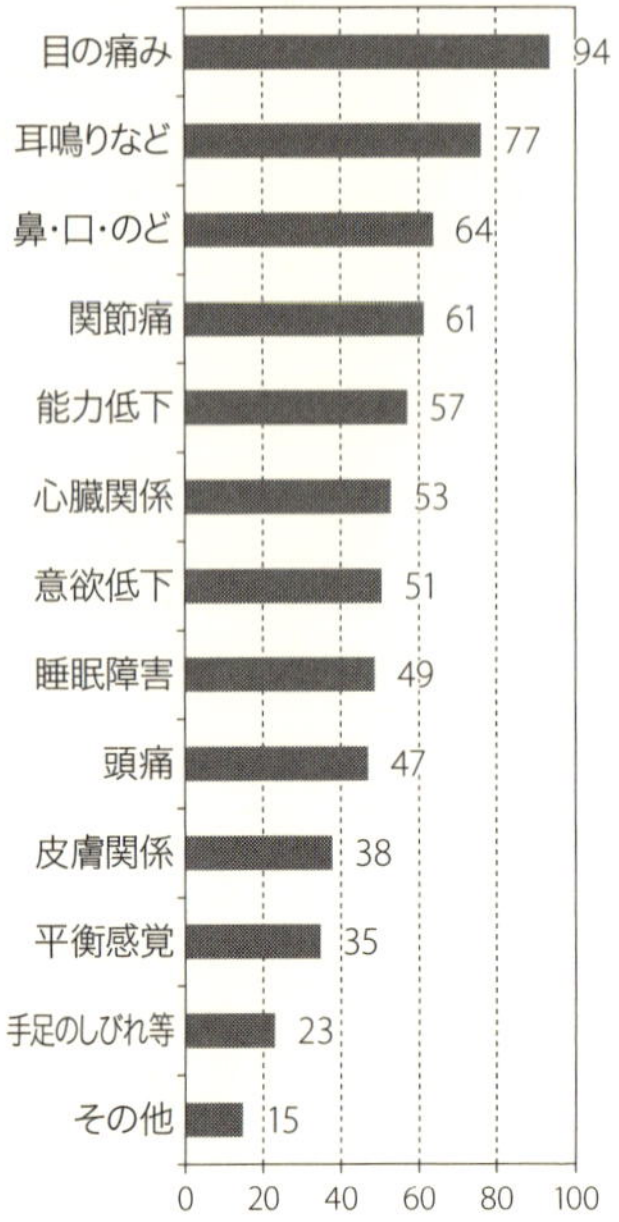

よって出されるのは診断書ではなく「所見書」となっている。

ザルツブルク州の四万四千倍

住民にこれほどの健康被害を及ぼしている基地局からの電磁波は、どれくらいの強度なのか。二〇〇七年二月二十七日、KDDIによる電磁波測定が行われた。それによると、岡田さん宅三階の室内で、「四・四二八μW／cm^2」という値が計測された。これは、携帯電話を使用中の電磁波強度に等しい。つまり、住民たちは、一瞬も途切れることなく三六五日二四時間、携帯電話をかけているときの、頭への照射量とほぼ同じ強さの電磁波に曝されていることになる。

二〇一一年六月八日、宮崎地裁延岡支部で行われた第八回口頭弁論で、原告側証人として証言した電磁波環境研究所所長の荻野晃也さんは、この値に関して、次のようにコメントした。「このように高い値は初めて見た。あまりにも高い値だ」。

荻野さん自身、二〇一〇年七月二十五～二十七日、同地区を計測しているが、そのときには、岡田さん宅の三階ベランダで、「一五・九七六μW／cm^2」という驚異的な値を観測している。

二〇〇七年にKDDIによる電磁波測定が行われたとき、一時的に基地局から放射される電磁波が止められた。そのときの値は「〇・〇〇〇一四μW／cm^2」だった。このとき、岡田洋子さんら住民は、「身体がスーッと楽になり、肩が軽くなる」のを体感した。

この値は、世界でもっとも安全な（厳しい）規制値を採用しているオーストリアのザルツブルク州の規制値（室内で「〇・〇〇〇一μW／cm²」以下）とほぼ同じ。同市では、これ以上の強度は許されず、これで十分、携帯電話は通じているのだ。「四・四二八μW／cm²」という値は、同市の四万四二八〇倍の強度に相当する。

ちなみに、日本政府の決めた電磁波規制値は「一〇〇〇μW／cm²」。世界でもっとも危険な（ゆるい）値となっている（**表2—3参照**）。日本に住もうが、ザルツブルクに住もうが、人間であることに変わりはないのに、私たちはザルツブルク州民の一千万倍（周波数一・八GHz、室内）の被曝を国によって強要されているのだ。

そして、すでに、二〇〇五年の段階で、ドイツではバルトマン・セルダム医師を代表とする医師グループによって、電力密度が「〇・〇〇一μW／cm²」の長期受動被曝で三〇％の人が、「〇・〇一μW／cm²」以上の長期受動被曝であれば約九五％の人が、電磁波によって引きおこされる病気になっていると調査・報告が行われている。そのうえで、医師たちは、『〇・〇〇一μW／cm²』以上の電磁波にさらされるような場所にある基地局は止められなければならない」と、提起しているのだ。

予防原則に則って規制値を見直しているヨーロッパでは、現在、日本の一万分の一の「〇・一

表 2-3　各国の電磁波・電力密度の最大被曝限度値
（スタンダード・勧告など）

周波数	ICNIRP 1998	フランス	韓国	ドイツ	イギリス	スウェーデン	米国 ANSI/IEEE	中国
900MHz	450	450	450	450	450	450	600	38
1.8GHz	900	900	900	900	900	900	1000	38

周波数	日本 告示 1999	イタリア 政令（屋外） 2003	ロシア	ポーランド	ブルガリア	カナダ	オーストラリア 1998
900MHz	600	9.5	10	10	10	600	450
1.8GHz	1000	9.5	10	10	10	1000	900

周波数	ウーラン市（フランス） 2009	バイオ・イニシアティブ報告 2012	オーストラリア（フォローゲン議会）提案 1998	オーストリア（ザルツブルク）勧告 2002	スイス 政令 2000
900MHz	0.1	0.0003 〜 0.0006	0.001	0.001（室外） 0.0001（室内）	4.2
1.8GHz	0.1	0.0003 〜 0.0006	0.001	0.001（室外） 0.0001（室内）	9.5

単位：μW/cm²
『見えない汚染「電磁波」から身を守る』（講談社＋α新書）に著者加筆

$\mu W/cm^2$」が規制値として検討されている。

八カ月後の「棄却」判決

二〇一一年十月十二日、延岡大貫訴訟の第一一回口頭弁論が宮崎地裁延岡支部で行われた。本裁判の最後となる証人尋問で証言台に立ったのは、沖縄から来た、分子生物学が専門の医師・新城哲治さん（**第1章**参照）。彼は、「自らと家族が経験した健康被害が基地局からの電磁波によるものである」としたうえで、「原告らの健康被害も、自分たち家族と同様、基地局からの電磁波によるものである」ことを証言した。

そして、自分たちの家族の経験やマンション住人への健康調査などから、新城さんは、「原告らの健康を回復するには基地局の撤去しかない」と断言した。そのうえで、「この電磁波の強い環境のなかで、子どもたちが生活し続けたら、将来、彼らはどうなるのか」「何とかしてほしい」と涙ながらに裁判官に訴えた。

二〇一二年十月十七日、八カ月前の二月十五日に第一三回口頭弁論（終結）を終えた延岡大貫訴訟の判決が、宮崎地裁延岡支部で太田敬司裁判官によって言い渡された。

「原告の請求をいずれも棄却する」

「今日で苦しみは終わる」と八カ月間、「撤去」判決を待ち望んでいた住民たちの願いは、日本の司法には聞き入れられなかった。

太田裁判長は判決のなかで、「健康被害の発生」については、「原告らの症状の訴えが嘘とは考えられず、基地局設置後に症状が発生していると認められる」とした。しかし、裁判で最も注目された「症状と電磁波との因果関係」については、「認定できない」と判断を下した。

その理由の要旨は、以下のようなものだった。

「電磁波による健康被害については、確定した科学的・医学的知見はない。世界保健機関（WHO）でも取り上げられているが、研究途上だ。基地局の電磁波が症状を引き起こすことは、原告の主張する論文や報告では裏付けられていない」

「原告三人を『電磁波過敏症』と診断した医師の所見は問診が主な根拠で、独自の医学的意見としての価値は認めがたい」

「基地局の電磁波の強度は国際的なガイドラインや電波法の規制基準を大幅に下回っており、明らかに健康被害を生じさせるほど強くはない」

「原告らが耳鳴りなどの共通した症状を訴えていることは重要な事実。しかし、基地局への反対運動を通じて電磁波の危険性についての情報を得て、電磁波による健康被害の不安を意識した

大貫町・携帯基地局訴訟 訴え棄却

地裁延岡

「健康被害」認定せず

因果関係 さらなる研究必要

地裁 病状、不安感も影響

原告 被害、今後も起こりうる

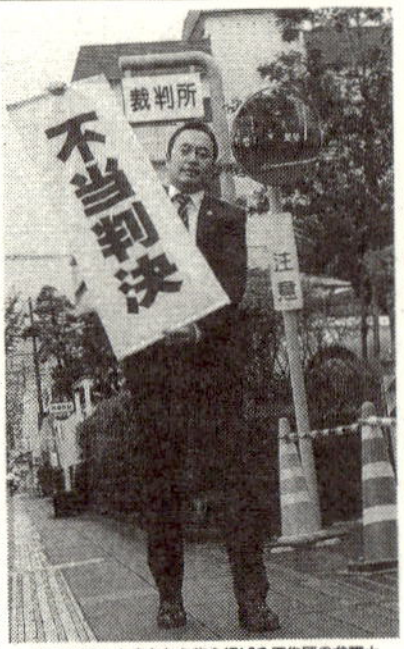

「不当判決」と書かれた旗を掲げる原告団の弁護士（きょう午後1時10分ごろ、宮崎地裁延岡支部前）

原告団「承服できない」

大貫携帯基地局訴訟の主な経緯

■平成18年
▽9月18日＝ＫＤＤＩが延岡市大貫町5丁目の3階建てアパート屋上に基地局建設工事着工
　29日＝住民が基地局建設を確認
▽10月2、13日＝住民側がアパートオーナーに工事停止を申し入れ
　18日＝住民の要請でＫＤＤＩが説明会
　19日＝住民が建設反対署名活動開始
　31日＝基地局が運用開始（住民推定）
▽11月18日＝「キーン」という耳鳴りを感じたと住民が報告
　27日＝住民が基地局撤去を求める4103人分の署名を延岡市長に提出
■平成19年
　27日＝九州総合通信局担当者（2人）が立ち会い、ＫＤＤＩが住民宅他10カ所で電波の数値を計測
▽5月初旬＝住民がアンケート形式の第1回健康調査実施
▽6月27日＝住民が市長に健康調査結果報告
▽9月　1日＝被害者の会結成
▽10月　1日＝市内のホテルで区長らがＫＤＤＩ担当者と基地局撤去を交渉
▽11月2日＝延岡市長に住民らが健康調査を要望
▽同29〜12月1日＝延岡市が大貫中区公民館で健康相談実施
■平成20年
▽7月初旬＝第2回アンケート形式の健康調査
▽9月　2日＝「健康と財産を守る会」を解消し、新たに「撤去の会」の結成を住民らが決定
▽10月　2日＝「大貫5丁目ＫＤＤＩ携帯基地局を撤去する会」の創立大会
■平成21年
▽5月　＝原告団結成準備着手
▽11月　＝原告団30人、弁護団26人が確定
▽12月16日＝住民30人がＫＤＤＩを相手取り、基地局の操業停止を求めて宮崎地裁延岡支部に訴状提出
■平成22年
▽3月　3日、5月　12日
　＝第1回、第2回口頭弁論
▽7月25〜27日＝荻野氏が電磁波強度測定
▽9月　15日、11月17日
　＝第3回、第4回口頭弁論
▽12月3〜5日＝大貫町中区公民館で延岡市による健康相談
■平成23年
▽2月9日〜
12月　26日＝第5回〜第12回口頭弁論
■平成24年
▽2月　15日＝第13回口頭弁論（終結）
▽10月　17日＝判決言い渡し

基地局訴訟

操業差し止め認めず 原告ぶぜん「不当判決」

地裁延岡前

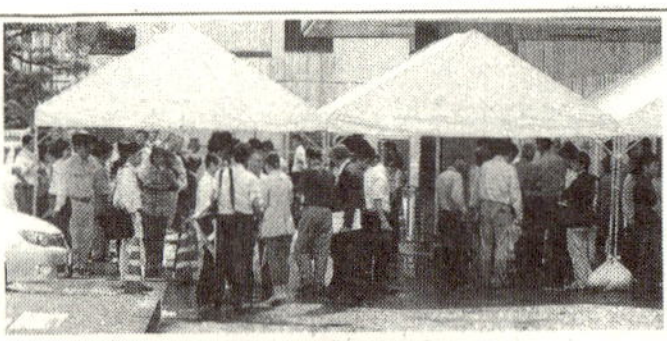

一般傍聴券を求める多くの人が列を作った（きょう午後0時30分ごろ、宮崎地裁延岡支部前）

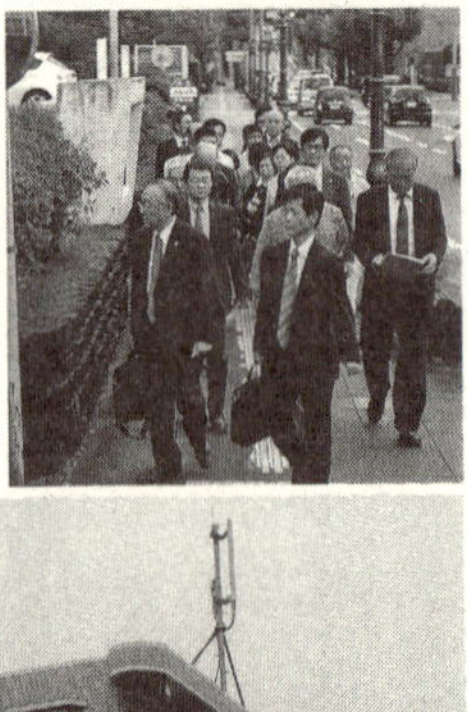

緊張した面持ちで入廷する原告団（きょう午後0時50分ごろ、宮崎地裁延岡支部前）

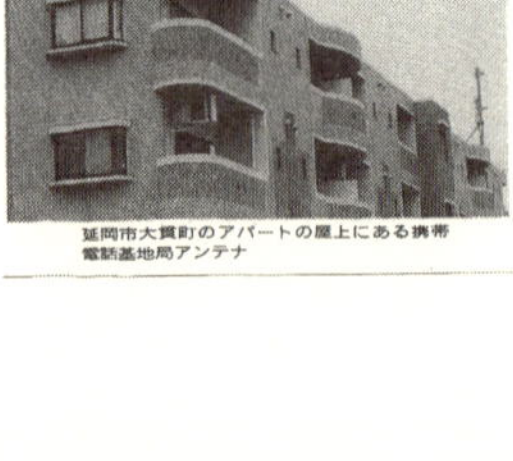

延岡市大貫町のアパートの屋上にある携帯電話基地局アンテナ

延岡大貫訴訟の判決を報じる『夕刊デイリー』（宮崎県延岡市の夕刊紙、二〇一二年十月十七日）

ことや、被告の対応に憤りを感じたことにより、もともとあった何らかの持病に基づく症状を明確に意識したり、症状に関する意識が主観的に増幅されたりした人が含まれている可能性がある」「電磁波のないところに行くと症状が改善したという原告もいるが、電磁波の強弱を感知できるかは疑問。不安感が影響している可能性を否定できない」

「臆病」な判決

原告側は、「予防原則」の適用も求めてきた。

「健康被害が今後も起こりうる可能性がある以上、科学的に因果関係が立証されていなくても、原因となる可能性を排除するということから、基地局の操業を中止すべきだ」と。しかし、これに対しても、裁判長は「立法がなされていない現時点で予防原則を差し止め請求の判断基準として採用することはできない」と結論づけた。

この判決を受けて、原告側は市内で記者会見を開いた。その席上、原告団長の岡田澄太さんは、「一縷《いちる》の望みを託した裁判が暴論を並べて、請求を一刀両断に切り捨てた」「裁判所は、住民の症状と正面から向き合おうとしていない」と、憤りをあらわにした。

三年間にわたって原告弁護団長を務めてきた徳田靖之弁護士は、「判決は、住民の症状は『気のせいだ』と言っているに等しい。不安から鼻血が出て、怖いという思いだけでこれだけ多くの人が耳鳴りを訴えるのか」と指摘した。そして、判決に関して、「原告の請求を認めた場合の国内外への影響を裁判官が考慮し、『結果の重大さ』に脅えた結果であり、これほど臆病な判決はない」と批判した。ただし、「裁判所がはじめて基地局周辺の健康被害（症状）の発生を認めたことには意義がある」と評価した。

一方、被告であるKDDIは誰一人出廷することなく、次のようなコメントを出すにとどまった。「国が定める法律および電波防護基準値を順守して基地局を運用していることに、適切かつ妥当な司法判断が下されたものと受け止めている」。

この判決に対して、原告側は「不当である」として十月二十九日、福岡高等裁判所宮崎支部に控訴した。控訴に当たって弁護団は、用意した文書のなかで、次のように裁判所に要望した。

「裁判所が、思い込みや心理的なものとの立証がなされたわけでもなく、その可能性を指摘するだけで、電磁波と健康被害との因果関係を否定したことは、とうてい、納得できないものである」「最近では原発訴訟の経緯で、司法の役割が果たされてきたのか裁判所の姿勢が問われている時代である」「裁判所には、事実を直視し、司法の役割を果たす審理をしていただきたい」。

表 2-4　延岡大貫訴訟をめぐる主な経緯

日　付	出　来　事
2006年9月18日	KDDIが延岡市大貫町5丁目の3階建てアパートの屋上に基地局建設工事を開始
同年10月31日	基地局からの電磁波放射を開始（住民調べ）
同年11月18日	「キーン」という耳鳴りを感じた住民が現れる
同年11月27日	住民が基地局の撤去を求める4103人分の署名を延岡市長に提出
～	
2007年5月初旬	住民によるアンケート形式の健康調査（1回目）〈63人が「体調不良」を訴える〉
同年11月29日～12月1日	延岡市が大貫中区公民館で健康相談会を実施〈45人が「耳鳴り」などの症状を訴える〉
～	
2008年7月初旬	住民によるアンケート形式の健康調査（2回目）〈79人が「体調不良」を訴える〉
同年9月2日	「健康と財産を守る会」を解消し、新たに「撤去の会」の結成を決定
同年10月2日	「大貫5丁目KDDI携帯基地局を撤去する会」創立大会
～	
2009年12月16日	住民30人が基地局の操業停止を求めてKDDIを宮崎地裁延岡支部に提訴
～	
2010年3月3日	第1回口頭弁論・KDDIが電磁波による健康被害を否定
同年7月	住民によるアンケート形式の健康調査（3回目）〈162人が「体調不良」を訴える〉
同年12月3～5日	大貫町中区公民館で延岡市による健康相談
～	
2012年2月15日	第13回口頭弁論（終結）
同年10月17日	「棄却」判決
同年10月29日	福岡高等裁判所宮崎支部に控訴

フランスでは二〇〇九年に「基地局撤去」の判決

延岡大貫訴訟は、日本の司法の限界を示す裁判となった。しかし、日本以外では住民の訴えを認めて、携帯電話会社に「撤去」の判決を下した国もある。代表的な国がフランスだ。同国では二〇〇九年二月、ベルサイユ高等裁判所が「基地局撤去」の判決を下している。

これは、二〇〇五年末、フランス南部のローヌ地方に建てられた、携帯電話会社・ブイグ社の高さ一九mの基地局をめぐって、周辺に住む三家族が起こした裁判の判決だった。三家族は、「基地局が建ったことで、『生活妨害（健康被害）』と『家屋の資産価値下落』が起こった」として、二〇〇七年一月に同社を訴えた。

「基地局の撤去」「撤去に応じない場合、ブイグ社は遅延金として一日当たり五〇〇ユーロを支払うこと」「三家族の生活妨害・家屋の資産価値下落に対してブイグ社は補償金を払うこと」という要求の内容だった。

二〇〇八年九月、ナンデール地方裁判所の判決（一審）は、「基地局は撤去」「三家族に対してブイグ社は『健康リスク料』として総額三〇〇〇ユーロを支払うこと」というものだった。しかし、この判決を双方が不服として、控訴した。

その二審判決が、二〇〇九年二月に出されたベルサイユ高等裁判所の判決だった。

内容は、「基地局は撤去」「ブイグ社は、三家族に対して『精神的苦痛の賠償金』として七〇〇〇ユーロを支払うこと」「ブイグ社が基地局を撤去しない場合には、『遅延料』として三家族に一日当たり五〇〇ユーロを支払うこと」というものだった。ほぼ、原告の要求を認める判決内容だった。

問題となったブイグ社基地局の電力密度は「〇・〇二四〜〇・八六μW／cm²」。延岡市大貫町の基地局よりはるかに低い電力密度だった。

このベルサイユ高等裁判所判決のもつ大きな意義は、「国際非電離放射線防護委員会（ICNIRP）のガイドライン値（九〇〇MHzで「四五〇μW／cm²」、一・八GHzで「九〇〇μW／cm²」）より格段に低い電磁波レベルで特別な生活妨害が起こる」とする原告の主張を認めたこと。そして、予防原則の立場から、「フランス政府が採用しているICNIRPのガイドラインでは健康を守るには不十分」と認定した点だ。

「住民無視」判決の背後に、国民の無関心

このフランスの判決が、すでに三年前にあることを知りながら、延岡地裁の裁判官らは「棄却」

の判決を下したことになる。なぜ、裁判官はこのような「住民無視」「企業・国寄り」の判決を出せたのだろうか。

その背景には、私たち「国民の意識」があるのではなかろうか。

二〇〇七年に欧州連合（EU）が欧州人二万七〇〇〇人を対象として実施した「電磁波と健康に関する公式意識調査」がある。それによると、「基地局の電磁波が健康に影響を及ぼす」と考えている人は七六％にのぼっている。それから六年たった今年（二〇一三年）では、おそらくもっと多くの人が「影響を及ぼす」と答えるだろう。

ところが、日本ではどうだろうか。同様な調査を行えば、何％の人が「影響を及ぼす」と答えるだろう。とても七六％とはいかないだろう。つまり、裁判官が「棄却」という判決を出せた「強気」の背景には、「基地局の電磁波が健康に及ぼす危険性」に対する私たちの「関心のなさ」「無知」があると思われる。また、電磁波に関するマスコミ報道の少なさも大多数の「関心のなさ」「無知」を支えてきた。

しかし、今回の裁判報道を通じて、「変わったな」と思わせられたことがあった。それは、これまで全国版で報じられることが少なかった電磁波裁判関連の記事が、地元紙や全国紙の宮崎版ばかりでなく、大手全国紙の社会面でも取り上げられたからだ。

「私たち大貫町の住民は電磁波という見えないムチに日夜叩かれ続けています」「助けてくださ

い」という住民たちの思いが、控訴審で正しく審理され、これ以上重篤な健康被害が起きないうちに、迅速な高裁判決が下されることを願いたい。一日も早く住民たちの「平穏な日常」が取り戻せるように。

第3章

近くの山の上に基地局ができた

急死者が頻発する電磁波濃密汚染地区

1989年11月創立 1990年4月創刊

一九九五年二月二七日第三種郵便物認可 二〇一三年四月一五日発行（毎月一回一五日発行）

月刊
機
2013
4
No. 253

発行所 株式会社 藤原書店©
〒一六二-〇〇四一 東京都新宿区早稲田鶴巻町五二三
電話 〇三・五二七二・〇三〇一（代）
FAX 〇三・五二七二・〇四五〇
◎本冊子表示の価格は消費税込の価格です。

編集兼発行人
藤原良雄
頒価 100円

日本はデフレを脱却し、経済再生を遂げることが出来るのか

経済再生は可能か？

——学芸総合誌・季刊『環』53号〈特集・経済再生は可能か〉——

浜田宏一
（聞き手）片岡剛士

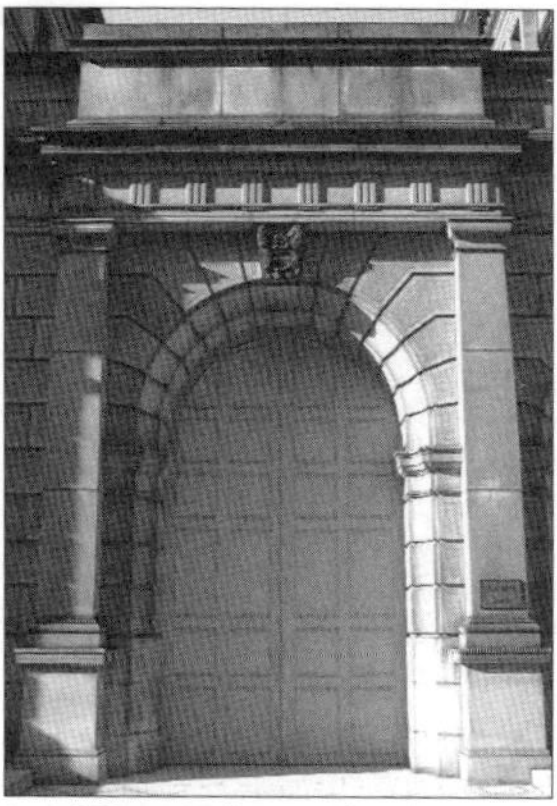

昨年一二月に第二次安倍晋三内閣が発足した。組閣後も〝金融緩和〟を宣言し、円安、株高など各種の指標が日本経済の好転の兆しを見せている。しかし、その金融緩和政策が本当にデフレ脱却に功を奏し、国民に将来、夢や希望をもたらす社会の実現への方途となりうるのか。『環』53号では、歴史的・国際的比較の視点も交えながらその意味について考えてみたい。

編集部

●四月号目次●

『環』53号〈特集・経済再生は可能か〉
経済再生は可能か？ 浜田宏一 1
新たな石牟礼道子像を 渡辺京二 4
「アルジェリア・テロ」事件の真相 B・ストラ 6
『失われた時を求めて』発刊百周年記念
マルセル・プルーストの誕生 鈴木道彦 8
われわれの生活は、電磁波と携帯電話基地局に取り囲まれている
携帯電話が日本を亡ぼす！ 古庄弘枝 12
詩集『光り海』（抄） 坂本直充 14
「日本の盲人に読んでもらいたい。」 Z・ヴェイガン 16

〈新連載〉ちょっとひと休み1「聞き違い、勘違い」（山崎陽子）24 〈リレー連載〉今、なぜ後藤新平か91「熊沢蕃山と後藤新平」（鈴木一策）18 いま「アジア」を観る123「たとえ道は遠くとも……」（三木健）21 〈連載〉『ル・モンド』紙から世界を読む121「ホテル・ママ・インタナショナル」（加藤晴久）20 女性雑誌を読む60『女の世界』（一四）（尾形明子）22 生きる言葉70『夢酔独言』の無類の面白さ」（粕谷一希）23 帰林閑話220「いじめの詩」（一海知義）25 3・5月刊案内／読者の声・書評日誌／刊行案内・書店様へ／告知・出版随想

「三本の矢」をどう考えるか

片岡　安倍首相のいわゆる「アベノミクス」についての現状評価を伺えればと思います。株は上がり、円安が進んでいます。金融政策については「二％の物価安定目標」が設定されました。経済財政諮問会議で日銀のデフレファイターぶりをチェックするという話が出てきていますし、日銀総裁・副総裁人事については、黒田東彦総裁、岩田規久男・中曽宏副総裁という新体制で出発しました。

　アベノミクスには金融政策、財政政策、構造改革という「三本の矢」があるわけですが、どれを重視するかという点も含めて、先生のお考えを教えていただけますか。

浜田　一本目の矢、つまり金融政策が、今までの白川総裁の下での日銀の政策と違うのは、コミットメントが信頼のおけるものになった点です。白川さんの話では、言われたからやることはやるが、実は効かないんです、という留保がついていた。それから、「無制限の金融緩和を二〇一四年から」と言うのも、全くわかりませんでした。金融政策はその日のうちにでもできることですからね。

片岡　二〇一四年以降毎月、三兆円ずつ長期国債を買って金融緩和を行うと。なぜ二〇一四年なのかというところですよね。

浜田　そこのところは、（バリー・）アイケングリーン（UCバークレー教授）が指摘していると聞きました。

片岡　はい。『日本経済新聞』のインタビューで、アイケングリーンは「ジョークかと思った」と言っています。つまり「二〇一四年から」というのは「二〇一三年から」のミスプリではないかと思ったとのことです。

期待の重要性

浜田　決定会合等ではまだ何も新しい政策が打たれないうちから、市場の雰囲気は大変わりです。安倍政権になるだろうと選挙の前から株が上がり出したことは、期待の重要性をよく示していると思います。

　「デフレ」と「円高」が、日本経済の最も重要な症候なので、私としては、それだけでも改善できればいいと、つい言いたくなりますね。もちろんゼロ金利のときには金融政策の金利に対する影響は小さくなりますし、外貨に対する影響も金利のチャンネルが失われるから、あるにはあるが穏やかになる。それで財政政策で後押しをしてやる必要があるということを強調する人がいる。リチャード・クーはもちろんのこと、（グレゴリー・）マンキューとか（ポール・）クルーグマンでさえ、財政が必要といっている。それもいいでしょうが、少なくとも財政政策が効くためには、金融が絶えずフル回転をしていなくちゃいけない。ヨットでも、追い風がうまく吹いてくるときは全ての帆で風を受けながら進みます。金融政策が観音開きで全開で運営されているときには、財政政策も効くのです。

　第一の矢は、日本経済の成長の限界、経済の成長能力の天井を高めようとすることで、どの国でも重要なことです。第三の矢が働く前提も、第一の金融緩和が良く働くことです。過剰設備が続いているところでは、経済の成長能力を増やす投資がほとんど生まれないのは当然のことです。第一の矢をちゃんとやることが、

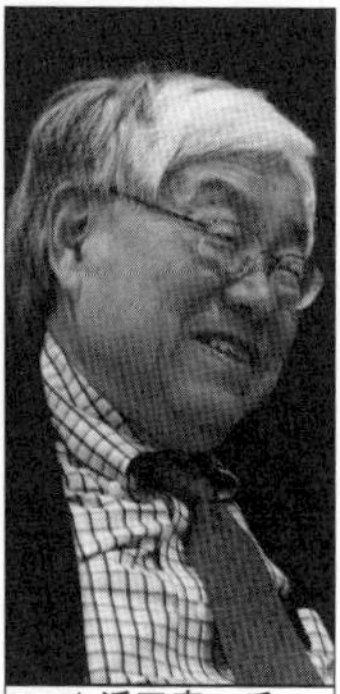
▲浜田宏一氏（1936-　）

第三番の矢が有効な前提です。外国人からも、第三の矢を忘れていいのか、という反応があります。日本経済にはまだ構造的に直すべき面があり、政府の規制もいかにも不能率である。農業の面はＴＰＰも関係しますが、生産性の低い部分を温存している。それから「ビッグバン」と言われましたが、まだ資本取引などでは日本が本当に開国しているとは言えない。私も海外から金融取引をするときにつまらない規制が見え隠れするのを感じます。

　第一の矢は、完全雇用というか潜在成長経路に近づくまでの話で、それが今まで欠けていたから、第一の矢は重要だけれど、そこが天井に届いたら、貨幣政策で金を刷っても生産能力が出てくるわけではない。その後は、やはり規制緩和、輸入自由化等の成長政策が必要だと思います。

　ただ、日本の場合、「成長政策」というと、経産省が特定の産業を後押しするといった古い産業政策を考え、政府の権益の強くなるのを夢見る人があって、それでは困ると私も思います。第三の矢は民間活力を十分に活用するような形で行われなければいけない。

　そういう意味で、小泉、竹中の構造改革の理念は今でも生きている、というか今でも生かさなくてはならない。今、構造改革路線がいまひとつ国民の人気がないのは、能率化が先に立って、競争によって社会の網から漏れる人々のセーフティネットに、まったくリップサービスすらなく、無視されたことによるのかもしれません。しかしいつの時代にも、能率化、特に競争にさらされていない政府の能率化、規制緩和は必要です。（後略　構成・編集部）

（はまだ・こういち／イェール大学名誉教授）

＊全文は『環』53号に掲載

『全集』の完結によって、詩人・小説家としての石牟礼道子の全貌は明らかになった

新たな石牟礼道子像を

渡辺京二

冒険的な企図をもった全集

全集というものは普通、世間的にも評価の確立した文業がまずあって、それを後世のために、あるいは同時代の熱心な愛読者のためであってもいいが、総括して提示する、または保存するという意味合いのものであるだろう。ところがこの度の『石牟礼道子全集』の刊行は、いまだ評価未確定の文業の真価を、初めて包括して広く世に知らしめるという、普通の全集よりずっと積極的な、あえていえば冒険的な企図の上に立つものではなかったろうか。事実、石牟礼道子という近代日本文学史上真に独創的な作家に対する社会的評価は、池澤夏樹氏が企画した河出書房新社版『世界文学全集』に、日本作家を代表して唯一『苦海浄土』三部作が選ばれるという一事に表われているように、『全集』刊行中に著しく上昇し、確定したように思われる。

むろん石牟礼氏は『全集』刊行以前に、知名度の高い著述家としての地位を得ていた。しかしそれは、水俣病事件をはじめとする様々な社会問題に、底辺の民を代表して、人びとの心の底にとどく痛切な訴えを行なうという、社会批評的ないし記録文学的なライターとしての地位であったといってよい。彼女の文学者としての独創性は早くから一部の者たちに気づかれていたが、それが一般でなかったのは、いわゆる「文壇」を実質的に構成する「文芸誌」が、『群像』を除いて彼女の作品を掲載してこなかった事実をもって明らかである。

『石牟礼道子全集』の意図は、藤原良雄という強烈な自己主張をもった人物にすべて決定するところだったといってよい。ほかの者、たとえば私がこの『全集』を編集したとしたら、それは決して今見るようなインパクトをもった『全集』にはならなかったろう。それは端的に解説者の選びかたに表われている。藤原氏のほかに誰が、町田康、河瀬直美、永六輔、水原紫苑、加藤登紀子などを、石牟礼の

作品の解説者として思い浮かべたろうか。石牟礼氏はごく初期から、左翼的ないし市民主義的な大学教師のうちに礼讃者を見出して来たが、そういう古くからの石牟礼支持者あるいは関係者を、藤原氏は鶴見俊輔氏を除いて一人も起用しなかった。つまり藤原氏は石牟礼道子をもっと広い読者に開放したかったのである。

未発表原稿を発掘

私は『全集』の企画段階から、藤原氏の相談を受けたが、企画について私が意見を述べることなど何ひとつないと思っていた。というのは、この人が単に有能

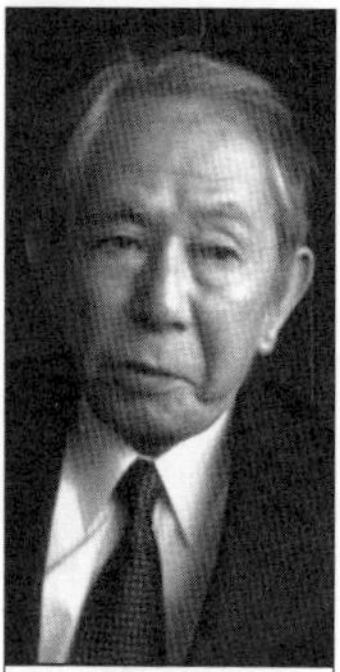
▲渡辺京二氏
（1930- ）

であるのみならず、非常にユニークな企画力、言い換えれば独特なイマジネーションを持った編集者であることが、すぐにわかったからである。この人なら、新しい読者たちに、これまで作られたイメージを一新する石牟礼道子像を与えてくれるだろうと私は信じた。

従って、私が『全集』の企画について協力したことは皆無だった。私に出来たのは、資料の若干を提供することだけである。膨大なノート群の中から未発表の詩・短歌・俳句をひろい出したのもそのひとつだ。東京の「森の家」すなわち高群逸枝邸での滞在日記や、「東京水俣展」における「出魂儀」のシナリオを発見したのもまたそのひとつである。彼女が短期間共産党員だった間、『アカハタ』の小説募集に応じて佳作となった『船曳き唄』の未発表原稿も提供できた。驚きだったのは『石飛山祭』と題する、巫女のひとり語りの形をとった作品が、全く完成した形で発見されたことである。彼女が職業的ライターになる以前の様々な試作は、彼女の全著作中でも重要な意義をもつものだと私は思っているが、そのかなりな部分を、この度の『全集』は明らかにしたはずである。

しかし、彼女がこれまで書き溜めたノートは膨大なもので、私はまだその内容のすべてを調べ尽してはいない。そのうちいくつかの述作は、私が友人たちと出している雑誌『道標』に、『石牟礼道子資料』として発表されつつある。だが、私もそう長く仕事が出来るわけではないので、結局はすべては後世の研究者にゆだねられることになるのだろう。

（後略　構成・編集部）

（わたなべ・きょうじ／日本近代史家）

フランスのアルジェリア問題の第一人者に聞く。

「アルジェリア・テロ」事件の真相

B・ストラ（歴史家）

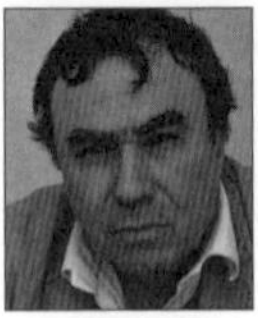

アルジェリアは今日、人口三七〇〇万を数えるマグレブ五カ国中最大の国で、ヨーロッパに対して、地中海に面した一二〇〇キロの海岸線という最大の国境線を有する国です。アルジェリア領サハラは、世界最大の砂漠で、その帰結として、アルジェリアは、アフリカ圏に向かって最も広大な出入り口を持つ国でもあるわけです。これらすべての理由から、アルジェリアは、地中海域で決定的に重要な位置を占めています。マグレブという点でも、地中海という点でも、アフリカという点でも、地域の強国なのです。

つまりこの国は、まことに重要な国なのですが、あまり知られていません。ここフランスでは、かつての植民地の歴史のゆえに、よく知っているという感じがしています。今日でもアルジェリアを知っているという気になっていますが、実はこの国は、一九六二年の独立以来五〇年の間に、非常に変わりました。そして各種炭化水素、特に天然ガスによって経済面で大きな国力を獲得した（この国は世界最大の天然ガス産出国の一つです）と同時に、移民の送り出しによっても大きな勢力を獲得しているのです。ヨーロッパに拡散したアルジェリア人集団の規模は、相当なものがあります。（…）

――一月の事件（イナメナス人質事件）に対するアルジェリア軍の対処についてどう思いますか。

あれ以外、やりようはなかったでしょう。あれ以外にアルジェリア軍にできることがあったとは思えません。他には、腰を据えて長期にわたる睨み合いを行い、人質をとった者たちと議論をするという手しかなかったのですよ。しかし彼らは、何年もゲリラ活動を続けている、断固たる決意をした組織された人間たちなのです。二〇年前にアフガニスタンやイラクで戦争をした者もいます。厳密な計画の下に、非合法組織の中で進化してきた経験のある人間なのです。マリからリビア、ニジェールあたりまでの一帯に勢力圏を拡げています。カダフィ体制の崩壊後に勢力を強化し、チュニジアとエジプトにおける「アラブ革命」がもたらしたすべての危機と崩壊によって、人員や武器を増強したのです。肥え太ったわけです。ですから正直に言って、アルジェリア軍が採れた手段はなかったと思います。アルジェリアの政治勢力はどれも、人権を擁護する者たちも含めて、不幸にも多数の犠牲者を出したこの軍事介入を糾弾しておりません。

（構成・編集部） 石崎晴己訳

プルースト研究の第一人者によるプルースト論。『失われた時を求めて』発刊百周年記念

マルセル・プルーストの誕生

鈴木道彦

作品の本質的な読み方を提示

本書は、一九八五年に筑摩書房から刊行した『プルースト論考』に、当時はそこに収めなかった文章や、その後に発表したいくつかの文章を加え、逆に書評など三篇の短文はそこから削除して、全体を新たに編集し直したものである。

旧版の『プルースト論考』は、既に絶版になってから久しいが、それ以後もときおり同書に発表した論文についての問い合わせが寄せられるので、私自身も再刊の可能性を考えないではなかった。それでもこれまで私が再刊に踏み切れなかったのは、世界のプルースト研究が日進月歩の有様で、年々夥しい数の論文が書かれているという事情があったためだ。

しかし新しく出される論文や出版物をあれこれと繙いていくうちに、最近は少し考え方が変わってきた。たしかに次々と発表される研究によって、いろいろと細かな事実が明らかになりはするだろう。しかし文学は、科学や技術のように進歩するものではなく、たとえ知識は増えても、そのために必ずしも作品の本質的な読み方が大きく変わるわけではない。研究がますます専門化して、一般の読者にはとても手に負えないような細部を実証的に洗い出す論文が次々と発表されるのを見ているうちに、私は改めてそのことを痛感するようになった。たとえ情報量の限られた時期に書かれた旧稿でも、もし一つの読みをはっきりと提示するものであれば、それを読者の許に届けることにも多少の意味があるかもしれない。そんなふうに考えて、私は旧稿に敢えてほとんど手を加えずに、これをそのまま再発表することにしたのである。

プルーストの発見が自分自身の問題と関連

ここにまとめられたプルースト関係の文章は、おおむね三つの時期に分類することができる。第一は学生時代にプルーストの魅力に取り憑かれて、辞書を引き

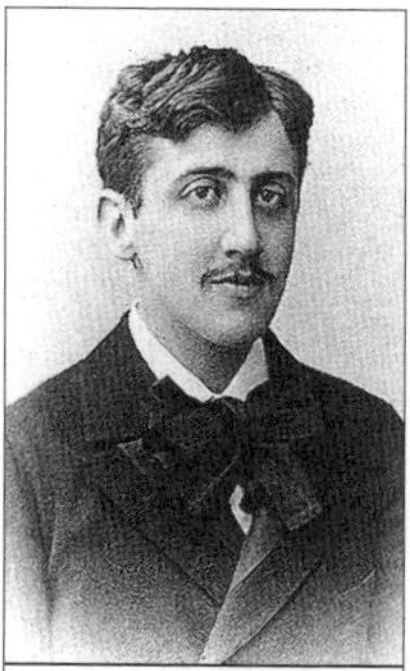
▲マルセル・プルースト
(1871-1922)

引きたどたどしく作品を読み、卒業論文の対象にも取り上げ、フランス留学のときも、また帰国後も、その研究を継続していた時期のもので、一九五〇年代から六〇年代初めにかけて書いた文章である。一九六六年に中央公論社の叢書「世界の文学」に収められた『囚われの女』の翻訳は、その仕上げのような意味合いを持っていた。

その後、私はフランス滞在当時の経験や見聞から、ジャン＝ポール・サルトルの著作にも強い関心をそそられ、またサルトル思想との関係でさまざまな社会的問題にも関わりを持つようになり、そのためにも膨大な時間を割いた。だがまたそのような体験を経たために、従来とは異なった視点も加わったので、ある時期から、改めて一つの方法に基づいて一連のプルースト論を書いてみたいという気持が湧いてきたのである。一九七〇年代の終わりから八〇年代にかけて書いたものがそれで、旧版『プルースト論考』の最も多くの文章は、この第二の時期のものである。

第三の時期の文章は一九九〇年代から二〇〇〇年代にかけて、『失われた時を求めて』の全訳と抄訳を刊行した際に、それに関連して書いたものである。なお、ここに収めた文章のほかに、同じ時期に集英社新書で『プルーストを読む』を書き、またＮＨＫ出版から『プルースト「失われた時を求めて」を読む』を出しているが、それらは単行本であるからここには収録されていない。

そのような三つの時期に分類されるのは、私のプルースト論が自分自身の生きてきた過程や、そのときどきの課題と密接な関わりを持っているからだ。もともとプルーストという対象の発見自体が、若い頃に自分の抱えていた問題と関連していた。もしそのような理由がなかったとしたら、私は人生の長い時間をかけてこの作家を研究しようなどという気持にはなれなかったことだろう。

プルーストとの出会い

私が最初にプルーストの作品に接したのは旧制高校三年になる春で、間もなく十九歳になるときだった。その作品とは、井上究一郎・久米文夫訳『スワンの恋』（作品社、一九三三年）である。またそれに続いて、井上究一郎編訳の『心の間歇』（弘文堂、一九四〇年）という、プルーストの大作から五つの短い断章を選んで訳出した小冊子も読んだ。それに興味を覚えた私は、当時プルーストの影響が指摘されて評判になっていた中村真一郎の『死の影の下に』も読み、翌年受ける大学入試では佛文科を選んで、プルーストを勉強してみようかと考え始めたのであった。

その頃の私は一つの素朴な問題を抱えて、その周囲をぐるぐる回りしながら、容易にそこから抜け出せずにもがいていた。それは若い者ならたぶん誰でも一度は経験するような、「私」とは何かという問題である。これは一つの呪縛だった。私はどこへ行っても、何をしても、これをしているのは私だ、という意識から逃れられなかった。私は自分を、皮膚のなかに閉じこめられた存在、外部の世界からは隔絶された存在のように感じていた。他者は知ることができない世界を構築していて、確実なものは自分しかなく、おまけにその自分は虚栄の塊のように醜い存在に思われた。だから、「自己愛」や「虚栄心」を暴き出したラ・ロシュフーコーの『箴言集』に描かれたものは、滑稽な私の姿に他ならなかったし、パスカルの「自我は嫌悪すべきものである」という言葉は、彼の思想を理解するほどの力もなかった私の頭にも、早くからこびりついていたのである。

プルーストの「私」の意識

そのような私にとって、プルーストの描く「私」（つまり語り手）の意識の世界に入りこんでいくのは、たとえ容易ではなくても、けっして異質な世界に迷いこむような印象を与えることではなかった。また、『スワンの恋』を始めとして、プルーストの描く登場人物たちの、互いに他者の正体を見損なう人間関係も、抵抗なく理解できるものだった。それでも、貧弱な語学力しか備えていなかった私にとって、プルーストの文章はきわめて難物だったうえに、当時は頼れる翻訳もなかったから、私は大学に入ってからの最初の一年を、プルーストを読むための準備に費やし、二年目の秋からは、ひたすら『失われた時を求めて』を読むことに専念したのである。こうして辞書と首っ引きでたどたどしく活字を追ったのだが、余りに長大な作品であるために、全体を読み終わるのに一年余りかかり、気がついたときには、とうていそれを卒業論文にまとめて期限までに提出するのは不可能になっていた。そこで私は早々と三年で卒業するのを諦めて「留年」を決め、最後の一年間を使って、夥しい数に上る研究書の主なものに目を通したり、その頃刊行されたプルーストの若い時代の未完の長篇小説『ジャン・サントゥイユ』を読んだりしながら、自分のプルースト論をまとめることにしたのである。

『失われた時を求めて』における認識と知性の問題」という題の私の卒業論文は、甚だ稚拙なものだったが、当時自分のかかえていた「私」という課題をプルーストの作品のなかに探ったものである。したがって作品の主人公でもあれば語り手でもある「私」と言う人物は、重要な考察の対象の一つであった。しかし作品を読み進めていくうちに、私はこの語り手の変遷を通して、自分自身の呪縛だった「私」を乗り越えて行く手がかりを与えられたような気がした。

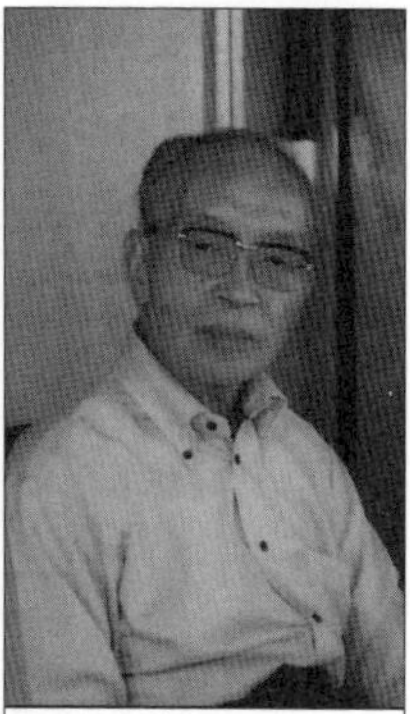
▲鈴木道彦氏（1929– ）

論文を準備しながら気づいた一つの問題点は、私のような観点で見た場合、当時のすべての研究者・批評家から「マルセル」と呼ばれていたこの語り手は、むしろ無名の人物と考えるべきではないか、という疑問が浮かんできたことである。

この名前は、長大な作品のなかで、たった二度出てくるだけで、それも最初は語り手の名前としてではなく、仮の名前として書かれているにすぎない。にもかかわらず、語り手＝マルセルという常識は定着していて、そのことに誰も疑問を感じていないように見えた。しかし私には何度読み直しても無名としか思われなかったし、無名であることが一つの意味を持っているように考えられたのである。私には自信がなかったが、それでもそのようにしか読めない以上、私は卒論の一部でそのことに怖ず怖ずと言及しないわけにいかなかった。また一九五三年に大学を卒業して日本フランス文学会の会員になると、その年の学会報告で、卒論のなかのこの部分のみをまとめて発表することにした。語り手でもあれば主人公でもある人物の無名性という仮説を他人の前に披露したのは、これが最初である。

（後略　構成・編集部）

（すずき・みちひこ／獨協大学名誉教授）

マルセル・プルーストの誕生
新編プルースト論考
鈴木道彦
四六上製　五四四頁　四八三〇円
口絵八頁

われわれの生活は、電磁波及び携帯電話基地局に取り囲まれている

携帯電話が日本を亡ぼす!

古庄弘枝

携帯電話普及率、一人一台を超える

二〇一二年三月末、日本における携帯電話の普及率が一人一台を超えた。契約数は一億二、八二〇万五、〇〇〇件。人口普及率でいえば一〇〇・一%となる。しかし、増加率はとまることなく、一〇〇%を超えてもなお、契約数は伸び続けている。同年一二月末の契約数は一億三、六三六万二八二三件。人口普及率は一〇八・〇%となった。日本では、一人が一台以上の携帯電話をフツーに持つ時代になったのだ。

いつでも、どこでも、私たちは携帯電話やスマホを便利に使っている。寝室のベッドの中から通話をしたり、電車の中でメールを送ったり、乗り継ぎをインターネットで検索したり。でも、なぜ、携帯電話やスマホは、いつでも、どこでも、使えるのだろうか。

それは、携帯電話やスマホが、携帯電話基地局(以下、基地局)といつも電磁波でつながっているからだ。電磁波を放射している基地局がなければ、通話もメールもインターネットもできない。

基地局はいたるところに建っている。高速道路や幹線道路沿いに、住宅密集地のマンションの上に、田んぼの中に、山の上に。二〇一二年現在、基地局(PHSを含む)の数は全国で約四〇万基にのぼる。

また、無線LAN(家庭やオフィス、工場内など、一定の範囲内で情報通信を無線で行うもの)の普及に伴って、無線LANができる場所=「小さな基地局」も町なかに、駅なかに増え続けている。「持ち運びのできる基地局」も増えている。

基地局からの電磁波で健康に悪影響

基地局や携帯電話・スマホで使われている電磁波は、生物にとって安全なのだろうか。脳の中には血液脳関門があり、毒物が脳の中に入らないようにガードしている。ところが、携帯電話と同レベルの電磁波を浴びるとこの門が開き、毒物が素通りしてしまう。そのことが、二〇〇三年に発表された、スウェーデン

のリーフ・サルフォードさんらの実験によって明らかになっている。

そして、WHO（世界保健機関）も、二〇一一年五月、高周波（マイクロ波）に「発がんの可能性あり」と公式に発表した。

実際、基地局の近くに住む人のなかには、「頭痛」「睡眠障害」などの体調不良を訴える人が多く、これまで全国で十数件の裁判が起こされている。

宮崎県延岡市では、「基地局から放射される電磁波によって、すでに深刻な健康被害を受けている」として、現実の健康被害を訴えた日本初の裁判を二〇〇九年十二月、KDDIを相手に起こしている。宮崎地裁延岡支部では「棄却」となったが、現在、福岡高裁宮崎支部に控訴中だ。

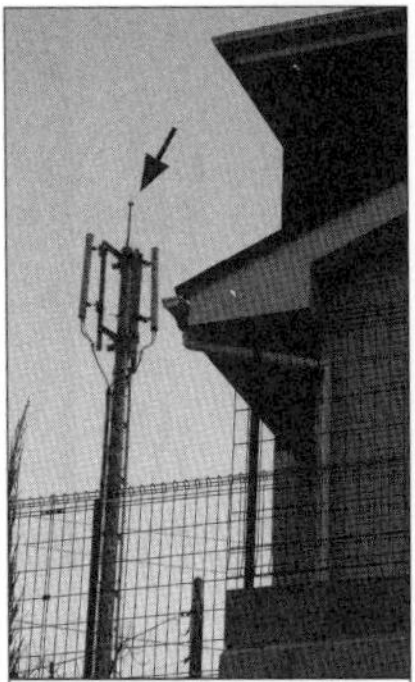

▲住宅に密接して建てられている基地局

基地局からの電磁波で健康に影響を受けている子どもたちもいる。福岡県太宰府市にある東小学校の子どもたちだ。同小学校の敷地から約四〇mのところにNTTドコモの基地局があり、子どもたちはこの基地局から放射される電磁波によって、「めまい」「体の倦怠感」「口内炎」「胸痛・動悸」「耳鳴り・難聴」などに悩まされてきた。

「スマートメーター」の恐怖

私たちが生きる空間のなかで、「電磁波のない空間」が、どんどん狭まっている。二〇一三年三月には、首都圏を走る都営地下鉄と東京メトロのほぼ全線で、地下を走行中にも車内で携帯電話が使えるようになった。そして今、全国各地で進んでいるのが、スマートメーター（電気の使用量を三〇分ごとに電磁波で送信する電気検針器）の全戸配備だ。検針して回る人の人件費削減と、「電気の効率的な運用ができる」ということで、世界中で導入が進められている。日本でも経済産業省が、「二〇二〇年代の早期に原則として、全ての需要家にスマートメーターを設置する」という目標を掲げている。

しかし、すでにスマートメーターを導入している国では、設置後、「不眠」「頭痛」「動悸」「耳鳴り」などの体調不良を訴える人が増えている。（後略　構成・編集部）

（こしょう・ひろえ／ノンフィクションライター）

「坂本さんへ『毒死列島身悶えしつつ野辺の花』という句をお贈りする」(石牟礼道子)

詩集『光り海』(抄)

坂本直充

天はあるか
地はあるか
という詩句がある。

水俣病資料館館長坂本直充さんが詩集を出された。詩の中核には水俣病がある。胸が痛くなるくらい、穏和なお人柄である。ご自分にも様々な症状があらわれる由。今のところ審査を受けるのを控えているとおっしゃる。

毒死列島身悶えしつつ野辺の花
という句をお贈りしたい。

石牟礼道子

水俣序章

闇深きところ
光は生まれる
ことば満ちるところ
光は生まれる
いのち深きところ
祈りは生まれる
絶望果てるところ
祈りは生まれる
水俣の深きところ
希望は生まれる
生き抜くところ
希望は生まれる
水俣の道
ここに開く

永遠の少女（抄）

天を見つめる少女よ
永遠を見つめる少女よ
黙して語らぬ少女よ
無言の怒りは時を越え
目を閉ざした者の心の壁を
一滴一滴
石を穿つ雨しずくのように
溶かしていく

少女の瞳は
静謐なる光を湛えたまま
さくらの花を夢見ていた
花吹雪の中で舞っていた
幼いやわらかな手でひとひらの花びらを
すくった
かあちゃん、はいさくら
遠くかすかな情景が浮かんでは消えた
そして闇が覆った

一枚のさくらの花びらを拾うことさえ
奪ったのはだれか
土の上に舞い降りた花びらに
拾おうとする少女の思いは届かなかった

この前までは小さなやわらかな指で
造作もなくつまんで
髪に飾って遊んでいたのに
つまもうとすればするほど
指はいうことをきかなくなり
花びらは泥の中に無残に沈んでいった
手の中には泥にまみれた花びらがあった
見つめる目に涙があふれた
とめどなく涙があふれた

小枝が風に揺れ
花びらはゆっくりと
少女の髪に舞い降りた

天はあるか
地はあるか

坂本直充（さかもと・なおみつ）
一九五四年熊本県生まれ。水俣市立図書館館長、市立水俣病資料館館長を経て、現在、水俣市職員。幼少時立つこともできず、ようやく六歳頃から少しずつ歩けるようになる。人はなぜ歩くのか、どこに向かって歩くのかを問いつづける。学生時代から日記や詩を書き始め、水俣病事件とは何か、という問いも生まれる。

中世から十九世紀に至る、初の盲人の歴史。点字はいつ誕生したか？

「日本の盲人に読んでもらいたい。」

ジナ・ヴェイガン

広重が描いた盲人

パリ絵画館ピナコテークでは、「東海道五三次」と題された日本の版画展が、ちょうど今、開催されている。その中に、一八三三年から三四年のものらしい、一団の盲人を描いた絵がある〔訳注—歌川広重『東海道五三次・藤澤宿』〕。盲人たちは木の橋をわたったところである。多分、遠くに見える遊行寺にお参りした帰りなのだろう。全員が木の棒を手に持ち、お互いの後ろについて、大きな鳥居に向かって歩いている。音楽の女神を祀った神社の鳥居である。

この版画を眺めていると、フランスから遠く離れた日本が、急に身近に迫ってくるように感じる。

もちろん、日本とフランスはとても遠い。それでも、本書を読んでもらえれば、お分かりになることだろう。フランスでも、中世から一九世紀にかけて、都会の街頭で、広場で、田舎道で、大きな街道で、盲人たちの姿を見かけることは日常茶飯事だった。彼らは乞食だったり、行商人だったり、占い師だったり、語り部だったり、唄うたいだったり、楽師だったりした。中世から一七世紀にかけては、盲人は同業者団体を組織して集合した。江戸から京に上る途中で、藤沢宿に立ち寄る広重の盲人たちを見て思い出すのは、中世の時代にフランスにもいた盲目の巡礼たちのことである。

盲人の歴史に見る日仏のつながり

ルイ・ブライユが『盲人のために作られ、彼らに使いやすいように配置された点を使って、口語、音楽、および単旋聖歌を書き留める方法』を出版したのは、ちょうど一八二九年のことである。ブライユは、パリにあった王立訓盲院に寄宿する若い盲人生徒であった。訓盲院とは、一七八五年に、ヴァランタン・アユイによって、博愛教会の補助金をもって創立された、世界最初の盲人学校である。この学校では、貧しい階級の盲目の子供たちを対象に、触覚を利用した教育を集団授業の形式で行っていた。ブライユの暗号化された点描表音システムは、それまで盲人が行っていた読み書きの方法を完全に変えてしまった。盲人たちはそれまで、一八世紀に完成された方法で読み書きを行っていたが、実際にはあまり役に立たない方法だった。

ブライユの点字システムは、一八五〇年以後、パリの訓盲院をはじめ、ベルギーとスイスでも正式な盲人の表音言語として採択された。一八七八年、パリ万博に際してパリで開催された「盲人と聾唖者の生活を向上させるための国際シンポジウム」は、ブライユ点字を「一切の修正なしに一般化する」ことを決定した。

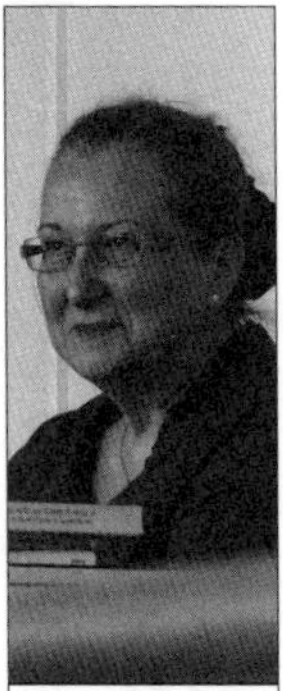
▲ジナ・ヴェイガン

明治一〇年にあたるこの年、日本でも、初めての盲学校である京都盲唖院が誕生した。これは、一九世紀を通してヨーロッパの国々と北米に誕生した盲学校と同じように、パリ訓盲院をその手本とした教育機関であった。

京都盲唖院では、ブライユ点字が一八九〇年に導入された。一九二七年頃の日本では、すでに二五ものブライユ点字を使った定期刊行物があり、そのうちの一つには一四〇〇人におよぶ定期購読者がいた。さらに、日本はヨーロッパとアメリカを先んじて、一九二四年以来、世界で初めて点字投票を許した国であったという。

フランスの盲人たちの軌跡は、啓蒙の世紀の普遍的な人道主義に支えられたヴァランタン・アユイとルイ・ブライユの偉業に始まり、その影響は明治年間に日本にまで届いていた。一方、二〇世紀はじめには、今度はフランスが、日本古代の盲人の職業であるマッサージ業を導入し、盲人たちの将来をそこに賭けた。盲人の歴史を通して、日本とフランスの間には多くのつながりが見つかる。

この本を日本の読者の方々におくるにあたり、私の最も大事な願いを述べておきたい。この本が、日本の視覚障害者の方々の手にわたることを。彼らに読まれんことを。なぜなら、これは彼らの歴史だからである。

（構成・編集部） 加納由起子訳

（Zina Weygand／盲人史家）

熊沢蕃山と後藤新平

鈴木一策

時・所・位《くらい》に応じた実学思想

後藤新平の愛読書のひとつに、江戸初期の思想家・熊沢蕃山（一六一九―一六九一）の『集義和書』がある。後藤は「読書と活社会」という小文に、「我輩の愛読書はたった三つしかない。（…）集義和書と、西国立志編と、徒然草である。（…）集義和書は、熊沢蕃山先生の一代の経済を書いたもので、陽明の倫理説と、蕃山先生一派の経済観とを合したものである。此書は吾輩に、大なる経済観道徳観を与へて居る。」と書いている。蕃山は荻生徂徠・藤田幽谷・横井小楠らに高く評価され、江戸の傑出した思想家であった。

『集義和書』では、蕃山が浪人（牢人）となる前、岡山藩に出仕し治水事業に携わった若き日の体験が語られている。土地の人民も褒めている治水の秘訣は何かとの問いに、「私は治水の術を知らないから腕利きの者に工事を任せただけで、後になって人に問い見習い教えられ少しは功をなすようにもなった」と答えている。そして、「大仕事に当る者は、己を捨てて、例えば山のことは山に暮らす人、川のことは川辺の者に尋ねて談合し、天下の才知を用い衆人がとことん工夫するようにならなければ、成功することはできない」と結んでいる（『和書』巻十五）。これぞ、時と所と位《くらい》（身分制の地位ではなく、品格のこと）に応じ、天と地と人に学び調査を徹底しようとする実学思想だ。

台湾民政長官時代の後藤は、蕃山が唱えた時・所・位に応ずる『大学』の道に呼応するように「旧慣調査」に乗り出す。多様で複雑な民族と言語の織り成す台湾の慣習を、京都大学の民法学者岡松参太郎を筆頭に多数の専門学者によって系統的・組織的に調査研究しようというのである。植民地台湾に日本の法律をあてはめることは当然で、現地調査は学者の暇つぶしとする日本の世論を向こうに回しての英断だった。だから後藤は、台湾に日本の法律を当てはめようとすることは、頭の一方についているヒラメの目を鯛の目のように頭の両側につけようとするようなものだと皮肉った。インフラを整備し台湾を近代化させた「科学的政治家」とされる後藤は、蕃山の思想を根源から学び取っていたのだ。

蕃山の思想の根本は、「自治」

徳川幕府は蕃山の根源的な思想に長年怯え、蟄居を命ずるにいたる。蕃山は武士でありながら、幕藩体制の末端の役人の非道を次々と指弾することで、体制そのものを批判した。

例えば、賄賂をとらぬことを自慢する代官は、世間から「清直」と褒められ出世しながら、実は高い年貢を一律に取り立て、村里を荒廃させている。同じ田で米と麦を収穫する二毛作の村里は高い年貢に耐えるので、代官は麦が不作の時にも同じ年貢をかけた。百姓は借金し、借金がかさむと田を手放し乞食のようになってしまった。山が荒れ、土砂の流出により川が浅くなり、水害に悩み始めた為政者たちは山の盗伐を禁止したが、食べ物や薪を得るため、打ち首覚悟で山に入る者が跡を絶たない（『和書』巻十六）。

この人情を深く考慮したものが蕃山の植林の提言だった。その道に精しい者に杉や檜を植えさせ、そうした雑木が多くなれば山々に神気が満ち夕立が起こり干害が少なくなり、山から土砂が流れにくくなって川も深くなり水害を防ぐことができる（『大学或問』）という。蕃山の提言はエコロジーというより、民草とともに悶えるなかから出てきたものだ。

仁政の根本を農において、中世の「惣」（郷村の自治組織）の談合を重視し、士農工商の身分制などお構いなく「志を同じくして心を友とする時は、双方の尊卑など忘れる」（『和書』巻八）蕃山の心根は、平等思想の類ではない。人情の機微に触れお世話をするという、いわば自治の思想だった。後藤の自治三訣「人のお世話にならぬよう、人のお世話をするよう、そして報いを求めぬよう」には、蕃山の思想が息づいている。後藤による関東大震災の帝都復興の大事業にモダニズムを、台湾や満州の経営に植民地主義しか見なかった戦後日本は、その根底に蕃山の思想があったことなど考える余地さえなかったのだ。

（すずき・いっさく／哲学者）

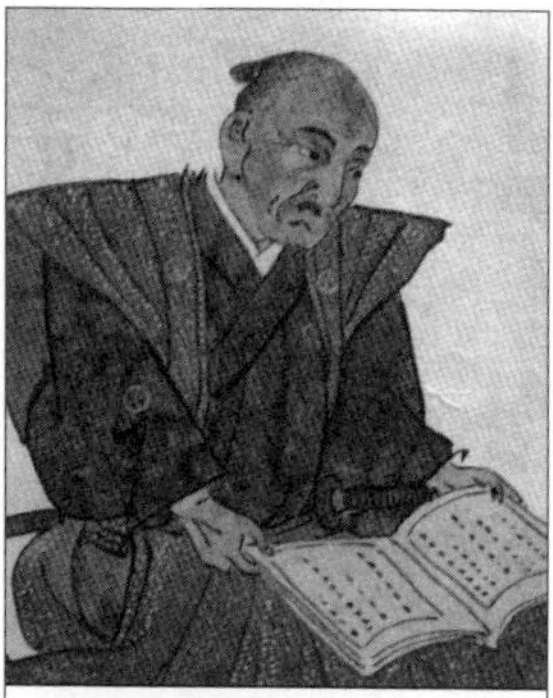
▲熊沢蕃山（1619-1691）

Le Monde

■連載・『ル・モンド』紙から世界を読む　121

ホテル・ママ・インタナショナル

加藤晴久

二十五〜三十四歳のオトナでありながら親元に住み続ける者たちが増えている(『ル・モンド』二月六日付)。ヨーロッパ規模では男性三五％、女性二一％と性差があるが、世界的現象である。アメリカ、二一・六％(一九八〇年一一％、二〇〇〇年一五・八％)。フランス、一二％(二〇〇六年八％)。イギリス、最近二年間、一五〜一七％(二〇〇八年以前一二〜一三％)。ギリシア、ブルガリア、スロバキアはこの五年間に一〇ポイント上がって、いまや二人に一人。スペイン、イタリア、ポルトガルは四〇〜五〇％。オーストラリア、カナダも事情はおなじ。「もちろん」(bien sûr) 日本もそう。この国では二十五〜三十四歳の二人に一人、それどころか三十五〜四十四歳の一六％が親と同居している(二〇〇五年一二％)。

国によって「ブーメラン」「カンガルー」「ホテル・ママ」「留巣族」「パラサイト・シングル」世代とさまざまに呼ばれるこれらの自立できないオトナは「タンギー」世代とは違う。タンギーは、フランス映画(二〇〇一年)の主人公、二十八歳になっても親元を離れようとしない大学院生だが、彼は居心地がよいから親元に留まり続けた。今日のパラサイトは「仕方なく」居候している。サブプライム危機以降の失業率の急激な上昇、学費の高騰、家賃の上昇、離婚・同棲解消の増加、不安定雇用、賃金低下などのために親元に留まる、あるいは戻るほかないのだ。

伝統的には、プロテスタントの北欧とアングロサクソン諸国は自立が早く、カトリックの南欧と南米では結婚するまで親元、フランスはその中間という構図だったが、今や、南欧でも南米でも、自分たち自身の高齢化した親と年取った子どもの面倒を見させられる「サンドイッチ世代」が悲鳴をあげ不満を募らせている。

歴史人口学者エマニュエル・トッドは、ネオ・リベラリズムのグローバル化のつけを家族に押しつけるのは間違い、このままでは、若い世代は志気を阻喪し(将来を展望できない)、少子化がますます進む(居候しながら結婚し子どもが産めるか?)と警告している。

(かとう・はるひさ/東京大学名誉教授)

リレー連載　いま「アジア」を観る 123

たとえ道は遠くとも……

三木　健

連日のようにテレビから報じられる尖閣諸島海域への中国公船の領海侵犯は、重苦しい空気を沖縄にもたらしている。同諸島は私の故郷である石垣市の行政区域内にある。石垣港には、海上保安庁の巡視船が数隻繋留され、見る度に複雑な思いに駆られる。

最近、中国の天津に住んでいる友人が久しぶりに帰国した。その彼に「中国は尖閣で戦争でもするつもりか」と、やや唐突な質問をしてみた。彼は「向こうに住んでいると、そんな気配は全く感じられない。庶民は好んで日本商品を買い求め、尖閣のことなど念頭にない。指導者たちも日本との関係を壊したくないと考えている」という。

日本から観る中国と、中国から観る日本との間にギャップがあるのか。そのギャップを巧みに利用して、日中両国の権力者たちは軍備増強に奔走している、というのが現状ではないのか。

大国にのし上がった中国は、海洋大国の威信にかけ、同国が「第一列島線」と呼ぶ琉球弧の内側の東シナ海を「中国の湖」にしようとしている。尖閣はその橋頭堡というわけだ。日本は日本で南西諸島の島嶼防衛強化のチャンスと捉えて、自衛隊の配備に余念がない。果たしてこれで何が解決するというのか。

去る三月十六日に中国の第十二期全国人民代表大会が終了し、習近平国家主席体制の新しい顔触れが出そろった。外相には元駐日大使の王毅氏が起用された。中国きっての日本通と言われ、尖閣問題解決への対応が期待されている。知日派必ずしも親日派でないのは言うまでもないが、それでなくとも厳しい権力構造の中で、尖閣への柔軟対応が失脚を招きかねないとすれば、尖閣への強硬路線はそう簡単に変わることはあるまい。

今はただ両国の公船による一触即発の事態が、双方のナショナリズムに火を付け、第三次日中戦争へと波及しないのを祈るばかりである。たとえ道は遠くとも、数少ない中国の友人たちとの、ささやかだが心の交流を続けていきたい。

（みき・たけし／元琉球新報取締役副社長）

連載　女性雑誌を読む　60

『女の世界』（一四）

尾形明子

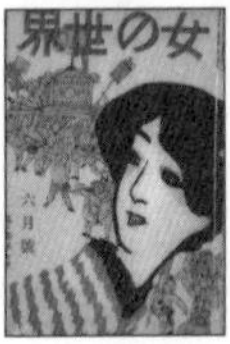

一九一六（大正五）年六月、〈大杉栄と伊藤野枝の恋愛〉を特集した『女の世界』第二巻七号はただちに発売禁止になった。姦通罪のあった時代、有夫の野枝の出奔と大杉栄による多角的恋愛の主張だけでも物議を醸すのに充分だった。さらに神近市子を含めた当事者三人の赤裸々な手記を載せ、それらに同情、共感した論調を貫いたのだから良俗紊乱で発禁になることも覚悟の上だったのだろう。が、七号には、興味深い評論・記事が多い。

与謝野晶子の巻頭論文「婦人堕落の最大原因」は、一九一六年を代表する女性評論といえる。晶子は「婦人の堕落」を、「素行の貞潔を欠いたり」「奢侈と虚栄に偏したり」することではなく、「過去数千年間思想的にも経済的にも男子と対等に独立することを得ないで居る」ことにあるとする。その原因として「感傷主義に傾いた教育」をあげる。親が女子に与える安易な「少女小説」から始まり、学校でも感傷的教育を受けた教員による「修身談」や「賢母良妻」教育、あるいは「不正確と迷信」にみちた歴史教育が蔓延していると指摘する。一例として「空想的、迷信的、飯事的」な「天孫降臨」を事実として教えることをあげる。

晶子は福沢諭吉の「女大学評論」「新女大学」に全面的に賛同して、女子教育は、福沢が主張するように「在来の国文和歌趣味に偏した感傷的教育」を排し、男子と同じく「物理、化学、経済、法律」等を中心とするべきだと主張する。この期の与謝野晶子の評論は徹底的な男女平等思想に貫かれ、「大輪の紅薔薇」と称された歌人とは、別の側面が鮮やかに浮かぶ。一一人の子どもを産み育て、生活を背負いながらも芸術に生きる自信が、大正の比較的自由な雰囲気の中で、晶子にこうした発言をさせたのだろう。

しかしながら「婦人の堕落」が、「感傷的な教育」の是正で収まるはずもない。教育をも含めた日本の政治社会の在り方、天皇制の問題にまで目を向けることのなかった晶子の限界が、戦時下の大日本帝国賛美につながっていくことを思う。

（おがた・あきこ／近代日本文学研究家）

■連載・生きる言葉 70

『夢酔独言』の無類の面白さ

粕谷一希

おれが此の一両年、始めて外出を止められたが、毎日毎日諸々の著述、物の本、軍談、また御当家の事実、いろいろと見たが、昔より皆々名大将、勇猛の諸士に至るまで、事々に天理を知らず、諸士を扱ふ事、又は世を治むるの術、乱世、治世によらずして、或は強勇にし、或はぼふ（暴）悪しく、或はおごり、女色におぼれし人々、一事は功を立つるといへども、久しからずして天下国家をうしなゐ、又は知勇の士も、聖人の大法に背く輩は、始終の功をたてずして、其の身の亡びしためしあげてかぞへがたし。

（勝小吉『夢酔独言』東洋文庫）

勝小吉は勝海舟の父である。本書『夢酔独言』は自伝であるが、途轍もなく面白い。本人は無学であるが、頭はよい。小吉の祖父は旗本の株を息子に買い与えた。海舟の曾祖父である。検校（盲官の最高位）だったというから眼が悪かったのだろう。

子母沢寛は二度、勝海舟のことを書いている。二度目は『父子鷹』という表題で、あるいは本書を読んで書き直したのかもしれない。それほど勝小吉という存在は面白いのである。海舟のような存在が出るまでに三代かかったわけだが、海舟のような自在な思考はこうした祖父、父からきたものだろう。

海舟は幼くして学問をした。オランダ語の辞書（ズーフハルマ）を訳して完成した。だから徳川家への忠誠心は薄く、世界への視野をもち日本のことを考えた。海舟は維新直前、一年間の謹慎を命じられているが、「幕府はもう駄目だ」と西郷に告げたのは海舟である。それは考えようによっては、ダブル・スパイだったともいえる。西郷はそれを知って、「雄藩連合しかないか」と考えたという。薩長連合の発端である。江戸無血開城の発端でもある。

幕末には大久保彦左衛門のような旗本はいなくなり、旗本八万騎はガランドウになっていた。松平容保や小栗上野介は例外だったのだろう。慶喜は自分と幕府を救うために、旧臣を捨てたとも考えられる。

（かすや・かずき／評論家）

新連載　ちょっとひと休み　1

聞き違い、勘違い

山崎陽子

先日、風邪をひいてクリニックで診療を受け、処方された薬を貰いに薬局にいくと、謹厳そのものの真面目そうな男性が「まず、手相を見せて下さい」と言う。

一瞬ぎょっとしたが、新手のサービスなのだろうか、それとも個人的な趣味なのかなどと思いつつ、慌てて大きな左手をつきだした。すると彼は、ますます固い表情で言った。

「あの、てちょうを……お薬手帳を見せてください」

慌ててバッグからお薬手帳をとりだして、そっと左手をひっこめた。せめて笑ってくれれば救われるのに、端整な顔には笑いのきれはしもなく、懇切丁寧に薬の説明をしてくれた。

「最後までニコリともしないのよ。トンチンカンなボケ老人と思ったのでしょうね。ああ、恥ずかしい」

「大丈夫、貴女が帰ったあと、皆で大笑いしてるにきまってるわ。それにしても、薬局で手相を見るなんて、いくら何でも変だと思わなかったの」と、友人は大口開けて笑い、その笑いをひきずったまま言った。

「でもね、もっとスゴイ人がいるのよ」

友人の友人が、歯科医に行き緊張していると、医師が「口笛を吹いてください」

友人の友人は、驚いたものの、リラックスさせるための心遣いだと思った。元来、女性は口笛は苦手なものだが、幸か不幸か口笛が吹けた彼女は、迷わず「ふるさと」を吹き始めた。先生も看護師さんも小首かしげて聞きほれている（ように彼女には思えた）。このまま二番にいくべきかとも思ったが、一番が終わると、先生は、ためらいつつ仰った。

「あの……口紅を拭いてくださいと申し上げたんですが……」

彼女は友人に訴えたそうである。

「勘違いしてると思ったら、止めてくださればいいじゃない。まるまる聞いておいて……ああ恥ずかしい！」

（やまざき・ようこ／童話作家）

連載

帰林閑話　220

いじめの詩

一海知義

「いじめ」は、中国でもむかしからあった。

三国・魏《ぎ》の曹操《そうそう》（武帝）の息子曹植《そうしょく》は、兄の曹丕《そうひ》（文帝）からいじめを受けていた。そのエピソードの一つ「七歩の詩」の話は、よく知られている。

エピソードを伝える六朝・宋《そう》の『世説新語』によれば、あるとき兄の曹丕が弟に、「七歩あるく間に一篇の詩を作れ」、と命令する。もしできない場合には、法によって処分する、というのであった。

詩の国中国らしい、知的ないじめである。兄は、「とてもできまい」とほくそ笑んでいたが、弟はたちどころに一首の詩を作り上げて、兄に示した。

豆を煮て持って羹《あつもの》と作《な》し
豉《し》を漉《こ》して以て汁《しる》と為《な》す
萁《まめがら》は釜の下に在りて燃え
豆は釜の中に在りて泣く
本《もと》は是《こ》れ根を同じくして生じたるに
相《あ》い煎《い》ること何ぞ太《はなは》だしく急なる

「羹」は、吸物。「豉」は、納豆の類。詩は、弟を豆、兄を萁（豆の枝や茎）にたとえて、兄の仕打ちに抗議する。

中国の詩（漢詩）は、漢字をただ五字あるいは七字ずつ並べただけではダメで、偶数句末の字で韻《いん》を合わせなければならない。右の詩の例でいえば、

煮豆持作羹
漉豉以為汁
萁在釜下燃
豆在釜中泣
本是同根生
相煎何太急

第二句末の「汁《じゅう》」、第四句末の「泣《きゅう》」、第六句末の「急《きゅう》」。

曹操親子は、「三曹」と呼ばれる著名な詩人だが、いじめられっ子曹植が最もすぐれ、その才能でもって兄のいじめにこたえたのである。

（いっかい・ともよし／神戸大学名誉教授）

三月新刊

大義を四海に布かんのみ

小説 横井小楠

小島英記

一五〇年前、来るべき世界の指針を明示し、近代日本の礎となる「公共」思想を提言。幕末の志士の勝海舟、吉田松陰、坂本龍馬らに影響を与え、龍馬の「船中八策」や、「五箇条の御誓文」に範を示した人間・横井小楠を大胆に描く歴史小説。

［附］略年譜／参考文献／系図／事項・人名索引

四六上製　六一六頁　三七八〇円

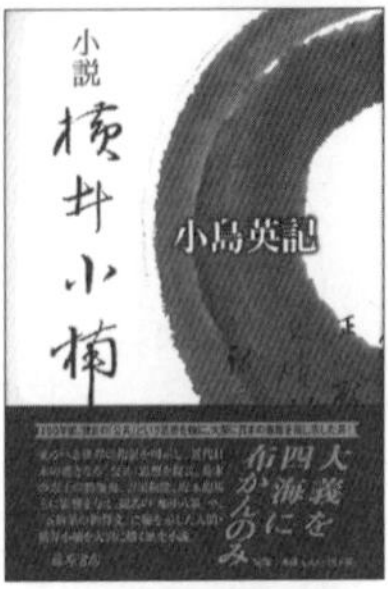

真の自由主義者、初の評伝

竹山道雄と昭和の時代

平川祐弘

『ビルマの竪琴』の著者として知られる竹山道雄は、旧制一高、および東大教養学科におけるドイツ語教授として数多くの知識人を世に送り出した、根源からの自由主義者であった。西洋社会の根幹を見通していた竹山が模索し続けた、非西洋の国・日本の近代のとるべき道とは。

［附］年譜／著作一覧／系図／人名索引

A５上製　五三六頁　五八八〇円

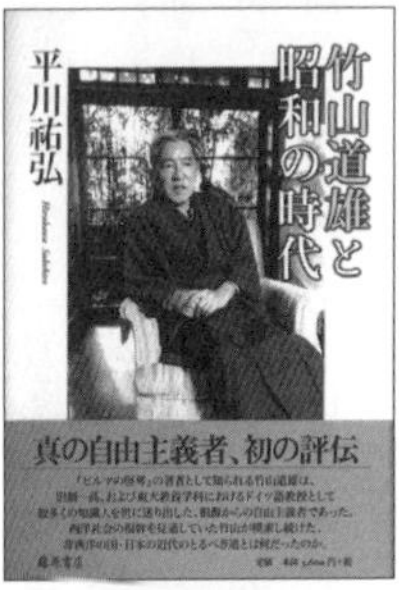

〝欲望史観〟で読み解く文豪ゾラ

欲望する機械

ゾラの「ルーゴン＝マッカール叢書」

寺田光徳

フランス第二帝政期、驀進する資本主義のもと自らの強い〝欲望〟に突き動かされる一族の物語を解読。フロイトに先立ち、より深く、人間存在の根底の〝欲望〟と歴史、社会の成立を描いてみせた文豪ゾラ像を抉る。

四六上製　四二四頁　四八三〇円

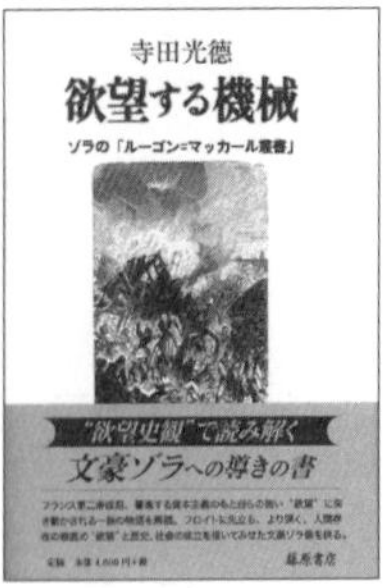

「いのちはめぐる」

京都環境学

宗教性とエコロジー

早稲田環境塾編（代表・原剛）

伝統の地・京都から「自然の中の人間」の存在を平明に語りかけ、「水俣」の「祈り」のことばが現代における宗教性にかたちを与える。

〈特別寄稿〉石牟礼道子、緒方正人

A５並製　一九二頁　二一〇〇円

〝生命〟から始まる新しい思想！

〈新版〉四十億年の私の「生命」

生命誌と内発的発展論

中村桂子・鶴見和子

地域に根ざした発展を唱える鶴見「内発的発展」、生物学の枠を超え生命全体を捉える中村「生命誌」の格闘。

四六上製　二四八頁　二三一〇円

読者の声

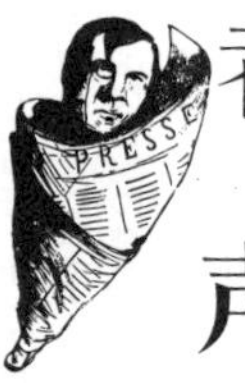

康煕帝の手紙■

▼学校の歴史書しか知らない僕にとっては藤原書店から今回出る清朝史は「目からうろこ」ばかりです。読んだ人にしかわからないのが辛いですが……。後世に残る歴史書を出してくれてありがとう。藤原書店の社長は清朝史シリーズを出す事を決めてくれて感謝です。

（福岡　会社員　**古賀史治**　31歳）

『環』52号■

▼私生れは一九二六年二月なので、当時の日米関係の政治的な関係は知っていますので、その時代の者として申し上げます。特集「日‐中‐米関係を問い直す」の中で、シンポジウム「現代文明の危機と人類の未来」が最も当を得ていると思いました。

句〝金子兜太氏と石牟礼道子氏〟の頁は心を惹きました。

（東京　**小山生子**　88歳）

廃校が図書館になった！■

▼本書と共に橋本五郎氏の著書『総理の器量』（中公新書ラクレ）を読み、なぜ橋本さんが中曽根元首相に看板の揮毫をお願いしたのか少しわかった気がしました。それにしても、二万冊の書籍を寄贈した橋本さんも凄いですが、文庫開設に奮闘した町民の方々は素晴らしい！　今後もこうした〝地域力〟を紹介してもらえるような書籍の出版に期待します。

（東京　公務員　**松本朗**　50歳）

華やかな孤独　作家　林芙美子■

▼読みました。これはものすごい本である。著者の尾形先生によれば〝研究書ではなく、といっても評伝でも小説でもない。〟とあるがこれが何らかの賞の対象にならないのはおかしい。心からそう言える。又、最近はコミックが映画になる時代です。この『華やかな孤独』こそ映画になってほしい。最高の映画になると思うのです。女性の脚本家にシナリオを書いてもらい芙美子が作家として活躍した時代もきちんと描き世に残してほしいですね。森光子さんの死の損失もあり尚芙美子の存在が忘れられるのはくやしいです。ご一考下さいませ。

（静岡　**岩崎和子**　75歳）

「移民列島」ニッポン■

▼実際に住み込んでの取材という新しい手法での、移民問題調査記事は新鮮でした。

（東京　飲食業　**猪瀬幸夫**　65歳）

政治家の胸中■

▼関係者が存命中は表へ出せなかった政治家の「ことば」が生々しく伝えられていた。

国家観なき小粒の政治オタクばかりになってしまっているという著者の嘆息には同意する。

（千葉　会社員　**北爪和宏**　37歳）

『環』49号〈特集　3・11と私〉■

▼本書は、東日本大震災後の日本と世界の状況を問い直すのに最適の書物。

特に元総務大臣増田寛也氏、前総務大臣片山善博氏、現静岡県知事川勝平太氏の文章は、地方自治体の責任者、地方行政のトップとしての卓見が示されている。兵庫県知事井戸敏三氏にも推せん済。

（兵庫　政経調査事務所　**中村司**　50歳）

『環』47号〈特集　原発と放射能除染〉■

▼日本大本営と同様国民に安全神話を振りまいて始めた原発の危機がよくわかるように書かれてあるこの本、国民全員に読んでもらいたい。文

字が小さく分厚く持ち歩きにも不便。人には紹介しにくい。もっと活字を大きくして分割してもよいから手軽に読める本にしてほしいと思います。
　私は若い時に原発反対運動をした一員です。今思えば大変だったけど、いいことをしたんだと心から懐かしく思い出しています。
（新潟　**太田道子**　71歳）

金子みすゞ　心の詩集■

▼みすゞさんの気宇の大きさには圧倒されます。
　つまらん亭主を持ったがためにと哀しくなります。
（神奈川　医師　**立花裕一**　62歳）

ルーズベルトの責任　上・下■

▼一、アメリカ―アングロサクソンの策略と国民世論の喚起を呼びさます努力
二、議会と大統領の動き方
三、責任追及のあり方
四、それまでの、西欧列強の植民地確保、維持の覇権主義がおびやかされることを危惧したことが、ルーズベルトを戦争に駆りたてた、最大の原因と思う。
五、太平洋戦争は以上のことで、アメリカに仕組まれた。
（埼玉　**関口政巳**　73歳）

生の裏面■

▼トラウマと称される心の傷は、人間の精神に様々な影響を与えるが、作者は愛と神に向って進んでゆくことによって、そのプロセスでマイナスを止揚してプラスへと変えていく、その歩みに引きこまれる。「生の裏面」というタイトルも珍しいが、そこにある奥深いものを感じさせる読み甲斐のある小説であった。
（福島　牧師　**櫻井淳司**　72歳）

※みなさまのご感想・お便りをお待ちしています。お気軽に小社「読者の声」係まで、お送り下さい。掲載の方には粗品を進呈いたします。

書評日誌（二・一七〜三・一五）

(書) 書評　(紹) 紹介　(記) 関連記事
(TV) 紹介、インタビュー

二・一七　(紹)河北新報「幻の野蒜築港」（「著者とひととき」）／『幻の野蒜築港』西脇千瀬さん／「土地の記憶編み直す」）
(書)西日本新聞『移民列島ニッポン』（「読書館」）／「共生に向け実態を調査」／小倉孝誠

二・二〇　(記)毎日新聞「福島FUKUSHIMA　土と生きる」（「水と緑の地球環境」）／「写真家・大石芳野さん『不安　憤り』作品に」／「脱原発　知恵寄せ合い」／「原発が来りて　富めるわが町に　心貧しくなりたる多し」／明珍美紀

二・二一　(紹)出版ニュース「メドベージェフVSプーチン」（「BookGuide」）／金子暁男

二・二三　(書)週刊読書人「世界の中の柳田国男」（「日本という枠を超えて読む」）／「外と内との往還が出来る場が整いつつある予感を示す書」／鶴見太郎

二・二三　(紹)産経新聞「福島FUKUSHIMA　土と生きる」

二・二四〜三・三　(書)（共同配信）「福島FUKUSHIMA　土と生きる」（「読書」）／「震災と対峙する力」／和合亮一

二・二七　(記)東京中日新聞（夕刊）「メドベージェフVSプーチン」（「デスクの眼」）／『人間的要素』の重要性」／常盤伸

三・一　(紹)美術手帖『画家』の誕生」（「ＢＯＯＫ」）／中島水緒
(紹)改革者三月号「メドベージェフVSプーチン」（「ＢＯＯＫ」）／「近代化のレシピは長生きする」／木村汎

三・二　(記)読売新聞（後藤新平）（「昭

和時代　第三部　戦前・戦中期（一九二六～四四年）」／「第三回　首都一新　変わる景観」／「政争の渦中大構想縮む」／「土地区画整理を断行　破天荒ぶり　終生変わらず」／「視点『大風呂敷』ではなかった」／南原務・石原毅人・水野祥）

三・三　(記)しんぶん赤旗　日曜版「福島 FUKUSHIMA　土と生きる」（「文化」／「写真見てつながってほしい」／金子徹）

(書)山形新聞「幻の野蒜築港」（「開発と東北の関係を問う」／成田龍一）

(紹)（共同配信）『画家』の誕生」

三・四　(記)週刊　世界と日本「メドベージェフVSプーチン」（「話題の本を読み解く」／「改革派だったメドベージェフ前大統領」／「木村汎『メドベージェフVSプーチン』が解明」／名越健郎）

三・七　(記)琉球新報「福島 FUKUSHIMA　土と生きる」（「震災後を生きる」／『三・一一』から二年」／「豊かな土　触れられず」／「福島、沖縄の不条理さ」／大石芳野）

(記) MORGEN「福島 FUKUSHIMA　土と生きる」（「現代社会の問題と向き合う」／「福島の苦しみ、悲しみを声にならない想いを写真に」）

三・一〇　(紹)サンデー毎日「和歌と日本語」（「オトナの勉強机」／「日々の暮らしや思いは自然に導かれている」／阿武秀子）

(紹)毎日新聞『環』五二号（「MAGAZINE」）

(紹)東京中日新聞「福島 FUKUSHIMA　土と生きる」（「アートな本」）

(紹)日本経済新聞「福島 FUKUSHIMA　土と生きる」（「読書」）

(書)東京中日新聞「ユーロ危機」（「読む人」／「まだ続くサプライズ予見」／根井雅弘）

(書)毎日新聞「メドベージェフVSプーチン」（「今週の本棚」／「二人の大統領の違いを体系的に」／白石隆）

(記)毎日新聞（後藤新平）（「Opinion」／「第一一回　復興の理想と現実」／「大災害の時代」／「生き残った『後藤構想』縮小しつつ全国モデルに」／五百旗頭真）

(紹)朝日新聞「石牟礼道子全集・不知火」（「情報フォルダー」／「石牟礼道子全集が完結」）

三・一一　(記)毎日新聞「石牟礼道子全集・不知火」（『石牟礼道子全集　不知火』完結」／「刊行開始から九年『神々の村』書き下ろし」／米本浩二）

(記)河北新報「福島 FUKUSHIMA　土と生きる」（「河北春秋」）

(紹)出版ニュース「最後の転落」（「Book Guide」）

三・一三　(紹)朝日新聞（岐阜版）「和歌と日本語」（『和歌と日本語　万葉集から新古今集まで』／「日本語の豊かさ　高校教師が本に」／森川洋）

三・一五　(記)毎日新聞「聖地アッシジの対話」（「余録」）

(記)毎日新聞「聖地アッシジの対話」（「教会改革欧州に託さず」／「新ローマ法王　新興国の隆盛象徴」／「フランシスコ一世　謙虚な人柄　名に反映」／「深刻な信徒離れ」／福島良典・國枝すみれ・朴鐘珠）

五月新刊

＊タイトルは仮題

従来の卑弥呼伝説を覆す！

卑弥呼コード
龍宮神黙示録

海勢頭豊

卑弥呼は、救世主だった！

本書は沖縄からみた卑弥呼による倭国世直しの物語。沖縄に今も残るトートーメ信仰、龍宮神信仰、勾玉や三つ巴紋は、卑弥呼が沖縄を訪れたことを実証する。沖縄の聖域と日本の熊野や室戸その他の聖地めぐりから、卑弥呼は、沖縄の平和思想を広めた救世主だったことを明かす大胆な問題提起の書。

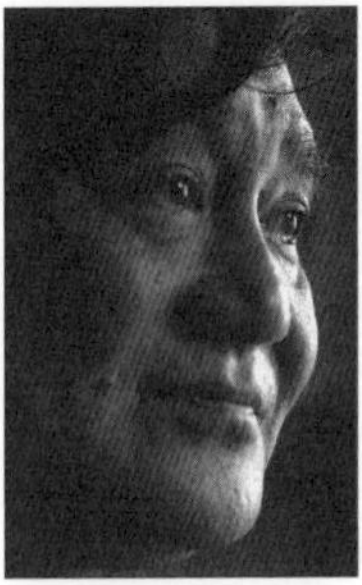

実践的「社会企業」論の決定版

10万人のホームレスに住まいを！

アメリカ「社会企業」の創設者
ロザンヌ・ハガティの挑戦

青山佾

全米でホームレスの自立支援を成功させてきた社会企業〈コモン・グラウンド〉〈コミュニティ・ソリューション〉。創設者への詳細なインタビューでその活動を跡づけ、「社会企業」の理念から財政力、法的位置づけに至るまでを網羅的に解説、「社会企業」の未来像を実践的に論じる。

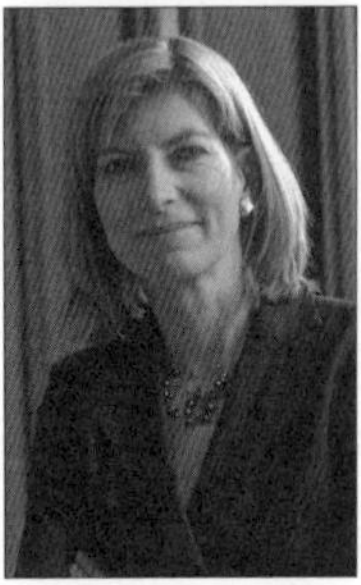

トルコ最高の諷刺作家、珠玉の短篇集

口で鳥をつかまえる男

アズィズ・ネスィン短篇集

アズィズ・ネスィン

護雅夫＝訳　林佳世子＝解説

一九六〇年クーデター前後の混乱の中、言論統制、戒厳令、警察の横暴、官僚主義が横行するトルコ社会において、シニカルな「笑い」を通じた批判的視点で絶大な支持を受け、幾度も逮捕・投獄されつつもユーモア作家として国際的名声を築いた作家ネスィンの珠玉の一六篇を初邦訳。

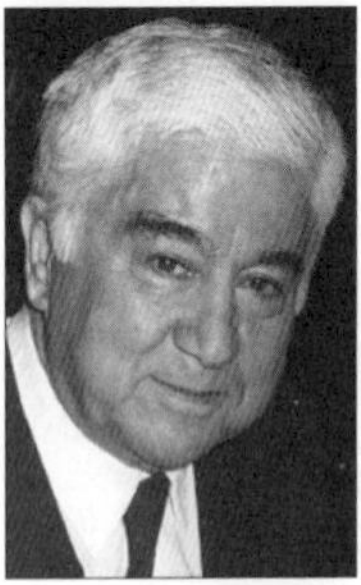

秩父の風土が育んだ女性俳人のすべて

峡(かい)に忍ぶ

秩父が生んだ女流俳人、馬場移公子

中嶋鬼谷＝編著

序＝金子兜太　跋＝黒田杏子

「亡き兵の妻の名負ふも雁の頃」——夫の戦死後、その姓を名乗って作句を続けた俳人、馬場移公子（いくこ）。水原秋桜子、石田波郷らに高く評価されながら作品の発表を拒み、秩父という「峡」に生き、「峡」に忍んだその七十五年の生涯を徹底的に調べ尽くし、句や随筆等の作品を網羅した、馬場移公子再発見の書。

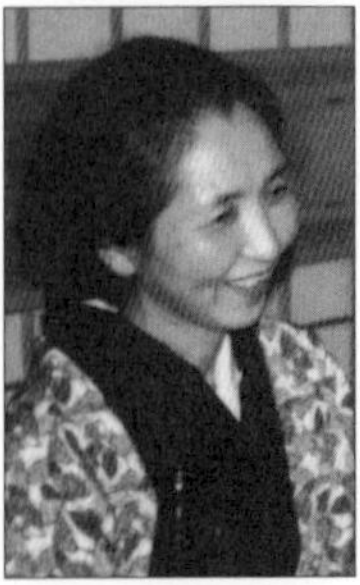

4月の新刊

タイトルは仮題、定価は予価。

『環　歴史・環境・文明』53 13・春号 ＊
〈特集　経済再生は可能か〉
浜田宏一／安達誠司／榊原英資／田中秀臣／田村秀男／中村宗悦／原田泰／松尾匡／西部邁／R・ボワイエ／若田部昌澄ほか
菊大判　四三二頁　三七八〇円

盲人の歴史 ＊
中世から現代まで
Z・ヴェイガン　序＝A・コルバン　加納由起子訳　カラー口絵四頁
A5上製　五二八頁　六九三〇円

マルセル・プルーストの誕生 ＊
新編プルースト論考
鈴木道彦　口絵八頁
四六上製　五四四頁　四八三〇円

携帯電話亡国論 ＊
携帯電話基地局の電磁波「健康」汚染
古庄弘枝
四六判　二四〇頁　二一〇〇円

光り海 ＊
坂本直充詩集　推薦＝石牟礼道子　〈特別寄稿〉柳田邦男　〈解説〉細谷孝
A5上製　一七六頁　二九四〇円

5月刊

卑弥呼コード　龍宮神黙示録 ＊
海勢頭豊

10万人のホームレスに住まいを！ ＊
アメリカ「社会企業」の創設者ロザンヌ・ハガティの挑戦
青山佾

口で鳥をつかまえる男 ＊
アズィズ・ネスィン短篇集
護雅夫＝訳　林佳世子＝解説

峡（かい）に忍ぶ ＊
秩父が生んだ女流俳人、馬場移公子
中嶋鬼谷　編著　序＝金子兜太　跋＝黒田杏子

好評既刊書

小説・横井小楠 ＊
小島英記
四六上製　六一六頁　三七八〇円

竹山道雄と昭和の時代 ＊
平川祐弘
A5上製　五三六頁（口絵一頁）　五八八〇円

京都環境学 ＊
宗教性とエコロジー
早稲田環境塾編（代表・原剛）
A5判　一九二頁　二一〇〇円

欲望する機械 ＊
ゾラの「ルーゴン＝マッカール叢書」
寺田光徳
四六上製　四二四頁　四八三〇円

〈新版〉**四十億年の私の「生命」** ＊
生命誌と内発的発展論
中村桂子・鶴見和子
四六上製　二四八頁　二三一〇円

石牟礼道子全集（全17巻＋別巻二）
16 **新作　能・狂言・歌謡ほか**
エッセイ　1999-2000
〈解説〉土屋恵一郎
〈月報〉松岡正剛／吉田優子／米満公美子／大津円
A5上製布クロス装貼函入　七六〇頁　八九二五円

日本のアジア外交　二千年の系譜
小倉和夫
四六上製　二八八頁　二九四〇円

ユーロ危機
欧州統合の歴史と政策
R・ボワイエ　山田鋭夫・植村博恭訳
四六上製　二〇八頁　二三一〇円

下天（けてん）の内
大音寺一雄
四六上製　三一二頁　二九四〇円

岡本太郎の仮面　カラー口絵八頁
貝瀬千里　第5回河上肇賞奨励賞受賞
四六上製　三三六頁　三七八〇円

『環　歴史・環境・文明』52 13・冬号
〈特集　日・中・米関係を問い直す　――アメリカとは何かIII〉
倉山満＋宮脇淳子／小倉和夫／川勝平太／高銀／松尾文夫／松島泰勝／三木健ほか
菊大判　四一六頁　三七八〇円

＊の商品は今号に紹介記事を掲載しております。併せてご覧戴ければ幸いです。

書店様へ

▼『週刊文春』3／7号で**D・ラフェリエール『ニグロと疲れないでセックスする方法』**を鹿島茂さんが絶賛紹介、大反響！「ヘンリー・ミラー、ブコウスキーの衣鉢を継ぐ前衛文学……文学は二つのベクトルが激しく交錯するところでしか顕現しないという見本のような傑作。」2／18(月)『毎日』「新世紀・世界文学ナビ」でも大きく紹介。既刊二点とともに大きくご展開を。

▼**D・ガンボーニ『「画家」の誕生』**が、3／24(日)『産経』書評欄で絶賛紹介！4月下旬からは東郷青児美術館を皮切りに「ルドン」展開催！　関連パブリシティもご期待を！

▼韓国大使や仏大使等を歴任した**小倉和夫氏の最新刊『日本のアジア外交』**が、3／31(日)『毎日』鼎談「日本とアメリカ」(池澤夏樹×松原隆一郎×佐藤優)で佐藤優さんに大きく推薦され大反響！今後も各紙誌紹介続く予定。

▼**『ブックガイド2013』**できました。店頭置き等大きくご活用を。外商活動等でご入用の際は、必要部数お気軽にお申し付けを。（営業部）

伊都子忌

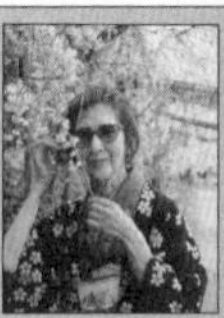

二〇〇八年に亡くなられた、『古都ひとり』『思いこもる品々』などで知られる随筆家、岡部伊都子さんを偲ぶ、毎年恒例の命日の集い。

【日時】二〇一三年四月二八日(日)十二時〜

【場所】紫明　卯庵（京都「鞍馬口」）

【会費】一万円（食事代込）

＊海勢頭豊氏によるミニコンサートを予定

＊問合せは藤原書店内係まで

こぶし忌

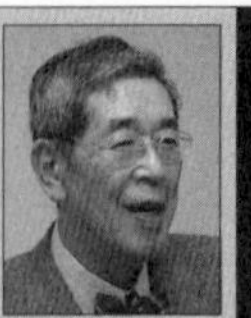

二〇一〇年に亡くなられた免疫学者・多田富雄さんの命日の集い。石坂公成氏講演「多田富雄を語る」（映像）や久保允人氏講演「師多田富雄」、岩崎敬氏＋久保允人氏対談「都市の脳死と免疫の視点」、関根祥六氏の謡など。

【日時】二〇一三年四月二一日（日）十二時〜十五時

【場所】山の上ホテル　本館一階「銀河」

【会費】一万円（食事代込）

＊問合せは藤原書店内係まで

出版随想

▼天候不順の中、三月半ばに桜が咲き、新年度を迎えた。何ともしまりのない年度の迎え方だ。毎年判で押したようにおよそ四月前後に花が咲いてくれることに感謝したい。桜守りにいわせると、相当桜も傷んでいるようだが、それでも病いをおして咲いてくれることは有難い。

▼生き物だけでなく、物には寿命がある。それを越すと壊れたり、代替えしたりせねばならぬ。永遠の生命というものは、この世に存在しないのである。人間なら高々百年。しかし、もっと短い生命の生き物も沢山いる。人間が作った物も寿命がある。昔は、修理して使ったものだが、今は数年前のものは部品がないから修理できず、買い替えを勧められる。こういう社会になって、早や四十年近い。現代人は、この“捨てる文化・社会”にどっぷり浸かっている。今の若者や次世代の人には、何の選択の余地も残されていなかったし責任はない。ＧＤＰ世界第二位の経済成長に日本人は長い間浮かれてきたのだ。

▼二年前の三・一一の大事件で、この国は反省して変わるかな、と期待したが相変らず成長を追い求めている。その中で、真の豊かさとは何かを考える若者たちもぼちぼち出てきた。今、われわれが次世代に遺すものは何かを考えないと、すべて破壊してからでは取り返しがつかなくなる。　合掌　（亮）

スタッフ募集

勤務形態

▼正社員・契約社員・アルバイト（応相談）

職種

▼編集・製作／営業（若干名）

資格

▼年齢・性別不問／経験者歓迎

・明るく元気でバイタリティーにあふれ、心身ともに健康な方

・英語、仏語他外国語できる方尚可

・編集・製作はPhotoshop、Illustrator、InDesignの経験あれば尚可

応募書類

▼履歴書（写真貼付）

▼職務経歴書

▼課題作文「藤原書店の一冊を読んで」（二〇〇〇字以内）

応募〆切

▼二〇一三年四月三〇日（火）必着

・書類選考後、第二次選考を実施いたします。

・応募書類は返却いたしません。

応募書類あて先

〒一六二—〇〇四一

東京都新宿区早稲田鶴巻町五二三

藤原書店「スタッフ募集担当」宛

＊募集に関してのお問合わせには応じかねます。ご了承下さい。

1　家を離れて避難生活八年――高知県四万十町　山下聡子さんの場合

エンドレスの「異変」

高知県高岡郡四万十町《しまんとちょう》藤ノ川地区に住む山下聡子さん（仮名・六十二歳）の自宅から約一〇〇mのところにある小高い裏山に、Jフォン（後、ボーダフォン↓ソフトバンク）の基地局が建設されたのは、二〇〇一年の秋ごろだった。建設に関して、どこからも、何の連絡もなかったため、彼女は基地局ができあがるまで、その存在を知らなかった。しかし、基地局が電磁波を放射し始めたころから、次のような多様な症状に悩まされるようになった。

○両手の第二関節すべてに一円大の充血
○明け方、吐き気で目覚める
○起き上がれないほどのめまい
○何の前触れもない突然の嘔吐
○「このままではいずれ禿《はげ》になる」というほどひどい脱毛
○月経の量と回数が増え（年二〇回）、月経中は倒れこみそうに

○首から肩にかけての重圧感・異様なこり
○右手親指が頻繁につる、就寝すると足がつる
○記憶力が急激に低下。直前のことほど忘れやすい
○「机の二段目を開けるつもりが、手は三段目を開けていた」という、「脳の指令と手の動作に相違」ができる
○感知・判断能力が鈍くなり、車の運転が不安定になる
○「やる気」がおきず、身体を動かすことが億劫になる
○食欲がなくなり、体重が低下
○頭痛がひどく、頭痛薬が手放せなくなる
○頭の芯がチンチンする。「頭の血管が切れるかも」という思いにたびたびとらわれる
○心電図に異常はないが、心臓がフタフタ、パクパク、ドキドキする
○左足に点状の小さな出血、すねの内側に青あざができる
○手の甲や顔がヒリヒリし、かゆい

書き連ねれば延々と続くほど、山下さんの「異変」は多かった。しかし、彼女はこれらの症状を「更年期のせいだろう」と思っていた。ところが、母（八十六歳）も「常時の吐き気」「口内出血」「不眠・悪夢」「脱力感」「ミイラにされると思えるほどの頻尿」に、父（八十七歳）も「脱

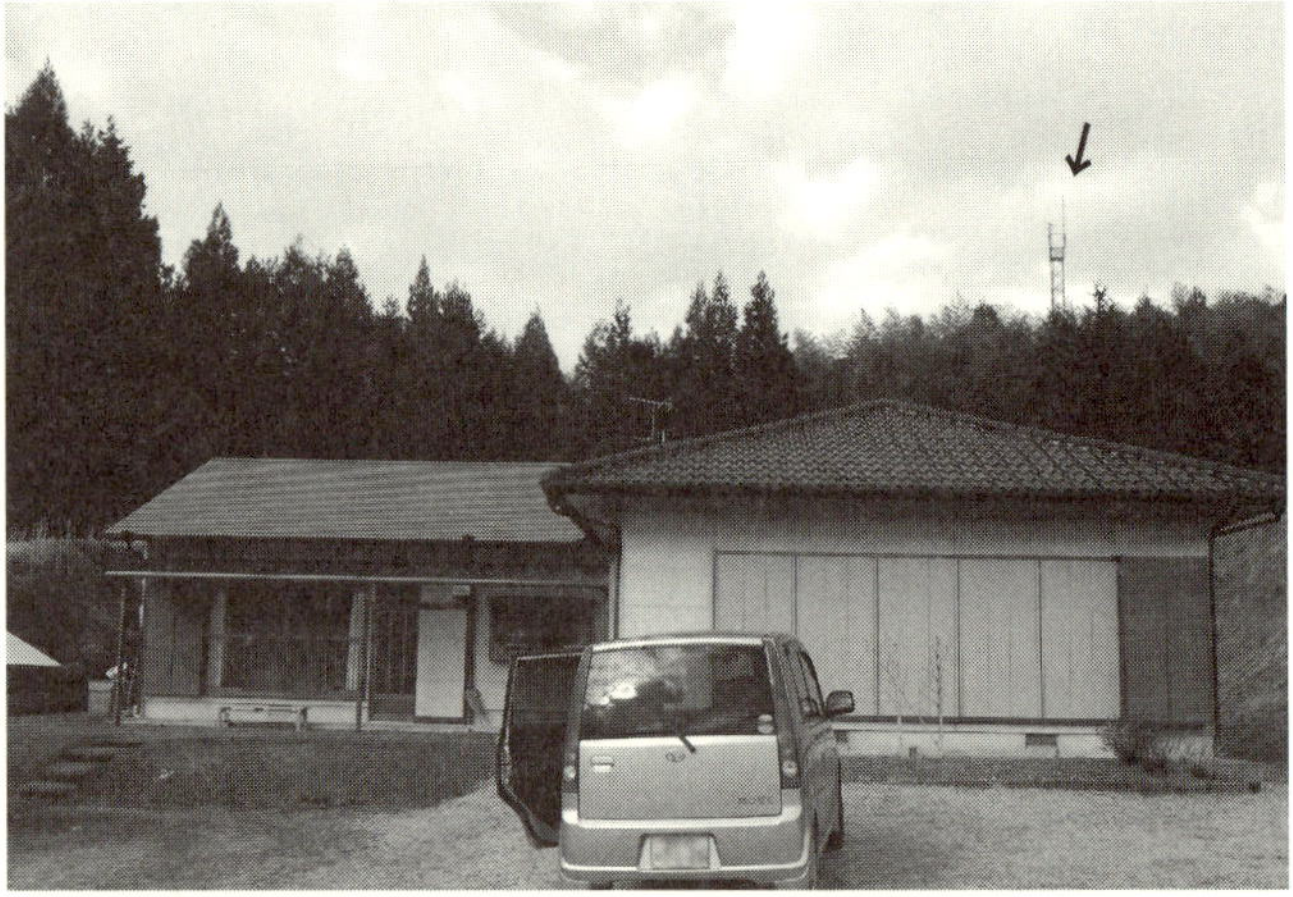

写真 3–1　F地区の山の上に建つソフトバンクの基地局。手前は、山下さんの自宅

毛」「下痢」「頭痛」「鼻血」「首から肩への重圧感」などに悩まされていた。

「異変」は人間だけではなく、植物にも現れた。

○切り花の日持ちが悪くなる（冬場なのに一週間もたない）。

○元気のよい鉢植えの「ゼラニウム」が貰った翌日から葉が変色し、一枚一枚腐り落ちる。

○「ポトス」の茎がまったく伸びず、その他の観葉植物もしなびて元気がなかった。

○「クリスマスローズ」の花茎がまったく出ず、白い蕾が地面から直接顔を出した。

○「ダリア」「小菊」「ホトトギス」など、何年も作っていたものが消滅する。

これら以外に、植物の「奇形」「肥大」「縮小」なども目立った。

電化製品もおかしくなった。

○テレビ／基地局ができた当初から、白い横線が画面全体に出て、「ＮＨＫ総合」は見えなくなった。この現象はふた月ほどで自然に直った。この後、一年ほどして、リモコンがまったく作動しなくなった。修理に来た人は「こんなとこ、普通は壊れないんだが」と首を傾げていた。
○携帯電話／発信歴も着信歴もないのに、青い光が三〇〜四〇センチの高さに放射線状に十数回飛び交った。
○パソコン／購入直後から主電源が入らず、使うたびに放電処理が必要。
○冷蔵庫／大量の氷霜がつき、別々のものがひとつの塊となる（冷凍室）。

「終《つい》の住処」に住めない不条理

「あの基地局のせいかもしれない」と、山下さんが「異変」の原因に気づいたのは、二〇〇四年二月だった。頭痛で寝込んだとき、以前（一九九六年）に読んだ覚えのある電磁波の特集記事を思い出したからだ。「今急増中の携帯電話や蛍光灯、テレビなどから出る『電磁波』の計り知れない害から自分を守る新対策」（『わかさ』一九九六年十月号）というものだった。そこに記されている「電磁波が招く体の不調」が、自分のそれとそっくりだったのだ。自宅から遠く離れた仕事場ではそれらの症状がなかったことも、記事を読んで納得できた。しかし、気づいたときには、電磁波が放射され始めてからすでに二年以上の歳月が流れていた。

近所の人たちにも聞いてみた。すると、自分と似たような「原因不明」の体調不良者が多いことがわかった。そこで、山下さんが中心となり、七世帯一二人で、二〇〇四年三月三十日、町長に対して「健康被害の調査」「原因の調査と対応策」などを求める請願書を出した。これに対して、町は健康被害の聞き取り調査は行ったものの、それ以上の対応はしなかった。

地権者に対しても、基地局の撤去を求めた。地権者（夫）は原発反対運動の旗手で、共産党歴五〇年という人物だったが、地域住民の窮状には耳を傾けようとはしなかった。その上、地区住民に、より強固な態度で応じた地権者の妻は、山下さんに「奈路（最初の転居先）へ行っても何が変わるよ」「電磁波が体に溜まるか！」「鉄塔を見て患う神経じゃないか」とまで言った。そして、体調不良者各人の症状をすべて否定してきた。

体調不良の原因が基地局から放射される電磁波だと確信した山下さんは、二〇〇四年二月末、自宅から一km離れた場所まで車で移動し、四〇日間、車の中で寝泊りした。しかし、自宅に帰ると症状はぶり返し、悪化した。ついに、同年四月、自宅から約二km離れた場所に家を借りた。その一カ月後には、母も耐え切れなくなり、娘の後を追った。

しかし、八カ月後、転居先から六五〇mのところに、新たにNTTドコモの基地局が建ったため、同年十二月、あわてて二度目の転居をした。ところが、その住宅は高圧線の真下にあった。そのため今度は低周波の影響と思われる被害にあい、二〇〇七年十一月、三度目の転居を余儀なくされた。

電波が止まった？

二〇〇六年、ボーダフォン（元Jフォン）の基地局をめぐって、ある「事件」が起きた。同年一月からの数カ月間、「電波が止まっていたらしい」のだ。

「電波を止めちゅう（止めている）と」と、山下さんが聞いたのは二〇〇六年二月一日。両親とともに参列した親戚の葬儀会場で、同じ地区に住む親戚の女性に呼び止められたのだ。彼女は地権者の家の前に住んでいた。思わず「うそよ」と言った山下さんに、その女性は「だれから聞いたか」を明言はしなかったものの、「信用できんかよ」と念を押してきた。

その前二カ月間（二〇〇五年十一月十六日〜二〇〇六年一月十五日）に基地局の周辺では四人が亡くなっていた。うち二人は急死。うち三人の家は基地局から北西に一直線状にあった。死者はある一班（一一軒）に集中してもいた。そのころ、藤ノ川地区は、同地区以外の人たちから「葬式の多い地区」として知られていた。

「もしかして、あまりに死者が多いので、怖くなった地権者夫婦が、電波を止めるようにボーダフォン（元Jフォン）に言って、電波を止めているのではないか」と、山下さん親子は考えた。二月一日に「電波が止まっている」と聞いて以降、自宅に帰ったとき、気をつけて周辺の様子を観察するようになった。すると、重苦しかった空気は、「天国か」と思うほど、澄み渡って感じられた。それまでの「刺し貫く」ような感覚がまるでなかった。基地局に近い裏庭では「黄トンボ」が群れ飛び、小鳥たちの声がいやに騒がしかった。小屋の軒にかけていた巣箱には「シロヤマガラ」が入り、巣立っていったという。以前は赤茶けていた「下野《しもつけ》」の葉も緑に戻っていた。基地局が建つ前の自然が戻ってきたようだった。しかし、基地局は変わらぬ姿で建っていた。

五月、山下さんは四国通信局に「電波が止まっているのではないか」と、問い合わせてみた。しかし、「基地局の取り下げもきていないので、電波は発信されているのではないか」という返事だった。

五月末、母は稲作の準備に一週間つめて自宅に通ったが、前年のように被害を受けることはなかった。しだいに「昼間は自宅に」というパターンが多くなった。二〇〇六年二月から半年、地区に死亡者はなく、父が常用していた薬袋もいつのまにか居間から消えていた。

約半年後に再発信か

山下さんは八月〜九月の土日休みを利用して、自宅に少しずつ荷物を移し替えるようになった。しかし、途中から、また「変な感じ」が始まった。「目がシバシバ」したり、「左耳がボコボコ」したり、「キーンと耳鳴り」がしたりした。母の鼻の頭に「赤い斑点」が出始めたことも気がかりだった。「再発信されているのではないか」という疑念がわいてきた。

九月三十日に母が自宅に戻り、山下さんも十月一日に戻った。基地局がある側の窓にはアルミのレジャーシートを貼った。母は「電波はきていない」と信じきっていた。しかし、山下さんは自宅に寝た二日目に右目のまぶたが腫れた。また、髪を洗うと抜け毛が目立った。脱力感と胃痛で十月八日〜十三日の六日間は「おかゆ」しか喉を通らなかった。

「電波は来ゆうんじゃなぁい（来ているのではないか）」と母に言った。母は、「そんなこと言わんとここで暮らそうよお〜」と叫んだ。十三日の明け方、足がつって目が覚めた。心臓はフタフタし、皮膚は痒くなった。「もうこれ以上はいられない」と、その晩、布団とパジャマ、タオルだけを車に積んで、一人借家に逃げ帰った。

その後も自宅に戻ると、胃痛・頭痛・吐き気が襲ってきた。母も十八日に借家に戻ってきた。「二月に、すぐに、家に帰っちょったら（帰っていたら）、もうちょっと長く居られたね」と母が言った。そんな母が不憫でならなかった。

約半年間、電波は止められていたか、出力が極度に下げられていたのではないか。疑念を晴らすために山下さんは十月十六日、総務省を通じて、ソフトバンクに次の三点に関して回答を求めた。
①電波の発信開始年月日。

②二〇〇六年一月からの稼動状況。一時、停波していた期間があるかどうか。あればその理由と期間。

③停波していたとすれば、再発信開始の年月日。

一〇日後の二十六日、ソフトバンクから電話があった（電話番号は知らせていなかったのに）。折り返し電話をし、担当者と話をした。すると、「止めたことは一度もない。まして長期にわたってはない。検査のためにも止めたことはない」というものだった。「長期」という言葉が引っかかった。

真相はいまだに闇の中だ。しかし、約半年間、基地局ができる前の大気環境に近かったことは間違いない。死者の多さに恐怖した地権者（妻）がボーダフォン（元Jフォン）に一時的に願い出て、その結果、しばらく停波または出力が下げられていたのではないかというのが、今も変わらぬ山下さんの見解だ。

家を離れて八年半

現在、山下さんは自宅から約一・五km離れた借家に母と二人で住んでいる。昼間、山下さんは仕事（会社の事務）に、母はたまに畑仕事にいくという生活を送っている。しかし、父は「死んでも出ていかん」と自宅にこだわり、住み続けている。そのため、彼女は年老いた父のために二日に一度、母と一緒に自宅に戻り、彼の食事の用意などをしている。

山下さんの家は一九九八年に新築され、今年で一四年目。しかし、実質的に住んだのは六年足らず。「終の住処」として建てた居心地のいい家に、ソフトバンクの基地局から一方的に放射される電磁波のために、「家族が安心してともに住めない」

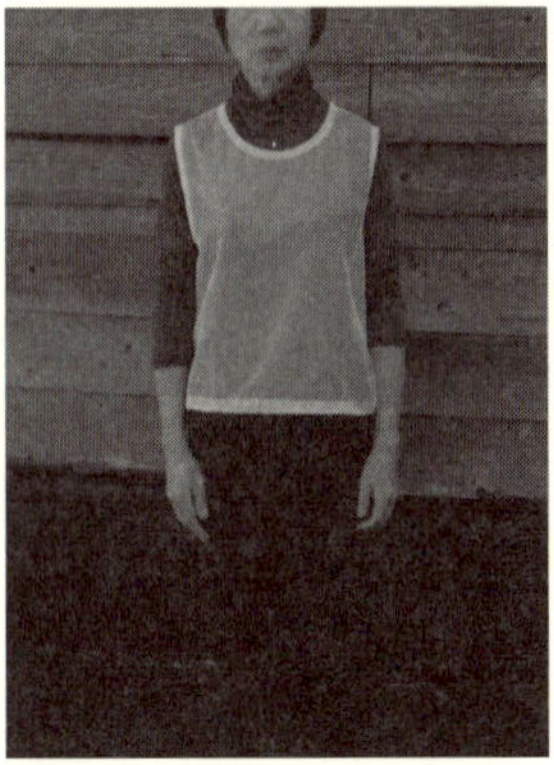

写真 3–2　電磁波を防ぐシールドクロスで作ったベストを愛用している山下聡子さん

という不条理な状態が、八年半（二〇一二年十月現在）も続いている。

余談になるが、「脱原発」を表明したソフトバンク社長・孫正義さんは、「脱原発」を巡る論議のなかで、次のような発言をしている。「原発はそこに住んでいる母親たちや子どもたちにとって、ほとんど選択権がないですよね」（『朝日新聞』二〇一一年七月三十日）。その「選択権がない」一方的な「加害」を、彼が批判する「原発」と同じように、自らの会社が行っていることを彼は知らないのだろうか。

ところで、山下さんが働く職場の近くにも基地局はある。二〇〇三年から現在の職場で働き始めたが、そのときから約四〇〇m離れた見えないところにNTTドコモの基地局があった。その後、二〇〇五年ごろ、約一四〇m離れたビルの屋上にKDDIの基地局が、二〇〇八年には約四〇〇ｍ離れた山の上に、さらにKDDIの基地局ができた。合わせて三基の基地局からの電磁波を浴びながら仕事をしていることになる。

幸いなことに会社の社屋は木造平屋建てでトタン張り。トタンが電磁波防御の役割を果たしてくれている。しかし、完全に防げるわけではない。そのため、彼女は電磁波を約九〇％防ぐスイス製のシールドクロスでベストを作り、電磁波から身を守っている（**写真3―2**）。「このシールドクロスのおかげで働けていています」と。このベストは母のお手製で、二〇〇六年から、転居先以外ではいつも身につけている。

九年間に「急死者」が一〇人

山下さんの調査によると、彼女の住む四四～四五軒の集落を含んだ三地区（藤ノ川・K地区・H地区）において、基地局建設後、二〇〇四年から二〇一二年までの九年間に「急死」した人が一〇人いる。いずれも基地局からの距離にして約七〇〇ｍ以内だ。ほぼ毎年、一人の割合で亡くなっており、みな男性だ。

ちなみに、山下さん母娘が自宅から引っ越した後の二〇〇九年三月、山を挟んで自宅から約四〇〇ｍのところに、NTTドコモの基地局が建てられている。

急死した一〇人の「原因」「年齢」「地区」は次のとおりだ。

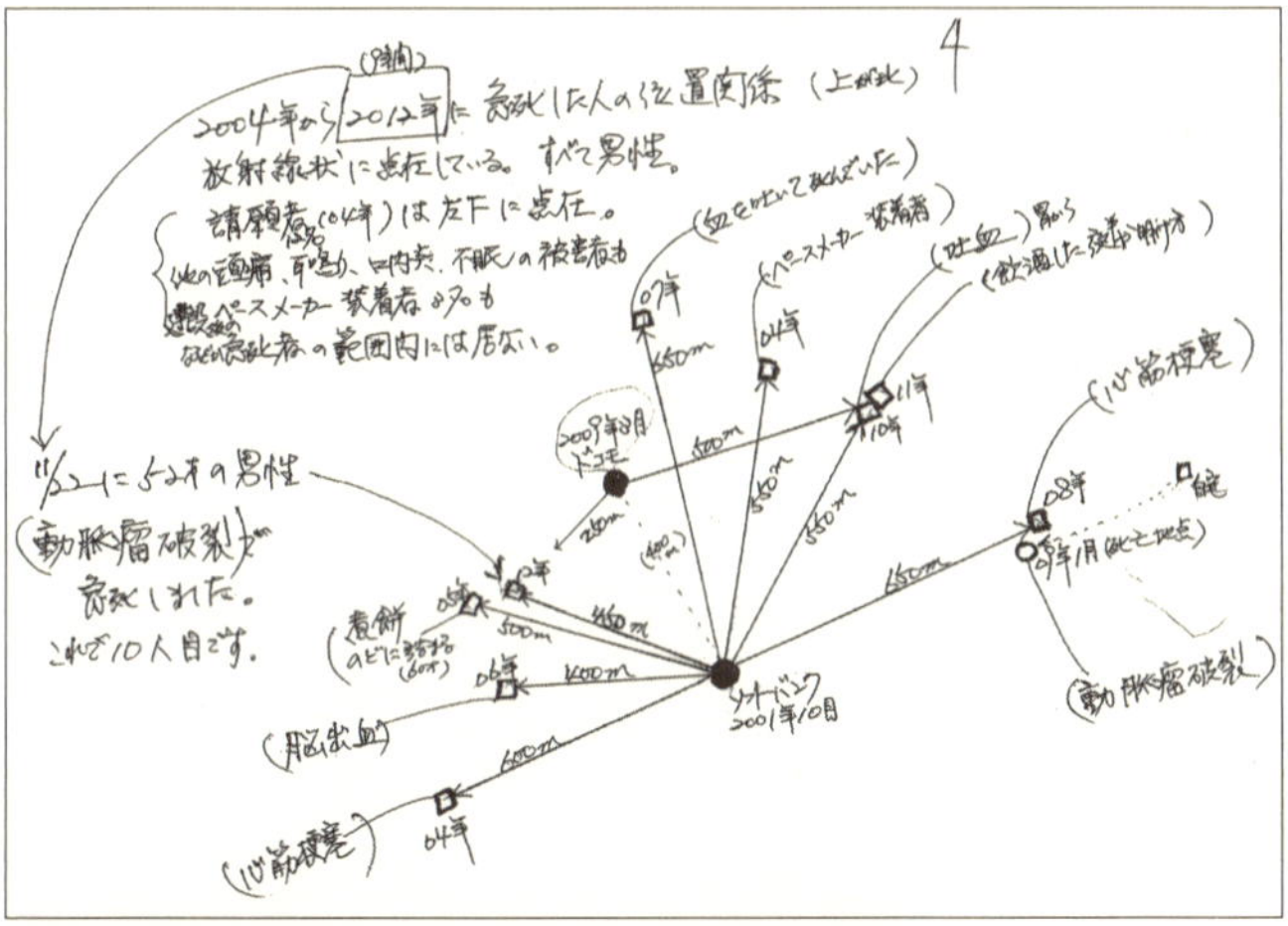

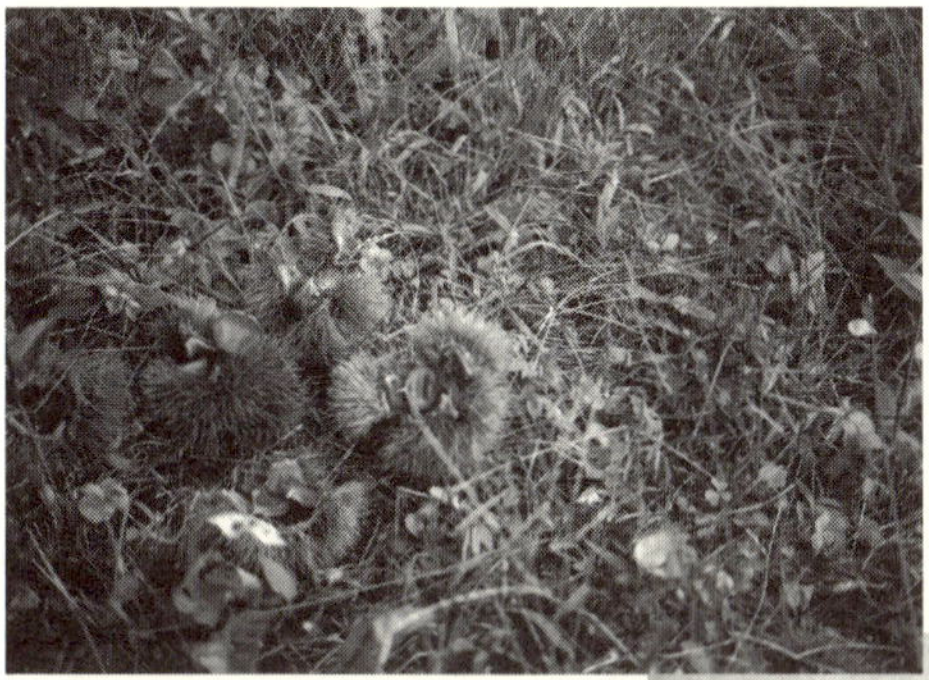

写真3―3　二〇〇八年秋、山下さん自宅裏山（基地局から七〇m程度）の栗の実に異変

二〇〇七年から出ていたよう。最初に収穫できるものは普通に実が入っているが、二度目の収穫以降、実が皿のようにへこんでいる

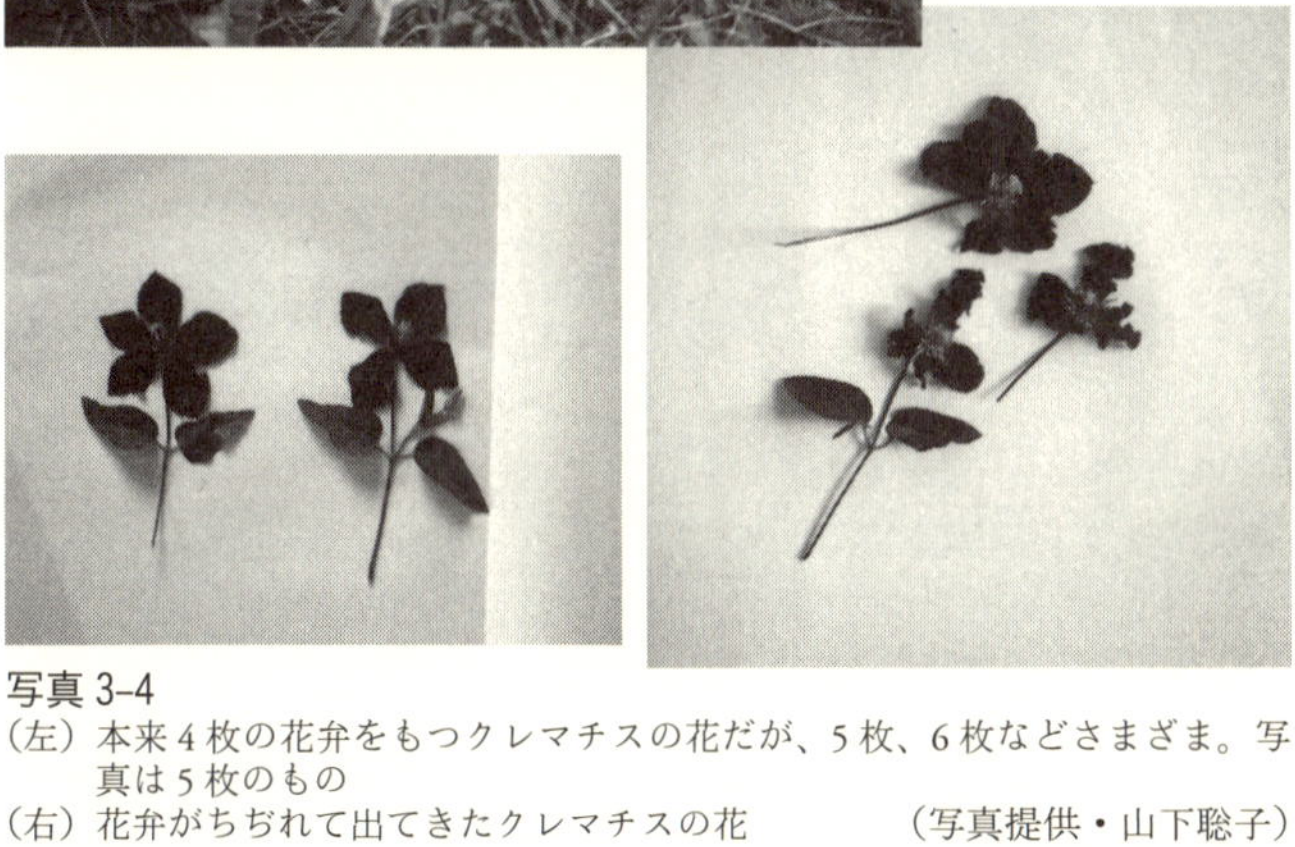

写真 3-4
（左）本来４枚の花弁をもつクレマチスの花だが、５枚、６枚などさまざま。写真は５枚のもの
（右）花弁がちぢれて出てきたクレマチスの花　　（写真提供・山下聡子）

図 3-1　山下さんが作成した急死者の図

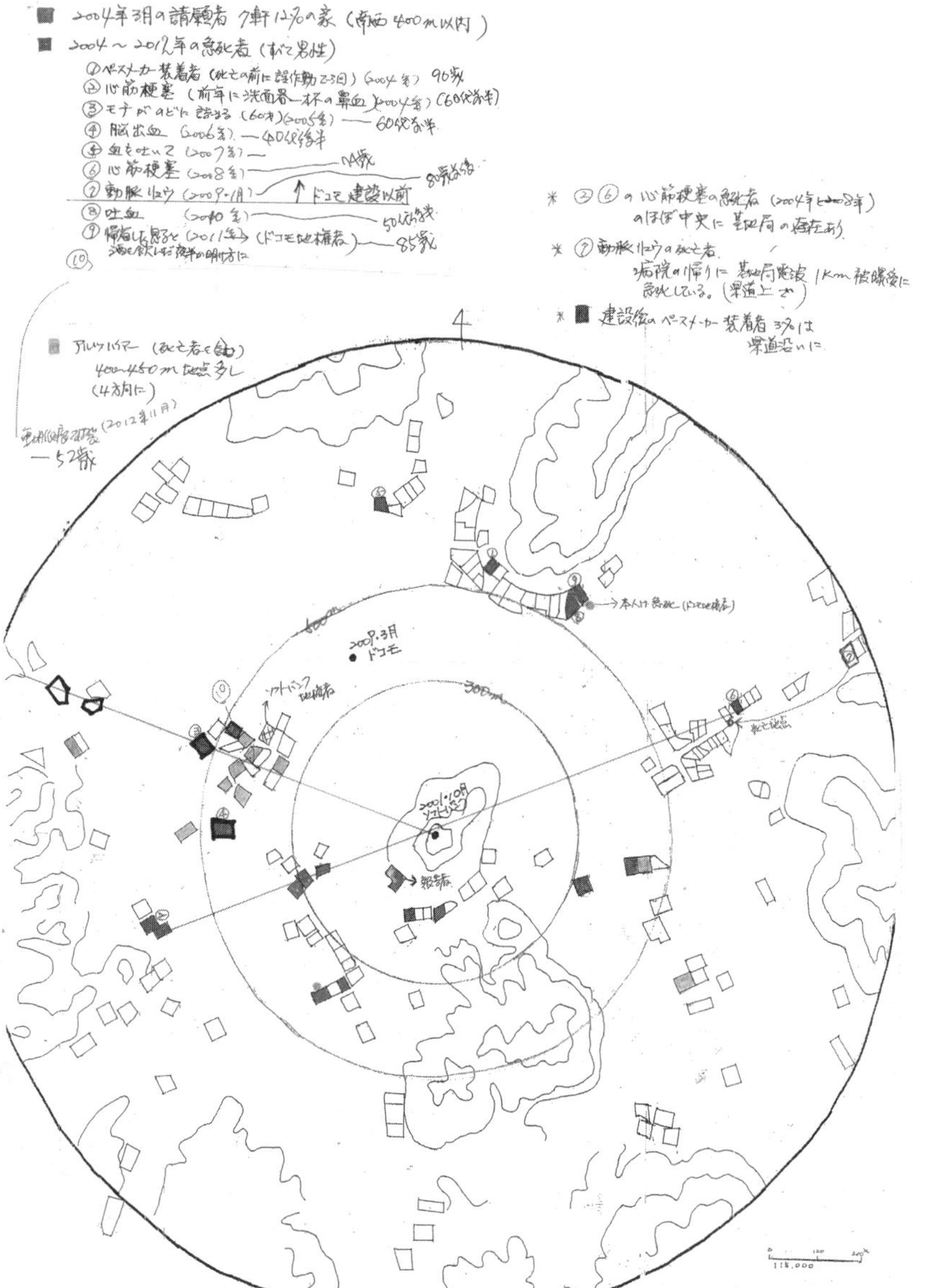

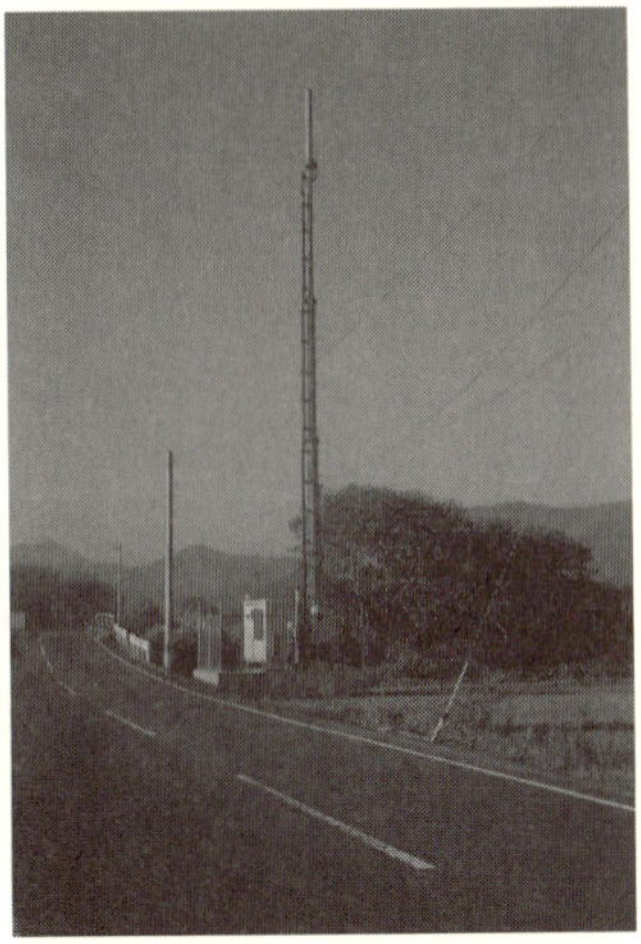

写真 3-5　2009 年 3 月に建設された NTT ドコモの基地局（写真提供・山下聡子）

①二〇〇四年——ペースメーカー装着者。（亡くなる前にペースメーカーが二、三回、誤作動）（九十歳）（K地区）

②二〇〇四年——心筋梗塞（前年、洗面器いっぱいの鼻血を出したことがある）（六十代前半）（藤ノ川）

③二〇〇五年——モチを喉に詰まらせて（六十歳）（藤ノ川）

④二〇〇六年——脳出血（四十代後半）（藤ノ川）

⑤二〇〇七年——吐血（K地区）

⑥二〇〇八年——心筋梗塞（七十四歳）（H地区）

⑦二〇〇九年——動脈瘤破裂（八十歳前後）（H地区）

⑧二〇一〇年——吐血（胃から出血）（五十代後半）（K地区）

⑨二〇一一年——飲酒後の夜半か明け方ポックリ（NTTドコモ基地局の地権者）（八十五歳）（K地区）

⑩二〇一二年——動脈瘤破裂（五十二歳）（藤ノ川）

動脈瘤破裂、吐血、脳出血と、血管に関係した急死者が多いのが特徴だ。山下さんによると、基地局周辺で急死した男性は、「お酒をよく飲んでいた」と言われる人たちが多い。また、「肝臓の数値が少し悪かったが、死ぬほどではなかった」と、遺族が話している人も、うち何人かはいるという。「アルコール＋電磁波」が「死」を呼び寄せやすいのかもしれない。

また、毎日、勤めに出ている人より、一日中、基地局の周辺で暮らしている人のほうが電磁波を浴びる時間が長いせいか、病気にかかる率が高いという。二〇一二年十一月二十二日に亡くなり、突然死一〇人目となった男性は、亡くなる直前まで農作業をしていたそうだ。

「急死者」のほかにも、この地区には「病人」が多い。「アルツハイマー病患者」が一一名、「がん患者」が九名となっている。すでに亡くなった人も入れると、「心臓疾患系患者」（不整脈三・心筋梗塞四・ペースメーカー装着者三）は一〇人いる。彼女の父もその一人で、彼は二〇〇九年に心筋梗塞で倒れた経験をもつ。このほか、不眠、頭痛、鼻血、耳鳴り、口内炎、夏のアカギレなどで悩まされている人も多い。

2　救急車が頻繁に出入りする「汚染地帯」

住民の五人に一人が病気

「藤ノ川地区以外にも、基地局周辺で病人が多発している地区がある。広く、知らせてほしい」。そんな山下聡子さんの「願い」を受けて、二〇一一年二月、私は四万十町を訪れた。同町の元町会議員Tさんと山下さんの案内で、彼らの指摘する「電磁波濃密汚染地帯」を回った。

まず行ったのは、四七軒、約一〇〇人が住む土居地区。ここには山の上に、二〇〇四年十一月に建設されたNTTドコモの基地局がある。基地局から約一五〇mの場所に住むNさん（六十代・女）のお宅でお話を伺った。

Nさんは「じゃあ、地区の上流から」と、基地局からもっとも遠い約七〇〇mの家から、「誰がどんな病にかかっているか」をあげていった。列挙してみよう。

①喉頭がん（七十代・男）
②肝臓がん（五十代・男）
③胃がん（四十代・女）

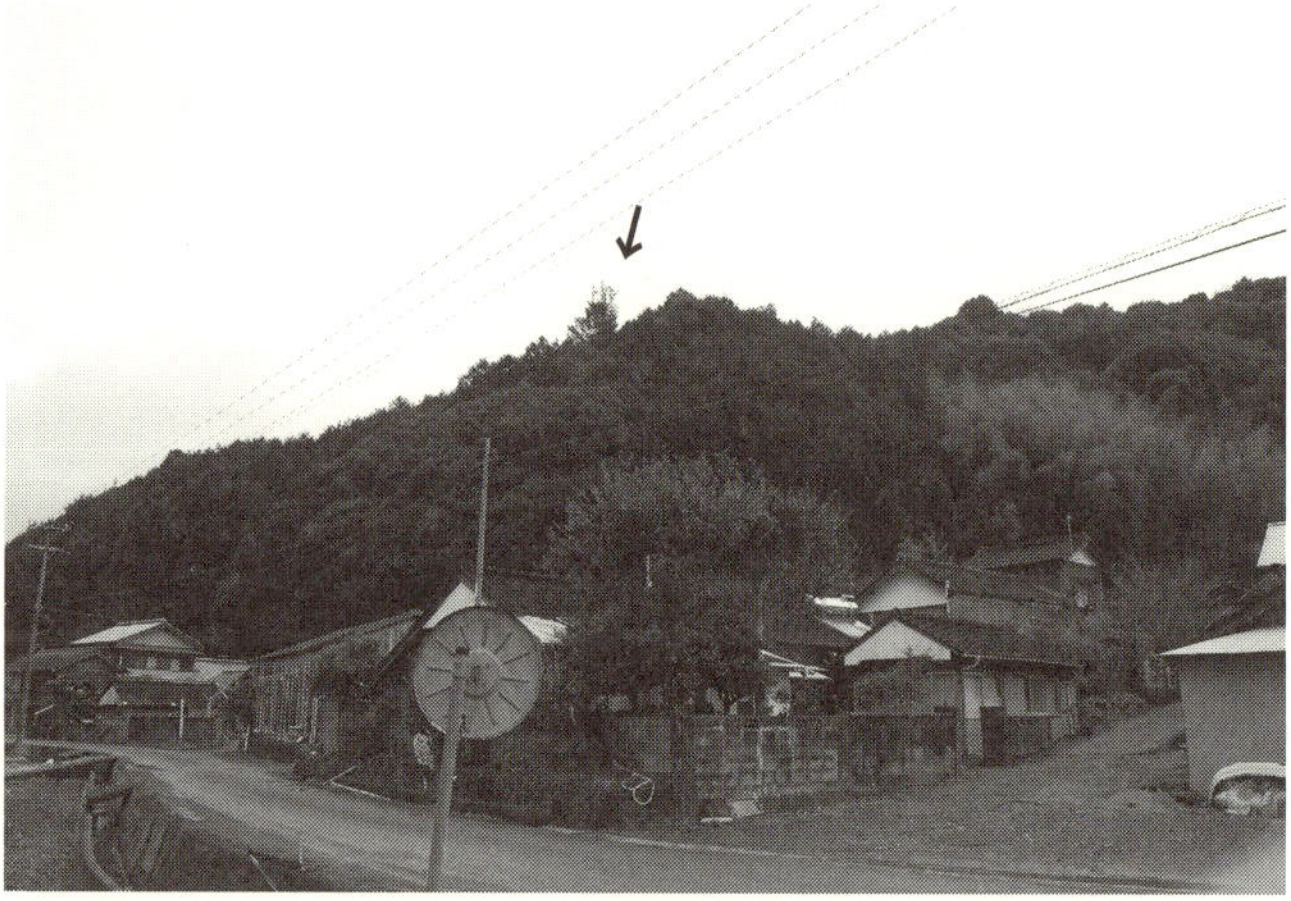
写真 3-6　土居地区に建つ NTT ドコモの基地局。中央の山の木に隠れるように建っている

④心不全または脳梗塞（五十代・男、二〇一一年に死亡）
⑤心臓病（七十代・男）
⑥脳梗塞（七十代・女）
⑦肺気腫（八十代・男、二〇〇七年に死亡）
⑧狭心症（六十代・女）
⑨肝臓がん（八十代・男）
⑩心臓病（七十代・女）
⑪肺気腫（八十代・男、二〇一〇年に死亡）
⑫肺気腫（六十代・男）
⑬ペースメーカー装着（二十代・男、救急車を何度も呼ぶ）
⑭吐血（六十代・男）
⑮白内障（七十代・女）
⑯自律神経失調症（四十代・女）
⑰心臓病（七十代・男）

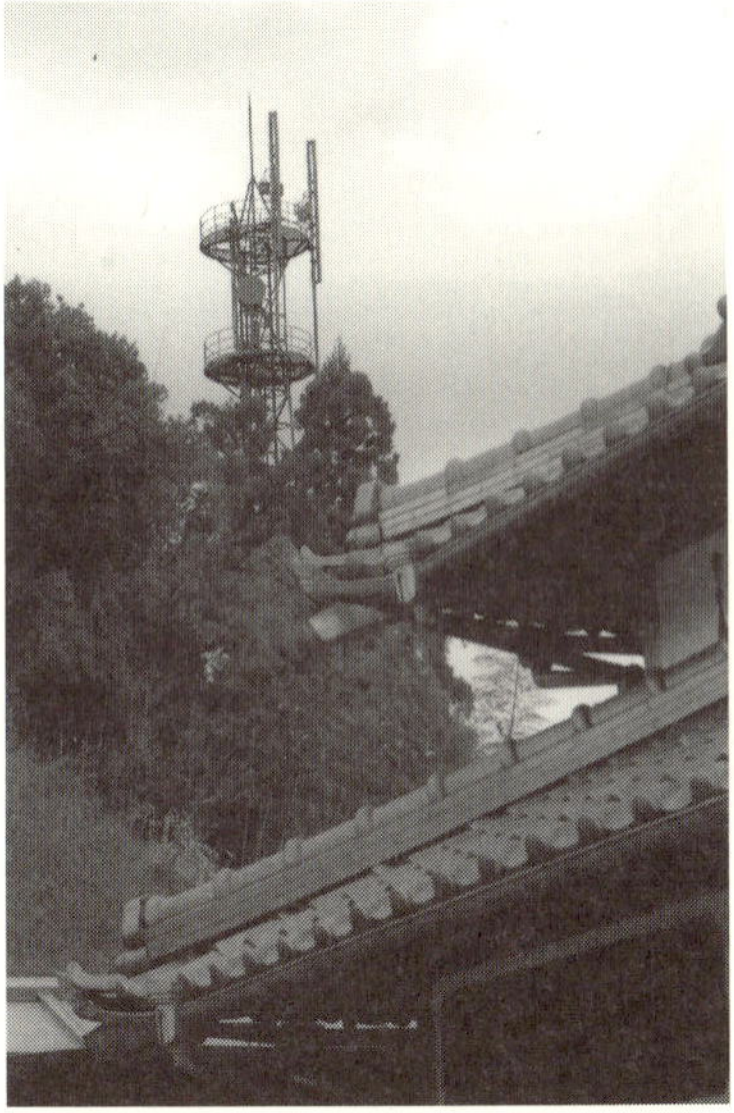

写真 3-7　米奥地区の基地局。
屋根のすぐ後ろに覗く
（写真 3-8 と同じ基地局）

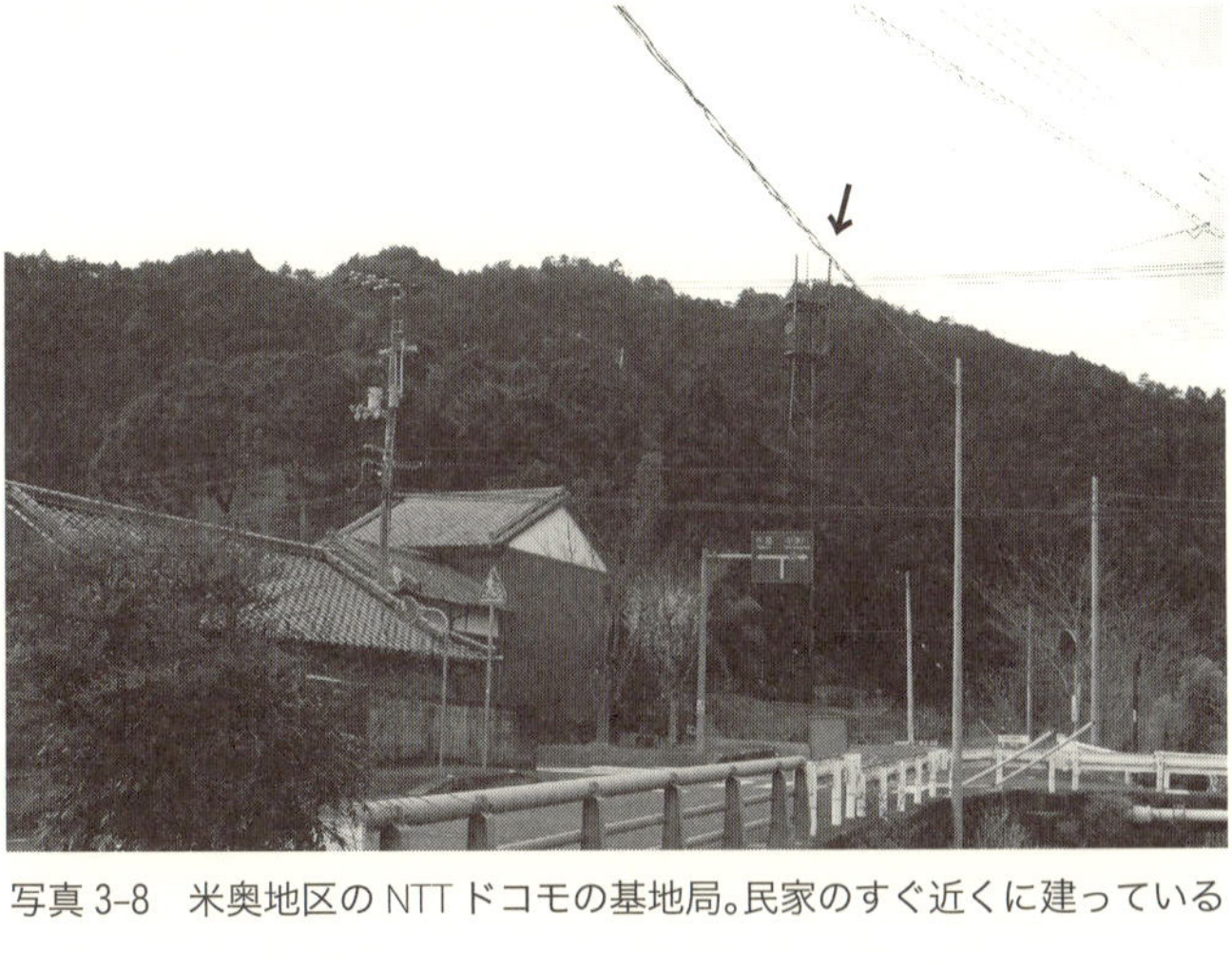

写真 3-8　米奥地区の NTT ドコモの基地局。民家のすぐ近くに建っている

⑱緑内障・子宮筋腫（四十代・女）
⑲急性肝炎（四十代・男）
⑳不整脈（六十代・女）
㉑白内障（八十代・女）

ここには、「不眠」「疲れやすい」「腰が痛い」など、いわゆる「不定愁訴」といわれる「体調不良」の人は除き、病名の確立している人のみを記した。少なく見積もって、住民の五人に一人が病人というのは尋常な地域ではない。

地区名は違うが、同じ基地局から四〇〇mのところにある家では、基地局ができて八カ月後に、四十代の女性がトイレで急死するという「異変」も起きている。「救急車が絶えず出入りしている」のが土居地区の特徴でもある。Nさんらは、基地局の地権者やNTTドコモと何度か話し合いはもったが、撤去には至っていない。

救急車が頻繁に出入りする地区

四万十川が脇を流れる米奥《よねおく》地区。Tさんが住む地区でもある。ここには、NTTドコモの基地局が二〇〇六年七月に建設されている。藤ノ川地区、土居地区とほぼ同じ規模の集落であるが、両地区の基地局が山の上に建っているのに比べ、ここの基地局は川沿いの平地に建っている。そのため、かなりの威圧感がある。

基地局のすぐ近く、五メートル以内のところでは、植物の葉の一部が変色したり、枝が不自然に曲がっているものも多く見受けられた（**写真3―9**）。電磁波の影響とは断言できないが、変容の大きな原因の一つであることは間違いなさそうだ。

Tさんの言にそって、基地局建設後に病気になった人で、病名の確定した人のみ、あげてみよう。距離は基地局からのものである。

①胃がん（七十代・男、一〇〇m、二〇〇六年に死亡）
②心臓病（七十代・男、四〇〇m、二〇一〇年に死亡）
③パーキンソン病（八十代・女、二〇〇六年に死亡）
④狭心症（八十代・男）
⑤糖尿病（五十代・男、一〇〇m）
⑥肺がん（六十代・男、一〇〇m、二〇〇六年に死亡）
⑦喉頭がん（六十代・男、一〇〇m、二〇一〇年に死亡）
⑧乳がん（七十代・女、一五〇m）
⑨前立腺がん（八十代・男、二〇〇m）
⑩脳梗塞・喉頭がん（八十代・女、一〇〇m）

⑪前立腺がん（六十代・男、三〇〇m）
⑫糖尿病（六十代・男、四〇〇m）
⑬脳腫瘍（九十代・男、四〇〇m）
⑭脳梗塞（七十代・男、四〇〇m）
⑮メニエール病（七十代・男、四〇〇m）

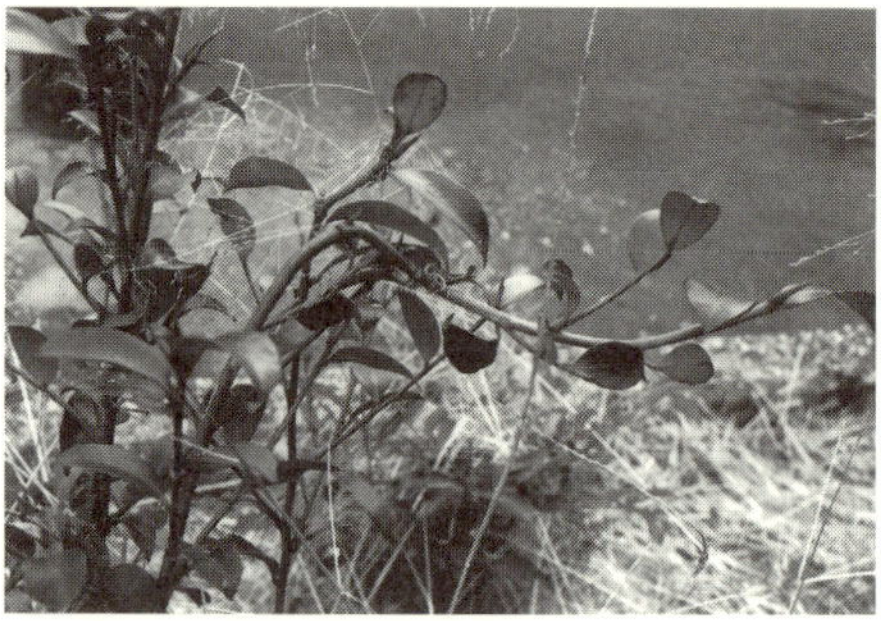
写真 3-9　米奥地区にあるNTTドコモ基地局から約10mのところにある木。枝が上部で曲がったものが目立つ

⑯喉頭がん（五十代・男、一・二km）
⑰認知症（七十代・女、一五〇m）
⑱脳梗塞（九十代・女、二〇〇m）
⑲ヘルニア（七十代・男、一〇〇m）

これら病を患う人の他に、「眠れない」からと、夫婦で自宅以外の場所に避難している人もいる。彼らの家は基地局から五〇m。屋根のすぐ後ろに基地局が顔を覗かせている（**写真3—7**）。この地区も土居地区同様、救急車が頻繁に出入りすることで有名だ。

米奥地区では、基地局が建つとわかったとき、住民の七割が反対した。しかし、地権者がそれを無視し、

ＮＴＴドコモと強引に契約を交わしてしまったのだ。基地局は、その放出する電磁波によって人々の健康を脅かすだけではなく、建設をめぐって、地域住民の人間関係・信頼関係をも壊している。

「不感地域解消事業」が招く被害

山下さんによると、「電磁波濃密汚染地帯」は上記三地域以外にもあり、すでに、亡くなっている人もいるという。いずれも基地局から二五〇〜三〇〇ｍのところに住む人たちだ。

山下さん、Ｔさん、Ｎさんらは協力して地域の調査をし、それぞれの住む地域を電磁波公害のない安全なものにしたいと運動を続けている。しかし、それがなかなか進展しないのは、「携帯電話不感地域解消事業」と称して、町（行政）が率先して基地局を増設しているからだ。

二〇一〇年七月七日付の『高知新聞』は、「四万十町携帯エリア拡大」という見出しで、次のように報じている。「高岡郡四万十町はこのほど、山間部に近い集落など町内一六カ所に携帯電話基地局を整備」。記事によると、同町の「整備」は、国の「携帯電話等エリア整備事業」（国が三分の二、市町村が三分の一を負担）を利用してのもの。同町ではさらに、「来年（二〇一一）度中には一〇戸以上の集落に基地局の整備を目指したい」（企画課のコメント）としている。

さらに、「四万十町議会だより」（第一六号・二〇一〇年八月二十五日発行）には、町民から「携帯電話の不感地域解消に関する陳情」があり、それを「採択」したことが載っている。

つまり、国の政策と補助金をバックに、町が基地局を加速度的に増設し、一部の町民もそれを望んでいる、というのが四万十町の大きな流れなのだ。

しかし、町民の全てが、基地局から放射される電磁波に発がんの可能性があり、自分たちの体調不良の原因が電磁波だと知れば、この流れは変わるのではないだろうか。「命」よりも「携帯電話がつながる」ことの方を選ぶ人がどれだけいるだろうか。まずは、「知らせること」、「知ること」だ。

二〇一一年、三・一一の原発事故後、福島県内に住む子どもたちの「異変」が週刊誌などで次々と報道されている。これらを目にして、山下さんは言う。「私たちの症状は、『フクシマ』の子どもたちに出ている症状とまるっきり一緒。子どもたちの将来が心配」と。

原発から出ているγ（ガンマー）線などの放射線も、基地局から出ている高周波（マイクロ波）も、周波数が違うだけで同じ電磁波の仲間だ。原発事故によって、放射線が与える健康被害は、多くの人が知るところとなった。しかし、その裏で、放射線と同じ仲間である高周波（マイクロ波）が、日々、基地局周辺の人々を被曝させ、静かにその体をむしばんでいることを知る人は少ない。「原発」のない社会をめざすと同時に、「電磁波公害」のない社会をめざすことが、緊急に求められている。

山下さんの願いは、「母が元気なうちに家に帰りたい」ということだ。そのために、「自分に何ができるか」と日々、考えをめぐらせている。

第4章

学校の近くに基地局ができた

「体がだるい」「めまい」に悩む小学生

1 子どもたちの学習環境・健康を脅かす電磁波汚染
——福岡　太宰府東小学校

小学校の敷地から四〇mに基地局

「学問の神様」として親しまれている大宰府天満宮が鎮座する福岡県太宰府市。その太宰府市で子どもたちの学習環境や健康を脅かす深刻な電磁波汚染が広がっている。

同市青山一丁目にある太宰府東小学校（以下、東小学校）の敷地から約四〇m、教室のある校舎から約一〇〇m、近くの住宅地から約六〇mという近距離にNTTドコモ（以下、ドコモ）が土地を買い、基地局を建てたのは二〇〇三年。電磁波を放射し出したのは同年九月だった。基地局を建てるに当たってドコモは周辺住民に何も知らせることなく、突然、基地局を建設した。

その基地局から約六〇mのところに住む笠利毅さん（学習塾経営・携帯電磁波から市民と子どもの健康を守る太宰府市民の会代表・前太宰府東小学校PTA会長）、加代子さん夫婦が、福岡市内から自宅を新築して同地に引っ越してきたのは、二〇〇三年春。ドコモの基地局建設は、その半年後のことだった。

夫婦には子どもが二人いるが、引っ越してきた当時、上の息子は小学校二年生、下の娘は二歳だった。福岡市内で暮らしていた家が化学物質で汚染された家だったため、息子は化学物質過敏症になり、アトピーや喘息、花粉症などに悩まされてきた。そのため、夫婦は現在の地に、化学物質を排除した家を建てた。接着剤、合板、ペンキを使わず、全てに天然木を使ったこだわりの家だ。この家に引っ越してきてから息子の化学物質過敏症は改善し、喘息の症状も消えた。

住民に広がる健康被害

ドコモの基地局ができた二〇〇三年当時、笠利さん夫婦は、基地局から放射される電磁波（マイクロ波）による健康被害に対して、ほとんど知識をもっていなかった。「近くに建ってイヤだな」「低周波の影響は受けないのだろうか」程度のことしか考えていなかった。

しかし、基地局が建ってから、夫婦には「異変」が現れていた。もともと電磁波に敏感な体質で、携帯電話を使うと頭が痛くなり、半日ぐらい頭の重い状態が続いていた加代子さん。彼女は、基地局ができてから、薬を塗っても治りきらないしつこい皮膚炎、肩から下にかけての筋肉痛、ひどい物忘れ、頭が重たくなる頭痛などに悩まされてきた。

二〇〇九年からは、「飛蚊症」にもなった。職場では、朝から晩までパソコンを使っていたが、何の異変も感じなかった。ところが、二〇〇九年の冬休み中のある日、自宅二階の窓辺でパソコンを打っていたとき、「目の中を蚊がブーンと、横切った」。その窓は基地局に面しており、そこからは何の障害物もなく基地局が見通せる。毅さんは、基地局ができて以来、右の足の裏が痺《しび》れれていた。目もドライアイになり、疲れやすくなった。

基地局から約六〇mの距離には、笠利さん宅を入れて六軒の家が軒を連ねている。これらの住宅は、約三〇年前、同時期に建てられた住宅団地の一部で、当初からの入居者には七十代が多い。それらの家でも「異変」は起きていた。

基地局にもっとも近い家には七十代の夫婦が住んでいたが、基地局ができてから体調が悪くなり、夫婦ともに他へ引っ越していった。

基地局から四番目に近い家にも七十代の夫婦が住んでいたが、夫のほうはがんを患い、二〇一〇年に亡くなった。妻のほうは、加代子さんが会うたびに、「具合が悪い」と言っていたが、ついに他所に住む子どもの元へ引っ越していった。

基地局から六軒目に当たる家には、七十代の女性が一人で暮らしていた。後に電磁波を測ると、六軒のうちでいちばん電磁波強度が強かった。女性はよく外で草取りをしていたが、急に具合が悪くなり、他所に住む子どもの家に引き取られていった。その後、二〇一〇年ごろ、亡くなったという。

学校の敷地から約一〇ｍに別の基地局が計画

自分たちや近隣の人たちに起こった「異変」が、もしかしたら基地局から放射される電磁波のせいではないか、と笠利さん夫婦が考え始めたのは二〇一〇年に入ってからだ。同年六月、すでにあるドコモの基地局とは別に、新たな基地局の計画がもちあがった。ドコモの基地局と学校の間にある公園内の、学校の敷地から約一〇ｍ、住宅地から約四〇ｍの地点にＫＤＤＩが基地局を建てるというのだ。ＫＤＤＩがその旨を通知したのは、六軒のうち、笠利さん宅を含め、人が常住する三軒のみだった。

すでにあるドコモの基地局に不安を抱いていた笠利さん夫婦は、基地局から放射される電磁波の健康影響について学び、自分たちを含め基地局周辺住民に出ている健康被害が、基地局からの電磁波によるものではないかという疑念を強くした。彼らは、近隣の住民とともに、ＫＤＤＩと、基地局予定地の所有者である市に計画の撤回を申し入れた。しかし、予定地が公園の後ろにある環境美化センター（学校の敷地から約一〇〇〜一二〇ｍの距離）に移っただけで、計画は撤回されなかった。

何度も市役所に対して撤回を申し入れた。しかし、相手にされなかった。そのため、笠利さんらは、次の三点を求めて、二〇一〇年九月、署名活動を始めた。

①ＫＤＤＩ基地局の新設計画撤回

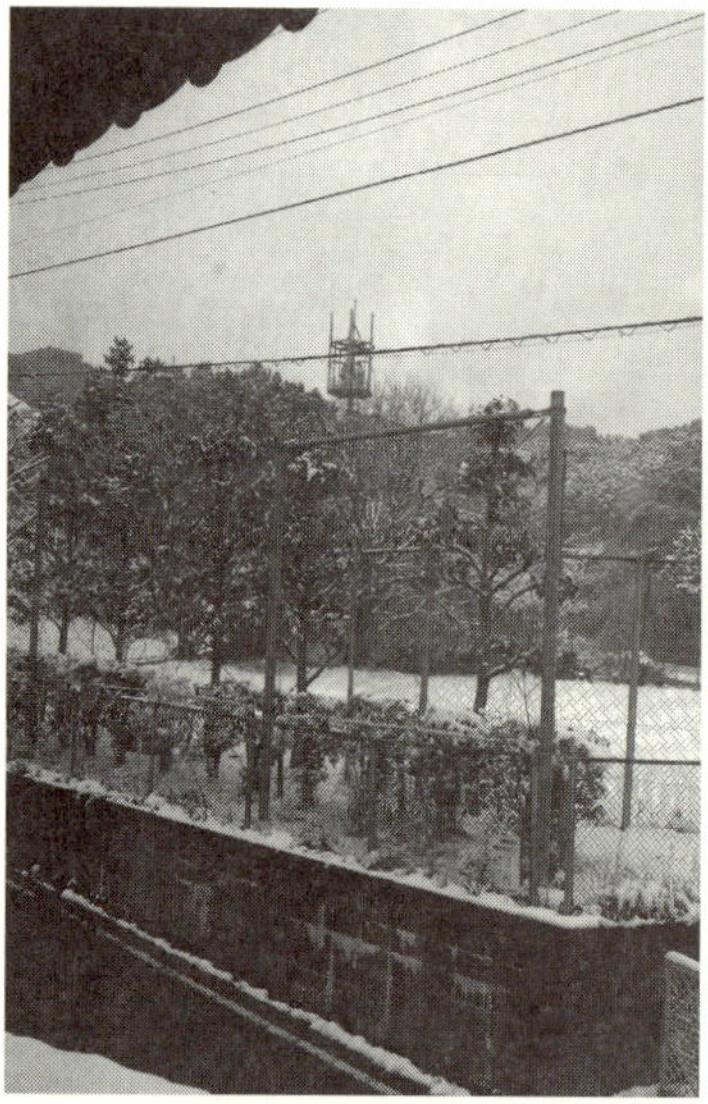

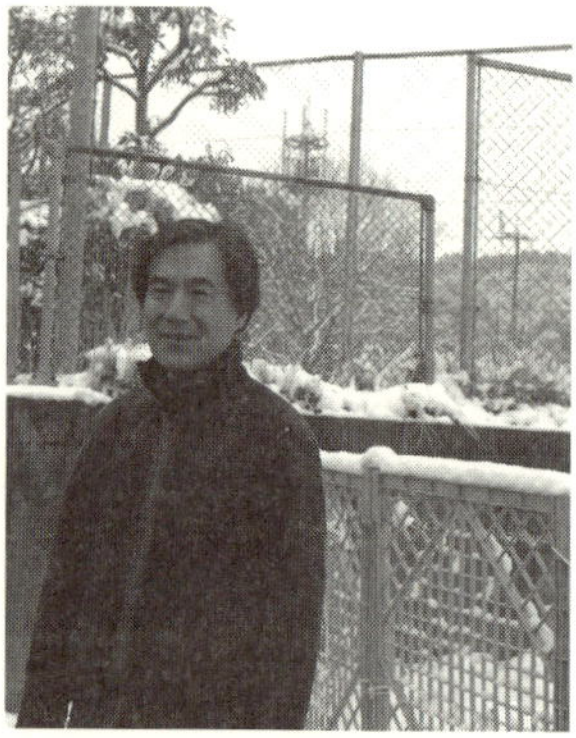

写真 4-1　自宅前の道に立つ笠利毅さん。後ろに見えるのがドコモ基地局。距離約 60m

写真 4-2　笠利さん宅 2 階の窓辺から見えるドコモの基地局。距離は約 60m

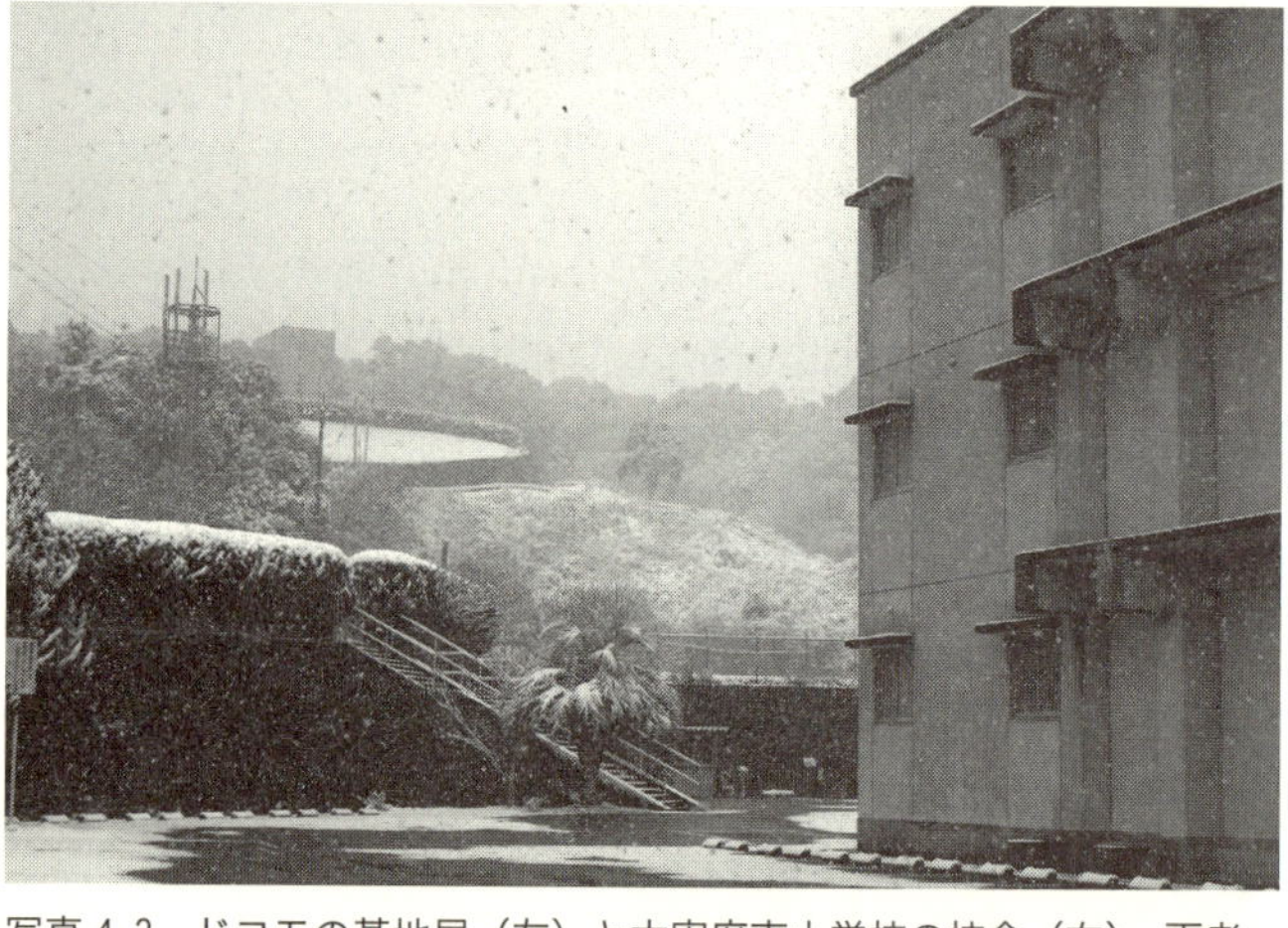

写真 4-3　ドコモの基地局（左）と太宰府東小学校の校舎（右）。両者の距離は約 100m。塔の高さと 3 階の高さがほぼ同じ

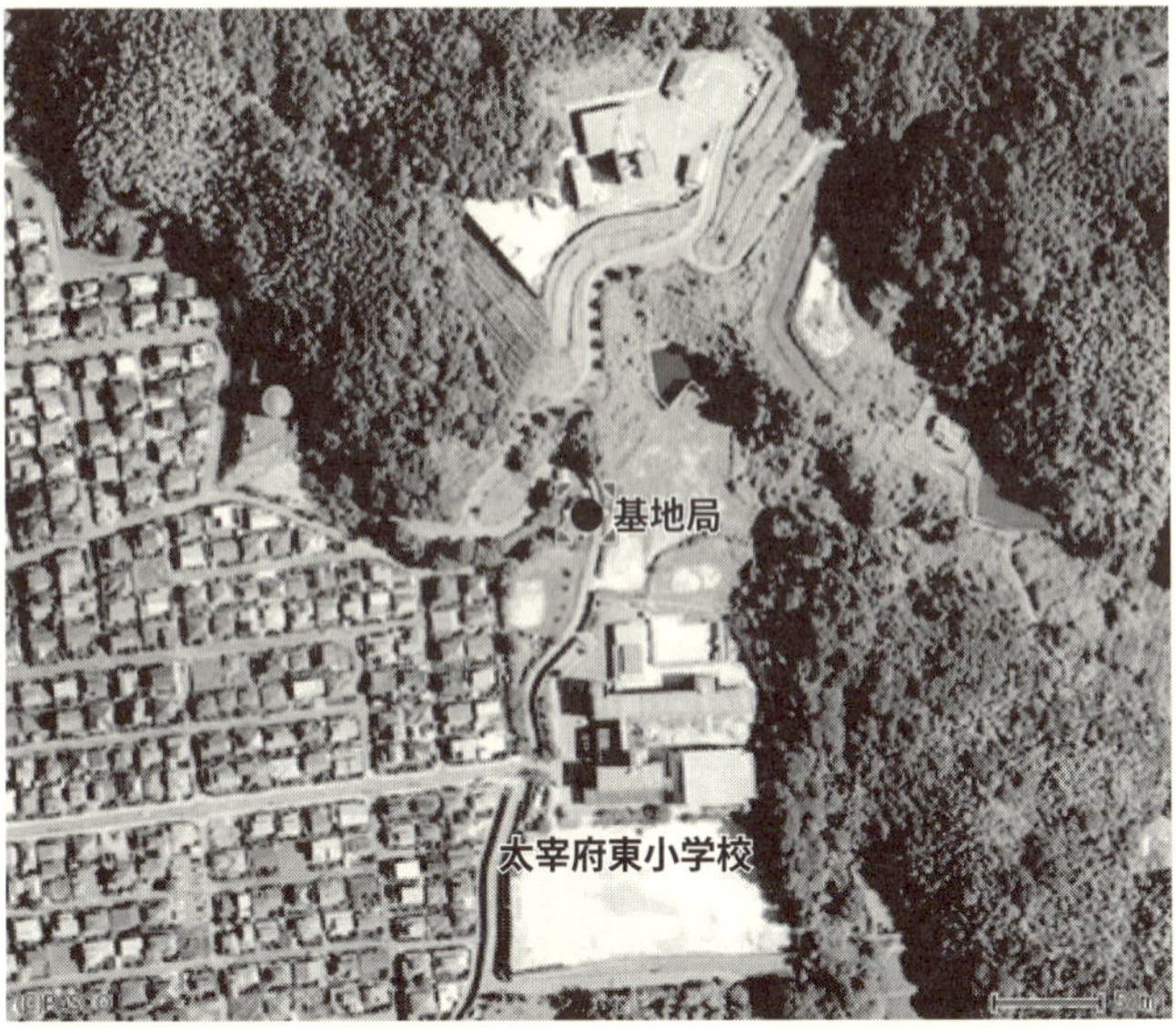

写真 4-4　基地局は学校敷地より約 40m、教室のある校舎（1階＝1年生・6年生、2階＝2年生・3年生、3階＝4年生・5年生）より約 100m

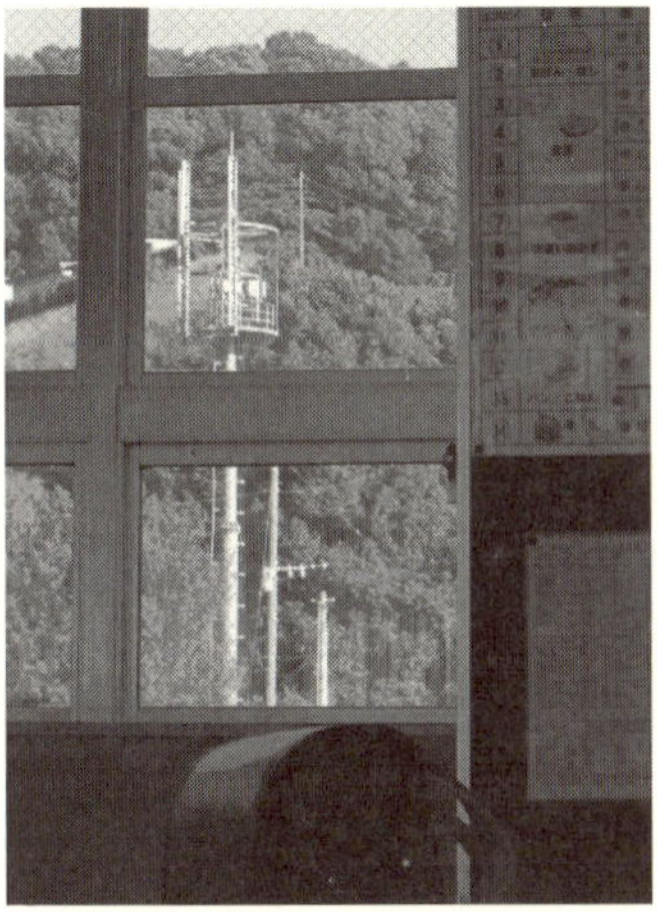

写真 4-5　3 階の教室から見た基地局
（写真 4-4、4-5 提供・近藤加代子）

②東小学校横のドコモ基地局の移動・撤去

③説明会などを内容とする条例の制定

そして、同年十一月までの二カ月間で二五三二筆の署名を集め、市に要望した。その結果、市はKDDIへの土地貸与をやめ、基地局の新設計画はなくなった。

基地局設置の適正化に関する請願を提出

その間、笠利さん夫婦は電磁波を測る計測器を買って、自宅や東小学校周辺などの電磁波を測った。すると、その電磁波強度は強く、今あるドコモの基地局自体が東小学校の児童や近隣住民にとって危険な存在であることが判明した。住民らは、先の署名で要望した②の「東小学校横のドコモ基地局の移動・撤去」、③の「説明会などを内容とする条例の制定」を求めて、さらに運動を展開した。

そして、二〇一〇年十二月の定例市議会に、公明党のS議員を紹介議員として、「安心・安全の見地に基づく携帯電話中継基地局設置の適正化に関する請願」を出した。内容は次のようなものだ。

（一）携帯電話各社に対して以下を指導すること、条例をはじめとする施策を立案・実施すること。

①携帯電話会社が、基地局の設置をする際には、保育所や小中学校からなるべく遠ざけること。

②携帯電話会社は、基地局の設置および改造を行う際、周辺住民に対する説明会を実施し、同意を得るよう努力をすること。

③教育施設の周辺にすでに設置されている基地局について、基地局の移動や撤去などを含む環境改善に関する要望がある場合には、携帯電話会社は誠実な対応をすること。

（二）小中学校における電磁波の状況に関して、太宰府市が問題の把握を行い、問題がある場合には改善措置をとること。

この請願は、圧倒的多数の一七対二で採決された。

その背景には、次のような事情があった。

①すでに、市内で基地局がらみの住民紛争が何度も起こっており、何人もの議員が苦労していた。

②市議のなかに、基地局の新設計画を二度、撤回させた経歴をもつ門田直樹（自民党）議員がおり、彼が市議会で二〇〇五年から五回にわたって、基地局問題を取り上げていた。

③保護者・住民のなかに多様な政治的立場の人がおり、自民・公明・社民・共産と、幅広いネットワークが組めた。

選挙後、市長は態度を一八〇度転換

二〇一一年四月、太宰府市の市長選挙と市議会議員選挙が行われた。選挙に先立ち、笠利さんら住民は、次期市長候補でもある現職の井上保広市長に面会し、協力を求めた。すると、市長は、「市民が困っているとき、助けるのが市役所」「電磁波の停止実験をドコモに申し込む」とまで言って、住民らを感動させた。

ところが、選挙が終わり、再度、市長の座についた井上さんは、態度を一八〇度変えた。同年六月の議員質問への回答では、「政府が安全といっているのだから、市として特別なことはしない」と述べるに至った。そして、同年九月、市は請願者である住民に一切の説明をすることなく、市議会に対してのみ、次の三点を報告した。

①「請願の処理経過および結果報告」

②「太宰府市携帯電話基地局設置にかかる住民紛争等の防止に向けた実施方針の基本的な考え方について」

③「太宰府市携帯電話基地局設置にかかる住民紛争等の防止に向けた実施方針」

①「請願の処理経過および結果報告」では、次のようなことが述べられていた。

○請願（一）について

「電磁波などについては、国（総務省）が、法整備や規制指導を行っているので、市から携帯電話会社に対する直接的な指導は適切ではない」

（請願で求めているのは「設置の適正化」）

○請願（一）の①について

「携帯基地局を教育施設等から遠ざけることについては、市域内のほとんどを携帯電話の通信エリアから除外することになり、すでに携帯電話基地局があることで便益を受けている市民が多くいることに加え、市の携帯電話会社に対する指導等の法的権限がないことから、その対応は困難」

（請願では、既設基地局について書いていない）

○請願（一）の②について

「基地局の設置・改造を行う際、周辺住民の同意を義務化することは困難」

（請願では、同意を得るよう「努力する」となっている）

○請願（一）の③について

「教育施設の周辺にすでに設置されている基地局について、市が基地局の移動や撤去などを求めることは困難」

（請願では、携帯電話会社に対して求めているのは「誠実な対応」、市に対して求めているのは「双方の調整」）

住民の「知る権利」を保障しない「実施方針」

市による報告②「太宰府市携帯電話基地局設置にかかる住民紛争等の防止に向けた実施方針の基本的な考え方」では、「住民の健康不安等の主張に対して、国の見解を超えた安全基準を考慮した市独自の条例を制定することは困難」とされている。しかし、請願が求めたのは、「住民の同意を尊重した安心・安全なまちづくり」を推進する条例であり、「国の見解を超えた安全基準」については言及していない。

以上のように、市は請願が求めていない内容をあげ、それに対してひたすら「実施困難」と結論づけている。

市が独自に出してきた③「太宰府市携帯電話基地局設置にかかる住民紛争等の防止に向けた実施方針」では、「事業者の責務」は次のように記されていた。

「基地局の設置もしくは、改造、または既設基地局についての説明を求められた場合、住民説明会の開催等、周辺住民の意見を聴き、理解が得られるよう誠意をもってその解決にあたり、紛争の防止に努めるものとする」。

ここでは事業者は、「説明を求められた場合」のみ、説明会などを開けばよいようになっている。

これでは、基地局の新設などを事前に住民が「知る」ことはできず、知らなければ、説明会の求めようもない。つまり、住民の「知る」権利をまったく保障しない、事業者に都合のいい「実施方針」となっている。

議員提案の「条例」と市長の「再議」

一方、請願の採択を受けて、市会議員たちは超党派の一〇数人で「携帯電話基地局問題に関する研究会」をスタートさせた。六回にわたって、電磁波による健康被害や、他自治体の調査などを行った。そして、二〇一一年の十二月定例議会に、議員提案で、「太宰府市携帯電話中継基地局の設置等に関する紛争防止条例」を提出した。

内容は、基地局を設置する際、事業者は、「六〇日前までに事業計画書を提出する」「四〇日前までに、供用範囲の住民に対して説明会をする」というシンプルなものだった。市側から激しい応酬があったものの、一〇対七で可決された。

ところが、採決直後に、この条例に対して、市長が地方自治法一七六条に基づく「再議」を求めた。議長に「再議書」を提出し、条例の成立を阻止するという行動に出たのだ。議会での議決が過半数であったものが再議に付されると、再度、その議案は議会の審議となり、三分の二以上の多数を得なければ、廃案とされる。

市長による再議の理由は、次のようなものだった。

①「実施方針以外に条例を制定する必要はない」。

②「条例の制定により、基地局の整備に支障をきたすことが想定され、市民の通信の利益を害する恐れがある」「携帯電話が円滑に使用できる環境を整備することは住民福祉の向上や安全・安心のまちづくりという観点からも重要」。

携帯電話会社にとっては、基地局設置に関する情報を事前に公開したり、住民説明会を開くことは、基地局を設置しにくくするので、できたらやりたくないことだろう。しかし、その会社の本音を代弁したかのような市長の再議理由には、首を傾げざるをえない。笠利さんら関係者によると、この市長の再議理由②は、「携帯電話会社が市議会に提出した意見書そのもの」ということだ。

二〇一二年三月十九日、三月定例議会最終本会議で、議員提案の「条例」は、条例の再成立に必要な三分の二以上（一二名）に一人足りず、廃案となった。しかし、条例を提案した門田市議らは、その日、ただちに、「携帯電話中継基地局に関する調査研究特別委員会」の設置を賛成多数で可決した。そして、同委員会でひきつづき議論していくことになった。

保護者と市役所と合同で測定調査

請願運動と並行して、笠利さん夫婦ら「携帯電話基地局を考える東小保護者の会」が取り組んだのが、小学校における電磁波強度の測定と、子どもたちの健康調査だった。それまで、個別に、それぞれの子どもの「不調」に頭を悩ませてきた保護者たちは、基地局問題に取り組むなかで、お互いの子どもの症状が似ていることに気づく。そして、それらの症状が、電磁波の強さと関係があるのではないかと疑いを抱くようになった。

二〇一一年二月、保護者たちは市役所と合同で、東小学校の電磁波強度の測定調査を行った。すると、基地局からの電磁波が平行に入ってくる三階で「〇・二μW／cm^2」、二階で「〇・一一μW／cm^2」、一階で「〇・〇三六μW／cm^2」、時計台の下で「〇・一六μW／cm^2」、運動場で「〇・一五μW／cm^2」あった。

この値を世界でもっとも安全な基準値を定めているオーストリア・ザルツブルク州の値（室内で「〇・〇〇〇一μW／cm^2」、室外で「〇・〇〇一μW／cm^2」）と比べてみよう。室内基準値と比べると、三階では同市の二〇〇〇倍、二階では同市の一一〇〇倍、一階では三六〇倍。室外基準値と比べると、時計台の下で一六〇倍、運動場で一五〇倍の強度だった。東小学校の子どもたちは、同じ子どもでありながら、ザルツブルク州の子どもたちの一五〇〜二〇〇〇倍の電磁波強度のなかで学校生活を送ることを強いられていることになる。

ちなみに、二〇一二年二月、基地局から約六〇ｍの距離にある笠利さん宅を筆者が手持ちの計測器（〇・一〜三GHzに対応）で測った。すると、基地局が見える二階の窓辺で約「〇・一八μW／cm²」あった。これは、ザルツブルク州の室内基準値の一八〇〇倍に当たる。彼らの家では、すでに二〇一一年から、基地局の電磁波を防ぐためにシールドクロスを窓辺にかけている。そのクロス内で測ると、値は「〇・〇〇五八μW／cm²」となり、約三〇分の一に下がった。それでも、ザルツブルク州の室内基準値の五八倍の値だ。

三階で「三・七六μW／cm²」

保護者と市役所とによる合同電磁波強度の測定調査から約一年後の二〇一二年三月、東小学校の電磁波強度を専門家が測定した。専門家は、電磁波理論と電波工学が専門の九州大学教授・吉冨邦明さんだ。

彼がスペクトルアナライザーのマックスホールド機能を用いて、電波信号の最大値から受信電力（電力密度）を求めた。問題の基地局から放射される電磁波の周波数は八〇〇MHzと二〇〇〇MHzだったため、それぞれの周波数の電力密度を計り、それらを合計して受信電力（電力密度）を求めた（**表4—1参照**）。

すると、保護者と市役所とが合同で測った値よりはるかに高い値が計測された。一階で「〇・

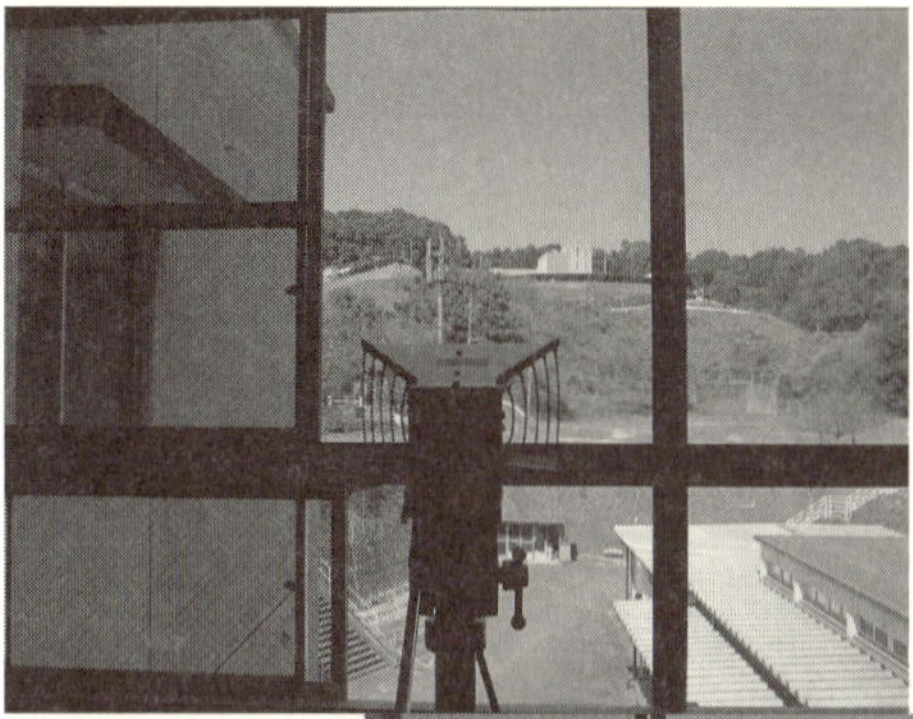

写真 4-6
計測アンテナ

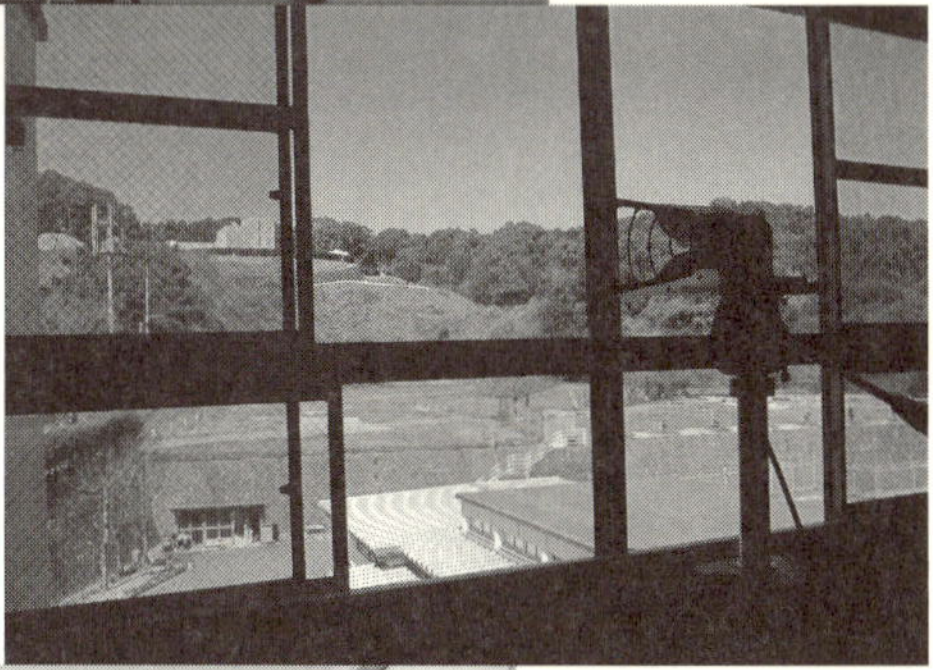

写真 4-7
校舎 3 階廊下で測定

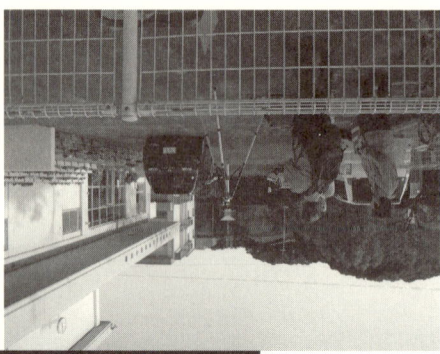

写真 4-8
玄関前で測定

（いずれも写真提供・吉冨邦明）

表4-1　基地局からの電波の電力密度の測定値

	周波数	電力密度（μW/cm^2）	
校舎1階	800 MHz帯	0.12	0.36
	2000 MHz帯	0.24	
校舎2階	800 MHz帯	1.17	2.23
	2000 MHz帯	1.06	
校舎3階	800 MHz帯	3.59	3.76
	2000 MHz帯	0.16	
玄関前	800 MHz帯	0.69	0.79
	2000 MHz帯	0.10	
民家2階（60m）	800 MHz帯	0.48	1.32
	2000 MHz帯	0.84	

（測定：2012年3月28日、吉冨邦明）

三六μW／cm^2」、二階で「二・二三μW／cm^2」、三階で「三・七六μW／cm^2」だった。一階、二階、三階と上に上がるほど電力密度は増大していた。三階の「三・七六μW／cm^2」という値は、ザルツブルク州の室内基準値の三万七六〇〇倍もの値である。

健康を守るには「〇・〇〇〇一μW／cm^2」以下に

日本の電磁波規制値は世界でもっとも高い「一〇〇〇μW／cm^2」なので、東小学校の電磁波強度は、政府や携帯電話会社にいわせると「安全」ということになるのかもしれない。しかし、この値は電磁波の「熱作用」（急性大量曝露によって引き起こされる）のみを考慮したもので、今、世界中で問題とされている電磁波の「非熱作用」（低線量長期曝露によって引き起こされる）を考慮したものではない。

ヨーロッパでは、二〇一一年五月末に、EU評議会議員会議で採択した「決議1815」のなかで、基地局からの電磁波強度規制値を次のように各国に勧告している。

「短期的には『〇・一μW／cm^2』以下に」「中期的には『〇・〇一μW／cm^2』以下に」。

このように、ヨーロッパ各国の規制値は、確実にザルツブルク州の基準値に近づきつつある。

しかし、すでに二〇〇五年段階で、ドイツの医師グループは、当時のシュレーダー首相に次のような「報告書」を送っている。内容は、「調査によって、パルス化されたマイクロ波による健康への悪影響が明らかになった」というもの。彼らは、自宅で長期間にわたって電磁波に被曝している三五六人を調査したうえで、次のように結論づけている。

「電磁波密度がわずか『〇・〇〇一μW／cm^2』でさえ、三〇％の人は病気になっている」。

「電磁波密度が『〇・〇一μW／cm^2』以上であれば、約九五％の人が悪影響を受ける」。

つまり、人々の健康を守るためには、ＥＵ評議会議員会議が決めた「中期的には『〇・〇一μW／cm^2』以下に」という値でも不十分で、ザルツブルク州のように、室内では『〇・〇〇〇一μW／cm^2』以下が求められているということだ。

ドイツの医師たちが指摘した健康被害の内容は次のようなものだった。

睡眠障害・疲労・集中力欠如・物忘れ・言葉の出ない状態・うつ傾向・耳鳴り・聴力の急喪失・聴力低下・めまい・鼻血・視覚障害・頻繁な感染症・静脈洞炎・関節と手足の痛み・神経と筋肉の痛み・痺れ・心臓のリズム障害・血圧上昇・ホルモン障害・寝汗・吐き気、など。

「三階」「一〇〇m未満」に症状多発

二〇一一年四、五月には、子どもたちの健康調査をした。主な質問事項は、「イライラ」「体がだるい」「朝起きられない」「皮膚疾患」「口内炎」「頭痛・頭重」「喘息」「めまい」「耳鳴り・難聴」「睡眠障害」「胸痛・ドキドキ」など。

これらの他に、「自宅周辺にある基地局との距離」「子どもが携帯電話を使っているか」「子どもたちがWi-Fi、無線でゲームをしているか」なども聞いた。そして、東小学校約三〇〇名中一三五名の「健康調査アンケート」を回収した。

すると、一階（一年生）や二階（二・三年生）に比べて、三階（四、五年生）で多くの症状が出ていることがわかった（**図4—1参照**）。とくに、「イライラ」は他の症状に比べて全体的に多いが、一、二階では三人に一人（それぞれ三五・三％、二八・一％）の割合なのに、三階では二人に一人（五〇・九％）が感じていた。

また、「めまい」は一階では一人もいない（〇％）のに、三階では約五人に一人（一七・五％）が感じていることもわかった。さらに、三階では、「体がだるい」が約二人に一人（四二・一％）、「朝起きられない」「皮膚疾患」が、それぞれ三人に一人（三五・一％）の高率で発生していることもわかった。

調査では、子どもたちの自宅と基地局との距離を「三〇〇m以上」「一〇〇〜三〇〇m未満」「一

図4-1　各階ごとの症状発生率

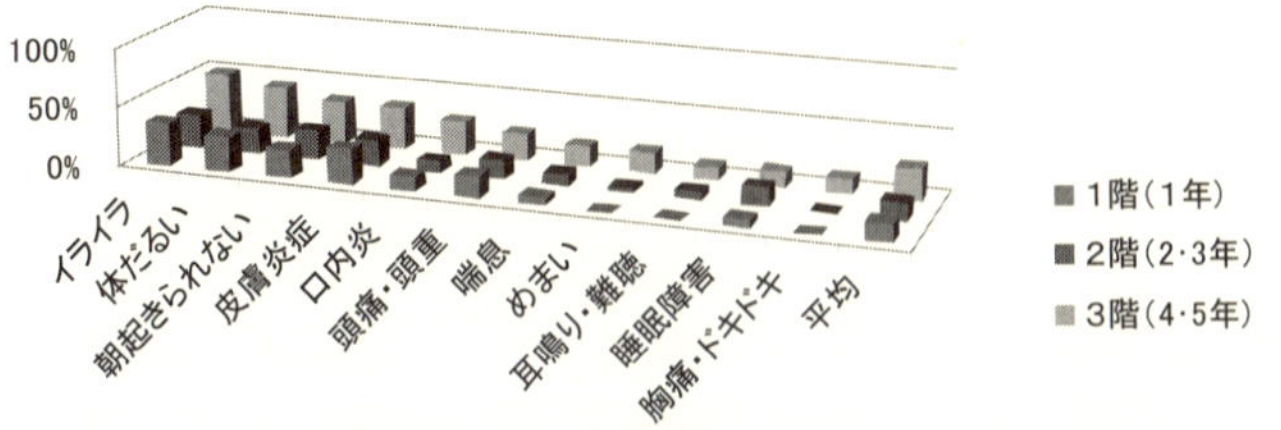

	イライラ	体だるい	朝起きられない	皮膚炎症	口内炎	頭痛・頭重	喘息	めまい	耳鳴り・難聴	睡眠障害	胸痛・ドキドキ	平均
1階(1年)	35.3%	29.4%	23.5%	29.4%	11.8%	17.6%	5.9%	0.0%	0.0%	5.9%	0.0%	14.4%
2階(2・3年)	28.1%	21.9%	25.0%	21.9%	9.4%	15.6%	9.4%	3.1%	6.3%	15.6%	0.0%	14.2%
3階(4・5年)	50.9%	42.1%	35.1%	35.1%	28.1%	22.8%	17.5%	17.5%	10.5%	12.3%	12.3%	25.8%

〇〇m未満」の三つに分けても統計をとった。すると、「一〇〇m未満」で症状の発生率が急増していることがわかった（図4―2参照）。「一〇〇m未満」では、「体がだるい」が五五％、「口内炎」が三六％、「胸痛・動悸」「耳鳴り・難聴」「めまい」がそれぞれ一八％、発生していた。また、携帯電話の使用頻度、無線ゲームの使用頻度の高い子どもに、より多くの症状が出ていることもわかった。

これらの調査から言えることは、学校では電磁波の強度が強いほど（一階から三階に上がるほど）、家では基地局との距離が近いほど（「三〇〇m以上」から「一〇〇m未満」になるほど）、携帯電話や無線ゲームの使用頻度が高いほど、子どもたちはより多くの電磁波に被曝し、健康被害を受けているということだ。

図 4-2 「階」「自宅との距離」と症状発生率

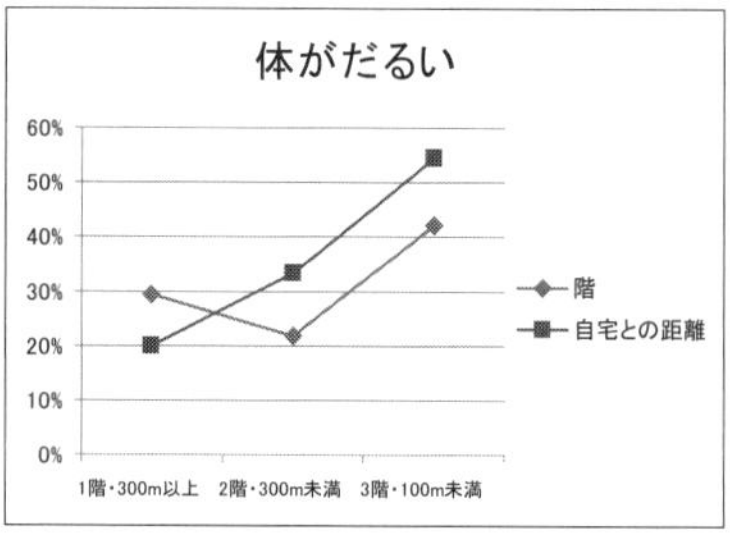

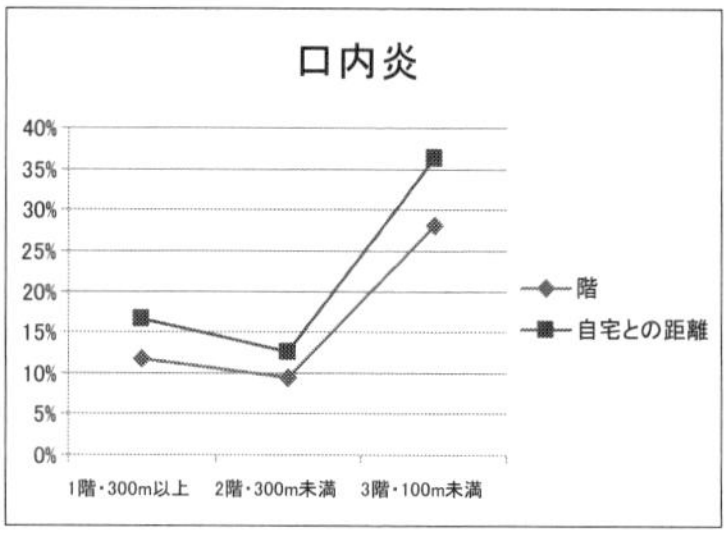

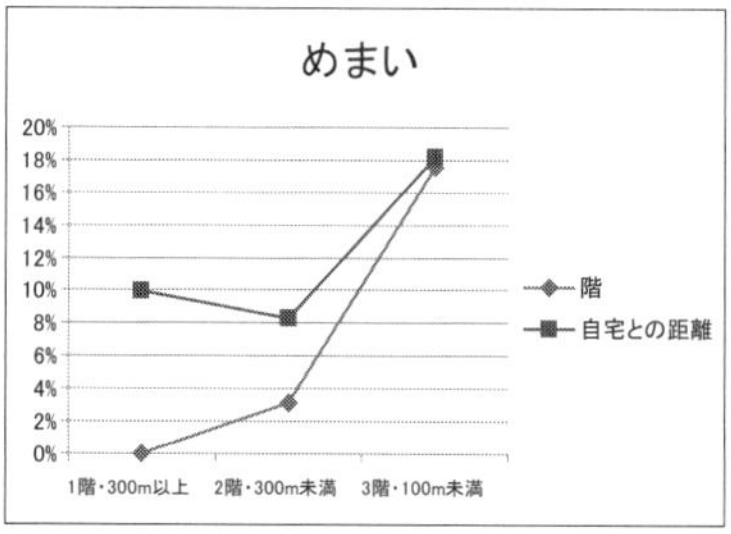

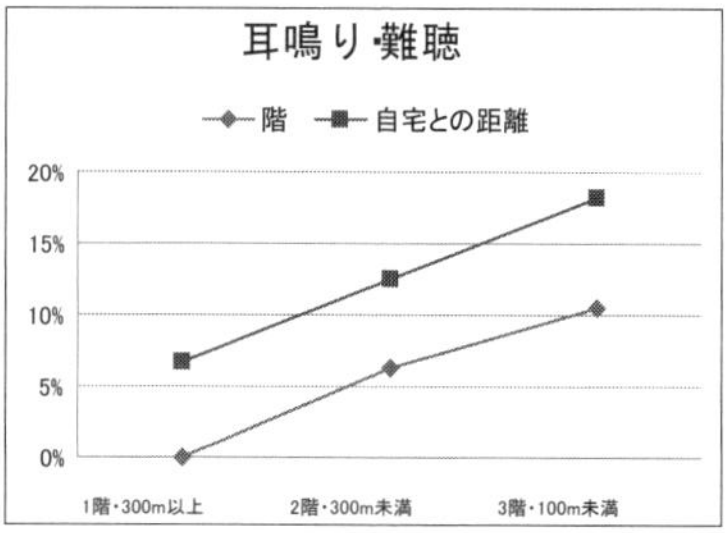

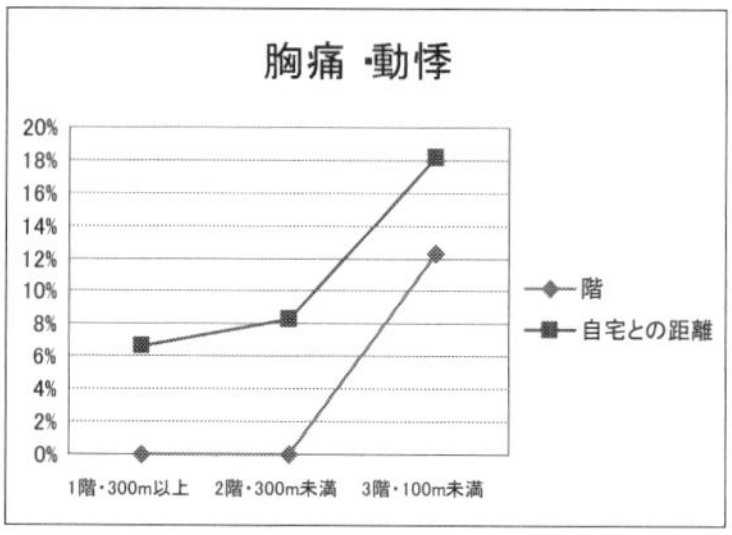

（図 4-1、図 4-2 提供・近藤加代子）

三階では学級崩壊も

アンケートの自由記載欄には、「小学校に入学前ははつらつとした子どもだったのに、入学してからはイライラして当たるようになってきた」「四年（三階）になってから、頭が痛いと言っている。イライラして、情緒が不安定になった」など、保護者から多くの不安の声が寄せられた。また、「三階の教室に行くと咳が出る」という教師もおり、アンケートからも「三階の子どもたちは咳がでやすい」ことがわかった。

笠利さん夫婦の息子は現在、高校生だが、基地局ができてから、「難聴」「起立性障害」と診断され、口内炎も繰り返しできるようになった。しかし、東小学校を卒業して中学校に通うようになると、それらの症状は消え、口内炎も治った。娘は現在、小学校五年生だが、教室が二階（一・三年生）に上がってから口内炎が出始め、三階（四・五年生）に上がってからはしょっちゅう出るようになったという。

さらに、調査する以前、四年生（当時二階）までいじめのない落ち着いた雰囲気だったクラスが、五年生になり三階に上がってきてから、生徒のイライラが激しく、いじめが始まったクラスがあった。「殺す」などの暴言も飛び出すようになり、そのクラスは学級崩壊になったという。

当時、その原因を担任のせいにする保護者が多かった。しかし、今、考えれば、電磁波の強い場所に移ったため、子どもたちが電磁波の影響を受けた結果ではなかったかと、加代子さんは言う。やはり、彼女の娘が四年生になって三階に上がったとき、学級崩壊になった。そのとき、娘やその友人は、「みんな変、おかしい」とよく口にしていた。

さらに、三階にある教室のみを二〜三年、担当した若い女性教師がいた。彼女は、転勤後、しばらくして亡くなったという。因果関係は不明だが、電磁波の影響がなかったとも言い切れない。こんな切ない話が、東小学校「三階」には多い。

笠利さん夫婦によると、基地局ができる前の同校は、子どもの荒れもなく、学力も全体的に高い学校という評判だったが、基地局ができてから、学校の子どもたちの様子が以前と変わったのではないかという保護者もいるという。

「寄付」で教室にシールドフィルムを貼る

調査によって、電磁波の強さと健康被害との関係がわかった以上、次にすることは電磁波から子どもたちを守ることだ。保護者たちは、一人二〇〇〇円の寄付を募り、電磁波を防止するドイツ製のシールドフィルムを輸入・購入し、教室の窓に貼ることを決めた。シールドフィルムは一教室あたり四万円かかるが、市が対策をとらない以上、保護者たちが子どもを守るしかない。シールドフィルムの寄付を、二〇一一年十二月一日、保護者有志で市の教育委員会に申し出た。

すると、市教委は同年十二月二十一日、「太宰府市携帯電話基地局設置にかかる住民紛争等の防止に向けた実施方針を策定していることを前提での電磁波防止用シールド設置であること」など三つの条件をつけて、寄付を受けると文書で回答した。

ところが、二〇一二年一月十七日、一転して、シールドフィルムの寄付を「保留する」と文書で通知してきた。理由は、「市議会において、携帯電話中継基地局問題特別委員会が設置され、議論がなされている状況もあり、市長部局との協議の結果」というものだった。

結局、市長の「再議」によって条例案が廃案となったことで、「保留」とされていたシールドフィルムの寄付は認められることになった。笠利さんら保護者は日曜日ごとに学校に集まって、電磁波の強い教室の窓に貼っていった。二階（三年生）と三階（四年生）の半分と、一階の一部だ。

基地局の鉄塔に近い側の窓には防火用の網入りガラスが入っている。窓を閉めていれば電磁波はそれほど入ってこないが、開けると非常に強い電磁波が入ってくる。そのため、ここにはシールドフィルムではなくステンレス製の網戸を設置したほうがいいというのが専門家の意見だ。そのため、現在（二〇一二年十一月現在）、市役所にステンレス製網戸の設置を提案しているが、まだ認められてはいないという。

本来、子どもたちの健康を守るために市の財源を使うのは行政の責務のはずだ。しかし、市側は電磁波の危険性を認識していないため、「寄付」は認めても、シールドフィルムの代金を負担するつもりはないようだ。「教室は安全だが、さらなる安全を求める保護者の気持ちまでは否定しない」というスタンスだ。

笠利さんのもとには、シールドフィルムを貼ったことで、「学校に行くのをぐずっていた子どもがすんなり行くようになった」「以前は耳に炎症があったが、フィルムを貼ってからはなくなった」など、うれしい親の意見が寄せられている。

シールドフィルムを巡るこの一連の顚末は、本来、子どもたちのいのちを守ることを最優先にすべき市教委が、その責務より、市長部会（市長）の意のほうを優先させていることを明らかにした。責任ある大人たちの判断ミス、責任放棄によって、いちばん迷惑を被るのは他でもない当事者の子どもたちだ。

七校中三校の近くに基地局あり

太宰府市では市内にある七つの小学校のうち、東小学校を含めた三校の近くにドコモの基地局が建っている。そのうちの一校、水城《みずき》小学校の近くには二基の基地局が建っている。うち一基は校門まで三七m、教室まで一二〇mの距離のところにある。あと一基は、教室まで六〇mの距離のところにある。この基地局の近くには、水城小学校のほかに幼稚園（基地局から六〇m）、学童保育所（基地局から三〇m）もある。

二〇一二年四月、同小学校に入学した子どもたちの母親から、市会議員の門田さんのもとへ、「電磁波による影響で子どもが心配だ」という相談が二件よせられている。うち一人の母親は電磁波過敏症で、その子どもは化学物質過敏症だという。この母親たちは、基地局が建っているマンションのオーナーの元へ行って話をしたりと、子どもたちの電磁波環境を改善するために運動を進めている。

東小学校の子どもたちのように、多くの体調不良を抱え、自分では原因がわからないままイライラし、本来の「学び」ができない状態に置かれている子どもたちが、全国にどれくらいいるのだろうか。まずは、保護者である大人が気づき、子どもたちを守るために立ち上がることからしか、子どもたちを取り巻く電磁波環境の改善は始まらない。

「一〇〇m以内に基地局を建ててはならない」という市も

ＥＵ諸国が中心になって作っている国際規格「ＩＳＯ２６０００：社会的責任規格」（二〇一〇年十一月一日発効）には、そのなかの「環境要因」に、「放射能」と並んで「電磁波」にも、「予防原則」思想で対処すべきことが記されている。

「予防原則」思想とは、人の生命や自然環境などに対して、大きな悪影響を及ぼす可能性のある対象（例えば、電磁波）に対しては、たとえ、その悪影響の科学的証明や証拠がその時点で不十分であっても、防護対策を行うという思想だ。

表4-2　各国の子どもに対する携帯電話の規制・勧告・要請など

	規制・勧告・要請	提言者
日本	小中学校への持ち込みは原則禁止	文部科学省
ロシア	16歳以下の子どもは携帯電話を使うべきではない	国立非電離放射線防護委員会
イギリス	8歳未満の子どもには携帯電話を使わせないように	国立放射線防護委員会
フランス	12歳未満の子ども用携帯電話の全ての広告を禁止	フランス政府
オーストラリア	10歳未満の子どもを販売対象にしない	バージン・モバイル社
カナダ	8歳以下の子どもたちには固定電話を	カナダ・トロント市公衆衛生局
アイルランド	16歳以下の子どもには携帯電話を使用させないように	アイルランド医師環境協会
インド	16歳未満の子どもの携帯電話使用・販売は禁止	インド・カルナタカ州
オーストリア	クリスマスプレゼントに携帯電話はやめよう	ウィーン医師会
ベルギー	7歳以下の子どもへの携帯電話の販売は、店頭でもインターネットでも禁止	ベルギー政府

電磁波の影響をもっとも受けやすい子どもたちを守るために、対策をとっている国もある。イタリアやイギリスでは、学校や病院、居住地などを「センシティブエリア」として位置づけ、他の地域より低い電磁波の規制値を決めたり（イタリア）、基地局の電磁波が同エリア内の建物を直撃しないように配慮するよう（イギリス）勧告などを行っている。

高周波の規制値を「〇・一μW／cm²」とするよう、二〇〇九年に条例を作ったフランスのウーラン市では、より具体的に「子どもたちがいる建物（学校・幼稚園・保育園など）から一〇〇m以内に基地局を建ててはならない」と決めている。

また、子どもたちを携帯電話の電磁波から守るために、規制・勧告・要請などを行なっている国も多い（表4―2参照）。

2　廃止された「理想の条例」――福岡県篠栗町

「日本でもっとも画期的」な条例の廃止

太宰府市の市議たちが条例を作るうえで参考にしたのが、太宰府市と同じ福岡県にある篠栗《ささぐり》町《ちょう》の「篠栗町携帯電話中継基地局の設置に関する条例」だった。この条例は、全国の電磁波問題に関わる人たちが、「日本でもっとも画期的」と評価する条例で、みなが「理想」「目標」とする条例だった。

しかし、二〇一二年十二月十七日、その画期的な条例の「廃止案」が篠栗町議会定例会において議員提案され、賛成多数（賛成九、反対二）で可決された。提案議員による「廃止」の理由は、「条例により、基地局の設置が進まず、携帯電話の使用が困難になる恐れが生じている」などだった。彼らによると、「町内の利用者から通話状態が悪いとの苦情が年間数十件、通信事業者に寄せられている」ということだった。

篠栗町条例の廃止案可決を報じる『西日本新聞』（2012 年 12 月 18 日）

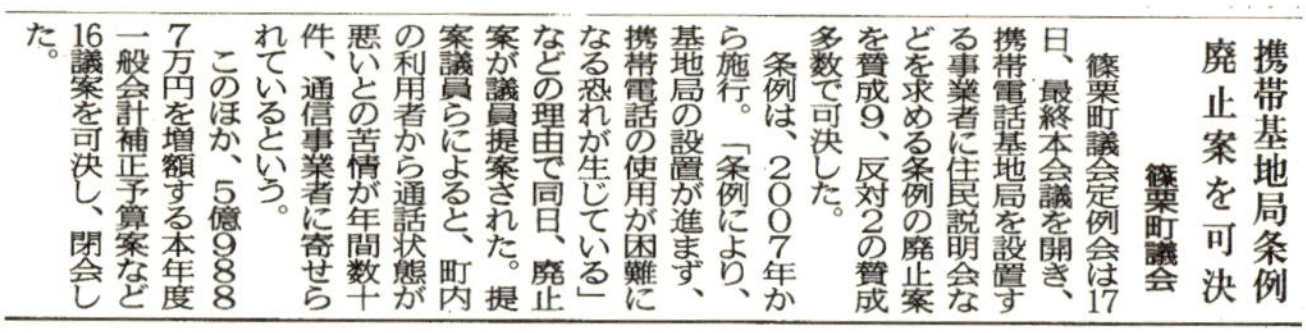
携帯基地局条例
廃止案を可決
篠栗町議会

篠栗町議会定例会は17日、最終本会議を開き、携帯電話基地局を設置する事業者に住民説明会などを求める条例の廃止案を賛成9、反対2の賛成多数で可決した。
条例は、2007年から施行。「条例により、基地局の設置が進まず、携帯電話の使用が困難になる恐れが生じている」などの理由で同日、廃止案が議員提案された。提案議員らによると、町内の利用者から通話状態が悪いとの苦情が年間数十件、通信事業者に寄せられているという。
このほか、5億9887万円を増額する本年度一般会計補正予算案など16議案を可決し、閉会した。

「廃止案」が可決される一〇カ月前の二〇一二年二月十九日、太宰府市において、「電磁波と暮らしを考えるフォーラム――条例制定をめざして」が、同フォーラム実行委員会主催で行われた。そのなかで、村嶋秀樹さん（「いのちと環境を守る福岡ネットワーク」代表・「ＯＦＦ電磁波ささぐりの会」）は、篠栗町の条例が、二〇一二年二月現在、どのように運用されているかについて語った。

村嶋さんは、「篠栗町携帯電話中継基地局の設置に関する条例」（二〇〇七年二月一日施行）を議員提案し、賛成多数（一二対二）で可決させた元町会議員だ。

この条例の特徴は、「事業者が基地局を設置・改造する場合には、工事着工前に、町へ、事前協議書および事業計画を提出すること」、「町は事業計画を近隣住民に公表すること」、「事業者は近隣住民に周知のうえ、説明会を開催すること」などを定めている点だ。

また、「基地局の設置・改造の計画が、保育園、幼稚園、小中学校、児童館、病院、リハビリ施設から、また、通学・通園路からなるべく離れた地点となるよう努めること」と、社会が守るべき人たちに配慮した規定もしている。

そして、「事業者がこれらの手続きを行わずに工事に着手した場合、事業計画と異なる設置・改造工事を行った場合、町は、事業者に改善や是正の申し入れをし、それに従わない場合には、町は、その事実をあげ、事業者名を町政だより・ホームページなどで公表する」と、罰則規定まで設けている。

事業者と職員による形骸化・無力化攻撃

この、各自治体が理想としてめざしている条例は、村嶋さんによると、「施行前から、一貫して事業者と職員によって形骸化・無力化する攻撃を受けてきた」という。それらは、以下のようなものだ。
○条例の運用規則を作るとき、町は各事業者を呼び、相談しながら決めていった。
○条例提出前、担当課の時間引き延ばしで、基地局が二基、駆け込み建設された。
○事業者は条例によって、事前に周知・説明会を開くことが義務付けられているが、できれば開かず、工事のお知らせを回覧板で回し、住民から何も出なければ、それで着工・供用している。
○条例施行後、基地局の新設は一件、改造は数件行われたが、「例外」を除き、説明会は行われなかった。

その唯一の「例外」とは、二〇一一年七月のドコモの基地局新設だ。条例では、計画地は、幼稚園や介護施設などからなるべく離して設置するよう、事業者の努力義務が書かれている。しかし、ドコモはこれを無視。東隣に病院、西隣に幼稚園のある介護施設の屋上に基地局を建設し始めた。近隣の家には回覧板で知らせ、「近隣住民」と条例で定めている「基地局の供用範囲内の事業所の生活者」である幼稚園園児（保護者）には知らせなかった。おまけに、工事は幼稚園が夏休みに入ってから着工した。工事が保護者に判明したのは、登園日の八月一日だった。

保護者は条例をもとに、町役場に「前もってお知らせ・説明会をすべき」と抗議した。すると、職員は条例運用の不備を認めず、事業者は工事を中断することもなく、説明会のみを開いた。しかも、席上で事業者は「安全だ」と言うのみで平行線。そのため保護者らは、介護施設の経営者に直接交渉し、基地局の建設を中止させることができた。

後日、非公式な打ち合わせの場所である全員協議会で、「こんな条例があるから紛争が起きるんだ」と、条例廃止の意向を表明した職員がいたという。

このように、すでに一年以上前から、篠栗町の町政のなかで、条例は瀕死の状態に陥っていた。「理想」条例の「廃止」は残念でならないが、「復活」ができないわけではない。それを可能にするのは、電磁波の危険性の事実を多くの人が「知る」ことと、業者べったりの町政を行わない為政者を住民が選び、常に行政をチェックし続けるという姿勢だろう。

第5章

住宅地のなかに基地局ができた

住民運動は「強力な手段」「信じるに足るもの」

赤ん坊も老人も子どもたちも生活し、睡眠をとる住宅地に、ある日、突然、住民の知らないうちに基地局が設置される。すると、そこから放射される電磁波（マイクロ波）によって住民の健康被害が広がっていく。

住民たちはそのことにどのように気づき、どのように対策し、運動しているのか。また、基地局をどのように撤去したのか、四つの地域を参考にみてみたい。

1　基地局の存在を知らず三年間「体調不良」の連続
――東京都小平市　神山照子さんの場合

自宅から五〇mと一〇〇mの位置に基地局

「私は、ほんの一カ月前（二〇一二年四月）まで、うかつにも近所に『このようなもの』が建っていることすら知らなかったのです」

そう言うのは、東京都小平市に住む神山照子（仮名・一九五一年生まれ）さん。彼女が言う「このようなもの」とは、「基地局」のことだ。

いちばん近い基地局は彼女の自宅から約五〇mのところにある。三階半建てマンションの上に建つ基地局で、KDDIのものだ。彼女が近所の人に聞いたところによると、これは二〇〇七年九月に、近隣の住民になんの説明もなく、ある日、突然、設置されたという。

二番目に近い基地局は自宅から約一〇〇mのところにある。二つの通りが交差する場所に建つ三階建てビルの屋上にあり、ウィルコムなど何社かの基地局が六基ひしめいて設置されている。すぐ斜め前には保育園がある。

右目が調整できないほどの乱視に

三年前の二〇〇九年、神山さんは、目に異変を感じるようになった。昼、外に出ると太陽の光が異様にまぶしく感じられ、夜は、目がかすんで見えなくなった。

子どものころから近視がひどかったが、そのような感覚は初めてだった。はっきりと異変を自覚したのは、二〇一〇年の正月だった。同年には、夫（一九三六年生まれ）にも異変が現れた。初めて、狭心症の発作を起こして倒れたのだ。病院で調べると、心臓の冠動脈が九カ所も詰まっており、ステント（管状の部位を内部から広げる）では対応できず、バイパス手術を受けた。

神山さんは視力も低下していった。それまでは両眼に視力の差はなかったが、右目がどんどん見えなくなっていった。二〇一一年には、それまで使っていた眼鏡では不愉快なほど見えなくなり、新しい眼鏡を作ることにした。その際、右目が乱視で、調整ができないほどひどいものだということがわかった。乱視になる原因が思い当たらなかったので、納得のいかないもどかしさを

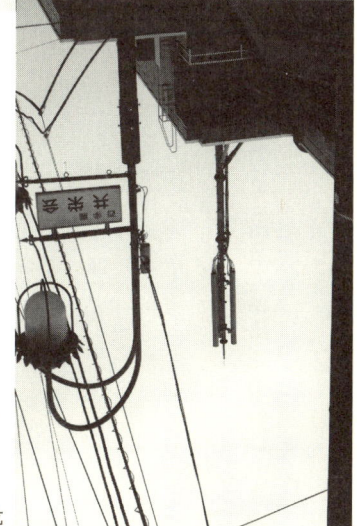

写真 5-1　神山さん宅から 50m のところにある KDDI の基地局

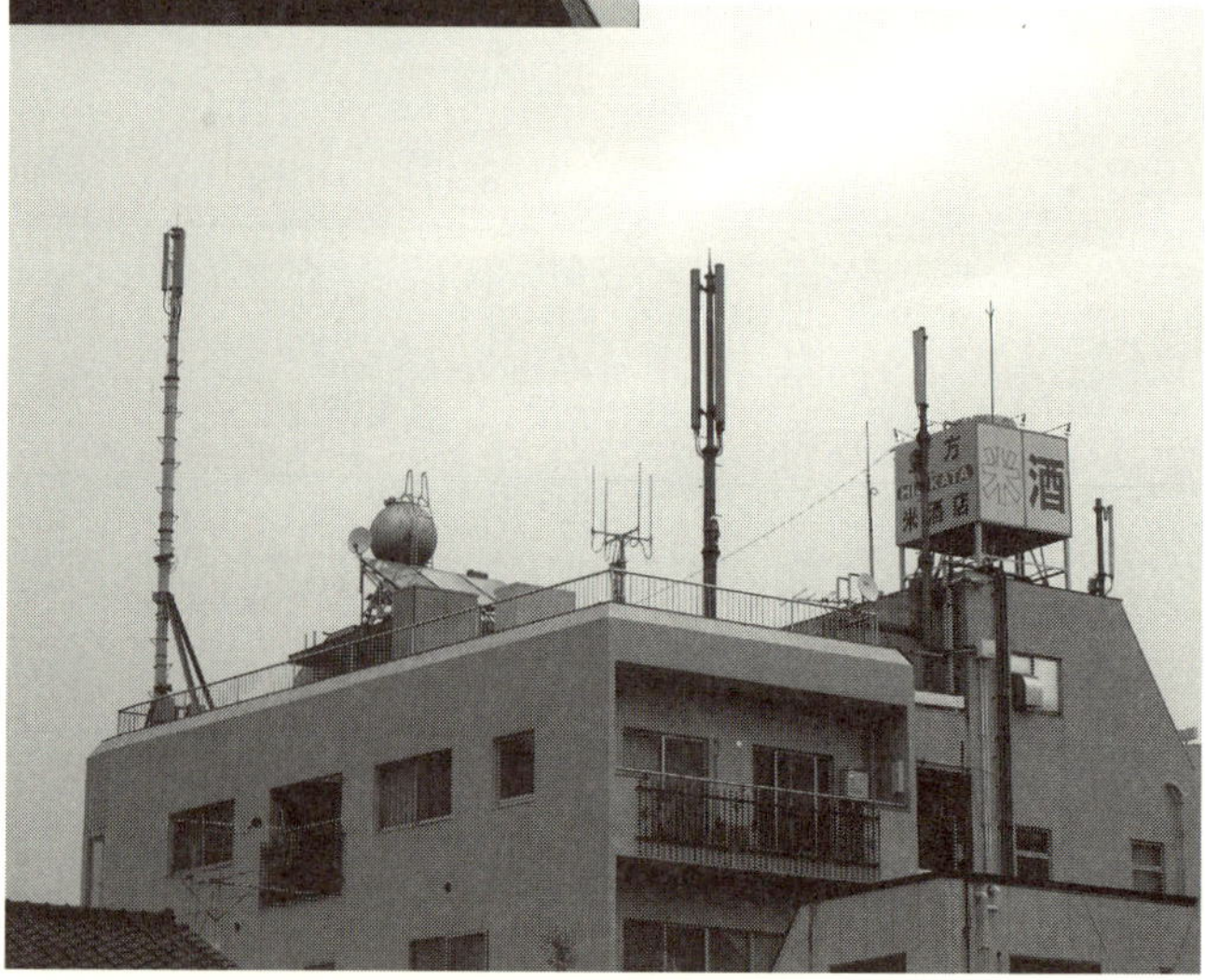

写真 5-2　3 階建てビルの屋上にある 6 基の基地局

感じ、「なぜだろう」と思い続けていた。

足の経絡の上を電気が走るような感じ

二〇一一年三月十一日の原発事故の前後から、夜、眠ろうとして横になると、のどや胸の奥でダーンダーンバリバリという音が聞こえるようになった。「不思議なことがあるものだ」と思ったが、未経験のことなので、「ひょっとして放射能のせいだろうか」とさえ、考えてしまった。

さらに、眠りに落ちる寸前、呼吸が急に乱れて、心臓がバクバクと、一瞬、リズムが崩れる感じがして、不安になることが多くなった。そのため、夜、何度も目が覚めて、その度にトイレに行くようになった。不可解ながら、「震災のショックによるストレスだろうか」と、受け流していた。

ところが、二〇一二年になると、こんどは、夜中、「背中が針でチクチク刺されるような感じ」が起きた。その後は、「眠れない」「胸に突然くすぐったいような感じ」「動悸がする」などが頻繁に起きるようになった。ときには、「足の経絡（ツボ）の上を電気が走るような感じ」や「蛇がからだを這い上がってくるような感じ」もあった。

隣人にも「右目の乱視」「ひどい鼻血」の症状が

二〇一二年三月二十四日、「もう一つのヒバク　携帯電話基地局の健康被害を考える」（「電磁波から健康を守る全国連絡会」主催）というシンポジウムが、東京・渋谷の東京ウィメンズプラザで開かれた（本書七一頁参照）。神山さんはこれに参加し、初めて基地局の存在を知った。しかも、身近にたくさんあることを知り、ショックを受けた。と同時に、ここ数年のからだの変調の謎がとけたような気がした。「基地局の影響ではないか」と思い至ったのだ。

そのことを、隣家のSさん（七十代）に伝えた。すると、驚くことに、彼女もこの数年で、「特に右目が乱視になってしまった」という。なぜ、右目なのかは不明だ。さらに、「ヘルペス」や「口内炎」ができやすく、薬をもらってもなかなか治らないと。自宅にいると「熟睡できず」、「からだが痒く」なったり、「集中力がなくなったり」して、思うように家事ができないことがあるという。いちばん心配なのは、「胸がなんともいえず不快」になり、「心臓に負担がかかるような感じ」で、不安になることだとSさんは言った。

そして、Sさんの夫（七十代）は、二〇〇九年から「鼻血」をよく出すようになった。鼻血の量は半端ではなく、着ていた服が二度と着られないほどの量だ。普通の耳鼻科では対応できず、総合病院で血管を焼いて止血した。今でも、ときどき出血するという。さらに、夜中、三〇分ごとに目が覚めて眠れないので、その度にアルコールを飲まざるを得ないとも。

Sさんの向かいに住む女性（七十代）にも聞いてみた。すると、彼女も二〇〇九年から、何度も「ひどい鼻血」を出していた。やはり総合病院で血管を焼いてもらって、何とか事なきを得ていた。

狭い地区で四人の死

神山さんの自宅から約五〇mのところにあるKDDI基地局の、通りをはさんでほぼ正面に位置する区域に、八十九歳の女性が一人で住んでいる。彼女によると、「この狭い地区で、ここ数年で、自分より若い四人（五十代男性二人、五十代女性、八十代女性）の葬式があった」という。彼女は、「この地区は何かにたたられているのではないか」と言った。

四人のうち一人は、亡くなる前日まで彼女と普通に話していた。他の三人も病気を患っている様子はなく、女性が元気な姿を見てから、ほどなくして亡くなったという。後でわかったことだが、四人のうち一人が「膵臓がん」で、この四人以外に、同じく基地局から五〇mのところに住む女性（五十代後半）も「膵臓がん」で亡くなっていた。

八十九歳の女性自身も、数年前から、「頭がもやもや」して、ときどき「気分が悪くなる」ことが起こるようになったそうだ。

しかし、だれも、自分の体調不良を基地局から放射される電磁波（マイクロ波）との関係で考えてみている人はいなかった。「電磁波の影響にどんなものがあるか」はもとより、「基地局の存在すら知らされない」まま、多くの人が健康被害を受け、さらには亡くなっていた。他人との関わりが希薄な都会では、それぞれが「異変」「変調」を感じつつも、会話をすることがないために、お互いの「異変」「変調」が共有されない。人々は個別に、「おかしいな」と感じながら、個別に苦しみ、個別に亡くなっていた。

仲間と調査を開始

周辺の聞き取り調査をとおして、神山さんは、自分に起こった数々の「異変」「変調」が、自分一人のものではなく、基地局の電磁波によるものだということを確信した。そして、その健康被害はかなりの人に及んでいるのではないかと、推測した。

さっそく、自分が住む地区で起きているこの「異変」を調査するように、二〇一二年五月、市長に宛てて手紙を書いた。そして、知り合いの市会議員Hさん（男性）に連絡をとり、議会でも取り上げてもらうように頼んだ。その結果、二〇一二年六月、Hさんは六月市議会で「携帯電話の基地局の設置などによる健康被害への対応について」質問している。

ちなみに、Hさんの調べで、小平市には二〇一二年五月現在で二五五基の基地局があることがわかった。基地局は年々増設されてきたが、二〇一一年には一年間で八一基もの基地局が設置さ

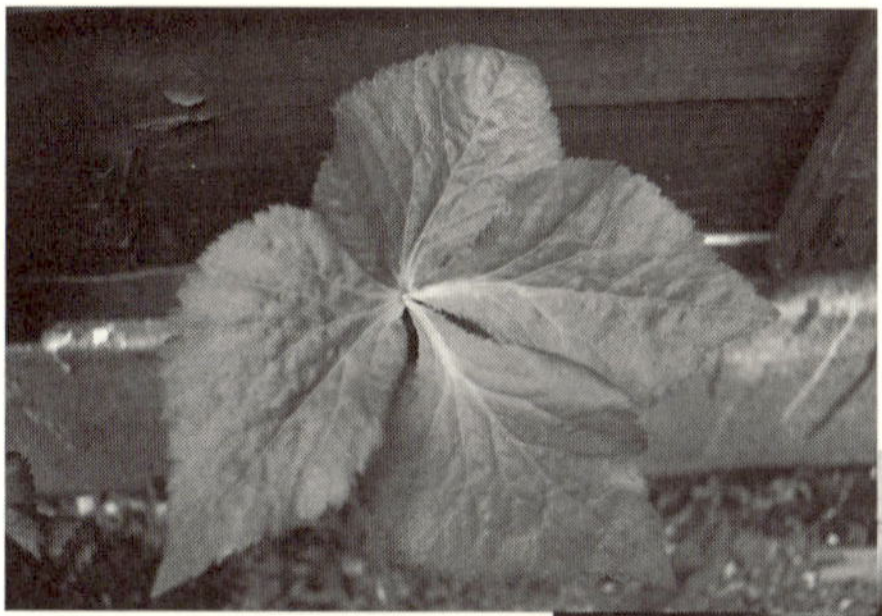

写真 5-3　Sさん宅の巨大化し「四つ葉」になった「三つ葉」

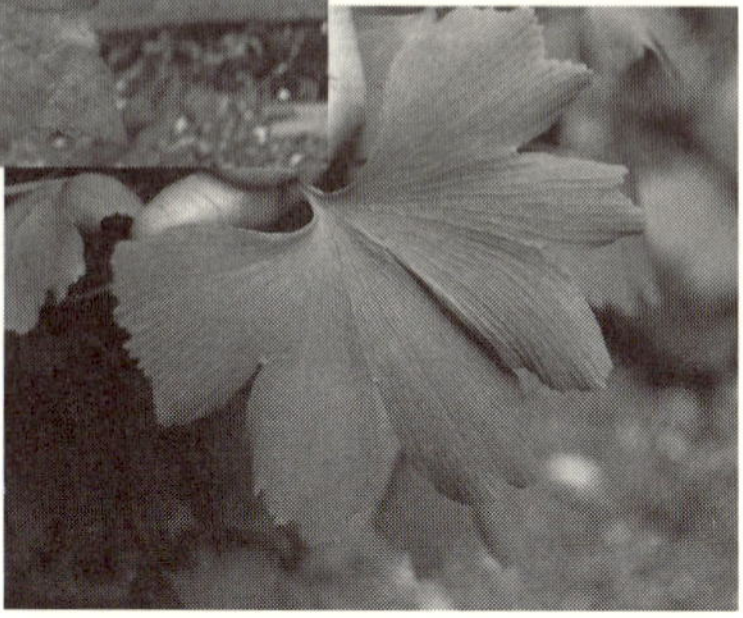

写真 5-4　Sさん宅にあるイチョウ。DNA 異常で、葉の切れ目が乱れている

れていた。

神山さんは電磁波計測器を買って、自宅の電磁波を測ってみた。すると、二階が高く、最高で「一・一五二μW／cm²」あった。これは、もっとも安全な基準値を定めているオーストリア・ザルツブルク州（室内で「〇・〇〇〇一μW／cm²」）の一万一五二〇倍に当たる。

筆者は今年五月、神山さん、Sさん宅を訪れた。すると、「植物にも異変」が起きていた。Sさん宅では、イチョウや三つ葉の葉に異常のあるものが多かった。葉の切れ目がなかったり、異常に大きかったり。自分で動けない植物は、確実に電磁波の影響を受けていた。

神山さんの仲間には、基地局から目と鼻の先にある保育園に孫が通っている女性もいる。彼女らは、期待できない行政の調査を待つことなく、手分けをして、さらなる調査を始めている。同年九月十四日には、ＫＤＤＩの職員二人を呼んで住民との話し合いももった。

電磁波の危険性を知った二〇一二年四月から、神山さんは着実に環境の改善に向けて歩を進めている。

2　自治会独自の「基地局設置ガイドライン」を設定
――大阪府豊中市　沖田道夫さん・佐竹剛さんの場合

電磁波の「長期受動被曝」にさらされる

「私たちは、電磁波の『長期受動被曝』にさらされ、健康や財産を侵害されている」。大阪府豊中市に住む「電磁波公害をなくす会」（以下、「なくす会」）の代表・沖田道夫（仮名）さんと副代表の佐竹剛（仮名）さんは、自分たちの状況を上記のように表現する。彼らは、「長期受動被曝」という言葉を意識的に使うことで、一方的に自らは望まない電磁波（マイクロ波）被曝を強いられる状況を説明している。

住宅密集地にあるハイツＭの屋上にＫＤＤＩの基地局設置工事が始まったのは、二〇〇八年六月。周辺住民がそのことを知ったのは翌月の七月十日だった。基地局の設置に関して何も知らされていなかった住民たちは、説明会の実施と工事中止を求めて自治会長に働きかけた。しかし、拒否される。

そのため、七月十八日、沖田さんと佐竹さんが中心となって「なくす会」を結成する。彼らは七項目の反対理由を明示し、抗議活動と署名活動を開始した。

七項目の反対理由

七項目の反対理由とは、次のとおりだ。

①ＫＤＤＩ側の住民への周知不徹底ならびに環境配慮や安全要望の無視

（通信局長名で社長宛に「周辺住民への周知徹底」という公文書が通達されているにもかかわらず、遵守せず、通信局の再三の要請や住民の要望も無視した）

②安全性が確立していない

（総務省の防護指針は二〇年前のもの。現状では、世界保健機関（ＷＨＯ）も予防原則の考えに立っている。予防原則にもとづいた対策をとるべき）

③基地局の危険性

（半径三〇〇～五〇〇m内に住む人々は、かなり強い電磁波に二四時間、昼夜絶え間なく被曝させられ、電磁波が蓄積状態になる。電磁波過敏症、脳腫瘍など健康被害の報告が多い。ま

た、電磁波は人体および多くの物質を通過するので、防御は困難。仕事の関係、経済的事情などで転居したくてもできない）

④場所が不適切

（周辺五〇〇m内に、幼稚園、小学校三校、産婦人科病院などがあり、住宅密集地である。また、高齢者、アレルギー患者、ペースメーカー装着者、妊婦、幼児、小児も多く、不安を訴える人が多い）

⑤人権の侵害

（憲法二五条には「すべて国民は、健康で文化的な最低限度の生活を営む権利を有する」とあるが、基地局は「健康」という面で問題がある。WHOの「健康」の定義は、「肉体的、精神的、社会的に安寧な状態をさす」となっている。肉体的にはもちろん、精神的ストレスも大きい）

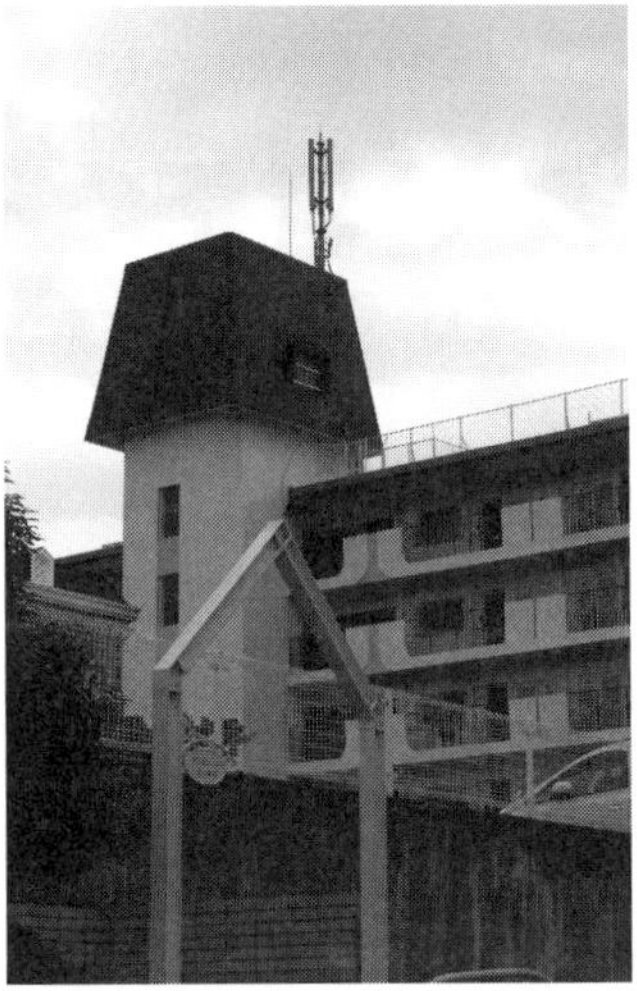

写真 5-5　ハイツMの屋上にある基地局

⑥財産権の侵害と不利益

（憲法二九条には「財産権はこれを侵してはならない」とある。現実に、札幌地裁で、基地局があることで建物の市場価値が下がる可能性を認める判決があった。欧米でも反対理由の一つになっている。マンションの家賃収入の低下（ドイツ判例）や営業利益減少の可能性大）

⑦健康被害が発生したときの一方的不利と立証困難

（長い年月で発症する重大な症状や疾病は、因果関係を科学的に立証するのは困難。各地で、休業、退職など深刻な事態が起こっているが、現状では救済がない）

「住民の了解がない」対「了解を得た」

「なくす会」で調査を進めると、「住民の了解がない」という抗議に、ＫＤＤＩの代理店であるＦ社の担当者は、「三月十五日の時点で、自治会の会長と副会長に工事を説明し、了解を得た」と反論した。Ｆ社によると、電磁波は半径一kmの範囲まで届き、有償の賃貸契約は五年間の自動更新契約とのことだった。

七月二十二日、沖田さんらは、豊中市議会議員の協力を得て、ハイツＭの所有者と、Ｆ社に住民の意向を伝え、ＫＤＤＩに住民との話し合いを要求した。しかし、対応はなかった。そのため、近畿総合通信局・許認可担当の陸上第一課に「稼動中止」のお願いをする。

しかし、ＫＤＤＩは、「総務省から許可をとっており、安全性はまったく問題ない」と主張。

ハイツMのオーナーは、「場所の提供のみで、なんの責任もない」と主張。話し合いは平行線に終わった。

八月二日、KDDIは、周辺住民の反対を無視して基地局を設置し、八月中に稼動したいと主張してきた。KDDIとF社は基地局設置の説明と工事の了解を、隣接する数軒だけに行う。「反対は皆無」という言い分だった。しかし、後に、「二軒は強い反対意見であったにもかかわらず、賛成と改ざんした」ことが、判明した。

八月三十一日、同会は電磁波環境研究所（京都）の荻野晃也さんを呼んで、電磁波勉強会を開く。参加者は一〇〇余名にのぼった。

説明会で「無断で電磁波を飛ばさない」と約束

二〇〇八年九月二十一日、ようやくKDDIによる住民説明会が開催された。この時点で「基地局撤去を要求する署名」は七二六名になっていた。説明会への参加者は一〇〇余名。

F社の担当者は、「近隣住民に説明したら、皆さん、賛成でした」と発言。二人の住民は挙手して、「私は反対と言いました」と暴露。

さらに、「自治会長・副会長の了解」というのは、「単なる電気工事の了解のつもりだった」ということもわかった。それをKDDI側は、「基地局設置の了解」にすり替えていた。業者側の嘘・

高圧的な態度に多くの住民が謝罪を要求し、業者側七名全員が、その場で謝罪した。

その際、住民の一人が、「無断で電磁波を飛ばさないと約束してくれ」と要求し、ＫＤＤＩの課長は「はい、無断で流しません」と答えた。

この説明会の後、沖田さんらは、当時の自治会長に「自治会の了解というのは、基地局設置の了解ではなかった」ことを、回覧板で住民たちに知らせるように頼んだ。しかし、自治会は「中立的立場」で、「一切関与しない」と宣言し、無視した。

そのため、沖田さんは自治会の定例役員会に参加し、基地局から出る電磁波について説明し、「安全性はいまだ担保されていない」ことを訴えた。しかし、役員たちの反応は鈍かった。同会で相談の結果、次年度の自治会役員に沖田さんが加わることを決める。

二〇〇九年四月、沖田さんは自治会副会長となり、会長の理解を得て、「ガイドラインの制定」や「基地局設置に当たっての市条例の制定」を求める請願署名活動を開始した。

「基地局設置ガイドライン」を自治会で決める

二〇〇九年十月一日、自治会は、「携帯電話基地局設置ガイドライン」を決めた。

同ガイドラインの目的は、「基地局から出る電磁波により、周辺住民が健康被害を受けず、健康不安も感じない良好な生活環境を維持すること」。

内容として、次の四項目が決められた。

①携帯電話通信会社（事業者）は、基地局を設置・改造する場合、その周辺住民の合意と理解の下に進めることを基本とする。そのため、着工の六カ月前に事業計画案を自治会に提出する。事業者は自治会と協議し、周辺住民に告知したうえで、自治会との共催で説明会を開催する。

②周辺住民は、事業者による説明会に参加し、基地局設置・改造の目的と安全性、特に長期間の電磁波曝露による健康への影響について、情報開示を求めることができる。事業者は、安全性について疫学調査など科学的根拠に基づいて住民に説明しなければならない。

③当地域の電力密度レベルは［〇・一μW／cm^2以下］とする。また、事業者は自治会が指定する場所の電力密度を測定しなければならない。ただし、公平性を保つために、公の機関による測定が望ましい。

④周辺住民の意見が基地局設置・改造に不合意の場合、自治会は事業者に計画の見直し、撤回を申し入れる。また同時に、その経緯を「自治会だより」「回覧」「掲示板」などで、自治会会員に公表する。

（施行期日二〇〇九年十月一日）

九〇四名の「基地局撤去要求署名」も無視して発信

同年十月一日、このガイドラインの施行をＫＤＤＩ側にメールと郵便で通知した。ところが、同年十月二十七日、ＫＤＤＩ側は同会の沖田さん、佐竹さんに「十月二十九日、三十日に最終工事を行い、三十一日より電磁波を発信する」と、一方的に通知してきた。

「なくす会」は、「無断で電磁波は流さない」という約束を守るよう、強く要望した。しかし、「発信を強行する」と通告してきた。

二〇〇九年十月三十日、午前十一時、電磁波は発信された。その時点で「基地局撤去要求署名」は九〇四名に達していた。それら住民の願い、住民との「無断で流さない」との約束、自治会の基地局設置ガイドライン、自治会長の抗議も、全て無視された。住民は、強制的な「長期受動被曝」にさらされることになった。

二〇一〇年二月、自治会は市議会に「基地局設置・改造に関する請願」を提出するため、五七七名の捺印署名を集めた。しかし、「要望書のほうが、議会だけではなく、市長にも提出でき、検討してもらう時間ができる」という市会議員のアドバイスから、「請願」を「要望書」に切り換えて、市長と議長に提出した。

「電磁波影響アンケート」を実施

二〇一〇年五月、電磁波が放射され始めてから約半年。自治会では「電磁波影響アンケート」を実施した。それによると、「身体上の異常」を訴えた人は一〇名（症状は重複）あり、出現した症状は多岐にわたった。

「耳鳴り」四名、「目の異常（飛蚊症・チクチク感）」三名、「鼻血」二名、「不眠」四名、「手足のしびれ」二名、「頭痛」二名、「うつ傾向」一名、「のどの渇き」二名。

沖田さんは、鼻をかむと鼻血が頻繁に出るようになった。また、耳鳴りも始まった。彼の連れ合いにも、鼻血が出始めた。当初は二日に一回、出ていた。彼女は心臓弁の置換手術をしている身体障害者一級のため、不安の日々が続くようになった。佐竹さんも、電磁波が放射され始めたときから、「耳鳴り」が始まった。

アンケートによると、「ペット」に、異変を感じている人もあった。犬が何かに脅えているようになり、犬小屋をひっくりかえしたり、暴れたりするようになったという。それまで一〇年間飼っていたが、基地局が建つ前には、なかった行動だった。

電化製品などにも不具合が生じた。「デジタルテレビの特定のチャンネルが突然、映らなくなる」「パソコンが突然、シャットダウンする」など、二〇件が寄せられた。

二〇一一年十月、「なくす会」でハイツMの屋上と、そのビルの正面にあるマンション屋上の電力密度を計測した。すると、ハイツMの屋上で、「〇・七五八〜一・四二七μW／cm^2」、向かいのビルの屋上で、「〇・四九四μW／cm^2」という値が出ていた。いずれも、長期受動被曝で健康被害の出る値であり、自治会で決めたガイドラインより大幅に高い値だ。

沖田さんは、「孫がしょっちゅう遊びに来るので、心配でならない」と言い、佐竹さんは、「離れて暮らす母を呼び寄せるつもりだが、心配だ」と言う。

別の自治会を立ち上げて独自のガイドラインを

ハイツM屋上にあるKDDI基地局の次回更新は二〇一四年。しかし、それ以前の「停波」を求めて、「なくす会」は地道に活動を続けている。そんな同会が二〇一二年十月現在、直面している問題は、現自治会三役の「強い抵抗」を受けて「携帯電話基地局設置ガイドライン」が消滅の危機にあることだ。

「消滅」に向けて熱心なのは、A副会長。彼はKDDIの基地局が建っているマンション・ハイツMの雇われ管理人だ。彼は某マンション管理会社の社員だが、住み込みで管理人をしている。そして、彼の給料の一部となっているのが携帯電話会社からの賃貸料だ。もし、基地局が撤去されて賃貸料が入らなくなれば彼の給料もダウンを免れない。管理会社からも、「会社の経営に支障をきたすガイドラインはなくせ」という指示があるようで、Aさんに対する強いプレッシャーになっているということだ。

すでに、自治会の役員をしていない「なくす会」のメンバーにとっては、憤りをもって傍観するしかない状況だ。住民には自治会活動に関わりたくないという人が多いので、自治会は副会長のAさんの思いのままという状態だ。

そのため、沖田さん・佐竹さんは、別の自治会を立ち上げて、同じようなガイドラインを制定しようと奮闘している。

3 「稼働中の基地局撤去」を実現
——兵庫県川西市　山路須美子さんらの場合

知らぬまに高さ二〇ｍの基地局が

稼動していた基地局を撤去した地域もある。兵庫県川西市に住む住民たちだ。彼らも「電磁波公害をなくす会」を立ち上げ、約二年半で電磁波公害のない住宅地を取り戻した。

川西市清和台西一丁目にある阪急バス営業所敷地内に、高さ二〇ｍのＮＴＴドコモの基地局が建ったのは二〇〇五年。大半の住民が知らない間に建設されていた。そして、同年十二月に運用

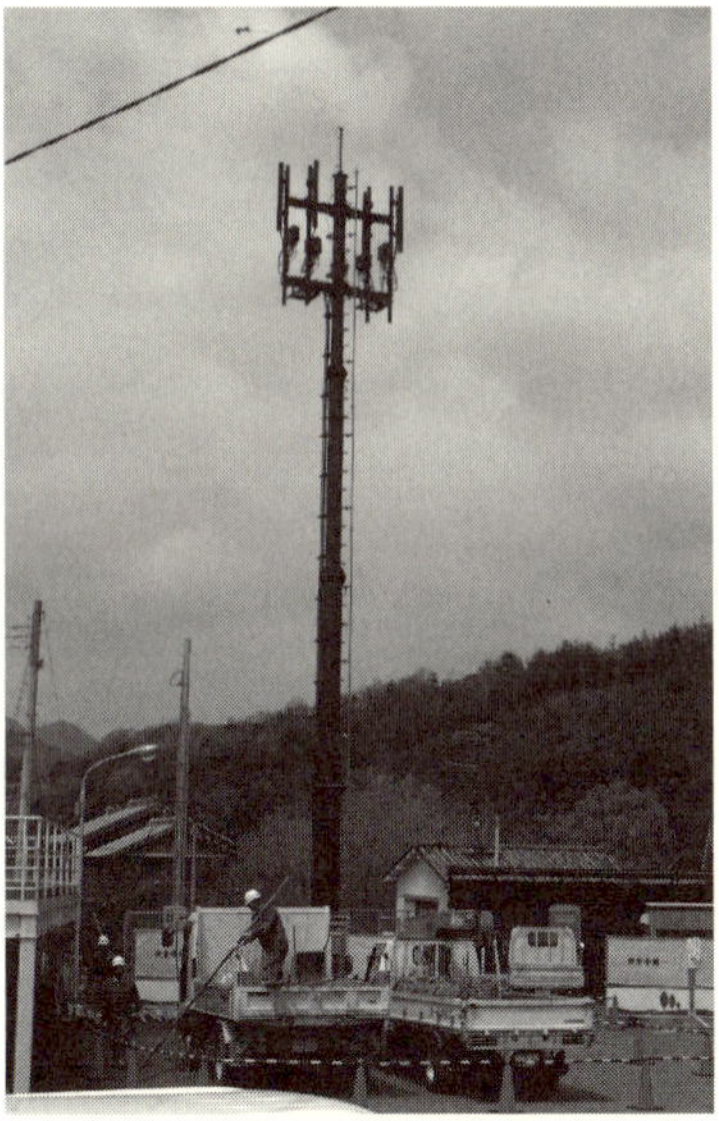

写真 5-6　阪急バス営業所敷地内にあった、ドコモの基地局（写真は撤去作業中）

が開始された（五年契約）。

すると、電磁波（マイクロ波）が放射された直後から、近隣の住民たちはさまざまな症状に悩まされ始めた。「耳鳴り」「頭鳴（頭の中でキーン、ジーンという音が聞こえること）」「不眠」「めまい」「吐き気」「こむらがえり」「血糖値・血圧の上昇」「不整脈」「バセドウ病」「てんかん」「皮膚のかゆみ」「前立腺がん」など。

基地局から約五〇ｍのところに住んでいた山路須美子さん（一九四三年生まれ）は、それまで二階で寝ていたが、眠れなくなった。「眠りたくて仕方がないのに、頭がザワザワして、眠れない」状態になった。そのため、寝室を一階に移し、二階を「不眠部屋」と名づけた。また、からだ全体に「擦り傷」ができ、いたるところで「内出血」をした。

基地局から約一七〇ｍのところにあるＮさん（一九六五年生まれ）宅では、電磁波が放射され始めた十二月二十四日から、長男（当時十二歳）が、夜、眠れなくなった。眠ろうとするが眠れず、泣いて「出かけたい」と、車に乗り込むようになった。

家に「居る」こと自体が「苦痛」のようで、すぐに「出かけたがった」。食事も落ち着いて食べることができず、「がぶ飲み」状態。Nさんは心穏やかに過ごす時間がなくなり、あてもなく息子を連れて、一日中、車を運転してさ迷った。当初、息子の「異変」の原因がわからなかったNさんは「この家には何かいるのだろうか」「物の怪でも住み着いたのだろうか」と、不安が募る日々だった。

食い違う言い分

『毎日新聞』の記事「基地局周辺で『健康被害』／住民苦情トラブル二〇〇件」（二〇〇五年三月二十七日付）を見た住民たちは、自分たちに起きている健康被害の原因が、「新しくできた基地局の電磁波かもしれない」と思った。

そのため、自治会に「どのような経緯で基地局が建設されたのか」と疑問を投げかけた。すると、自治会は「『周辺住民の合意がとれたら自治会は合意を出す』とドコモに言った」ということだった。しかし、住民たちは、合意などはしておらず、業者に会ったこともない人がほとんどだった。真相はどうなのか。

それを求めて、二〇〇六年三月から、自治会、住民、ドコモの間で話し合いが行われた。住民

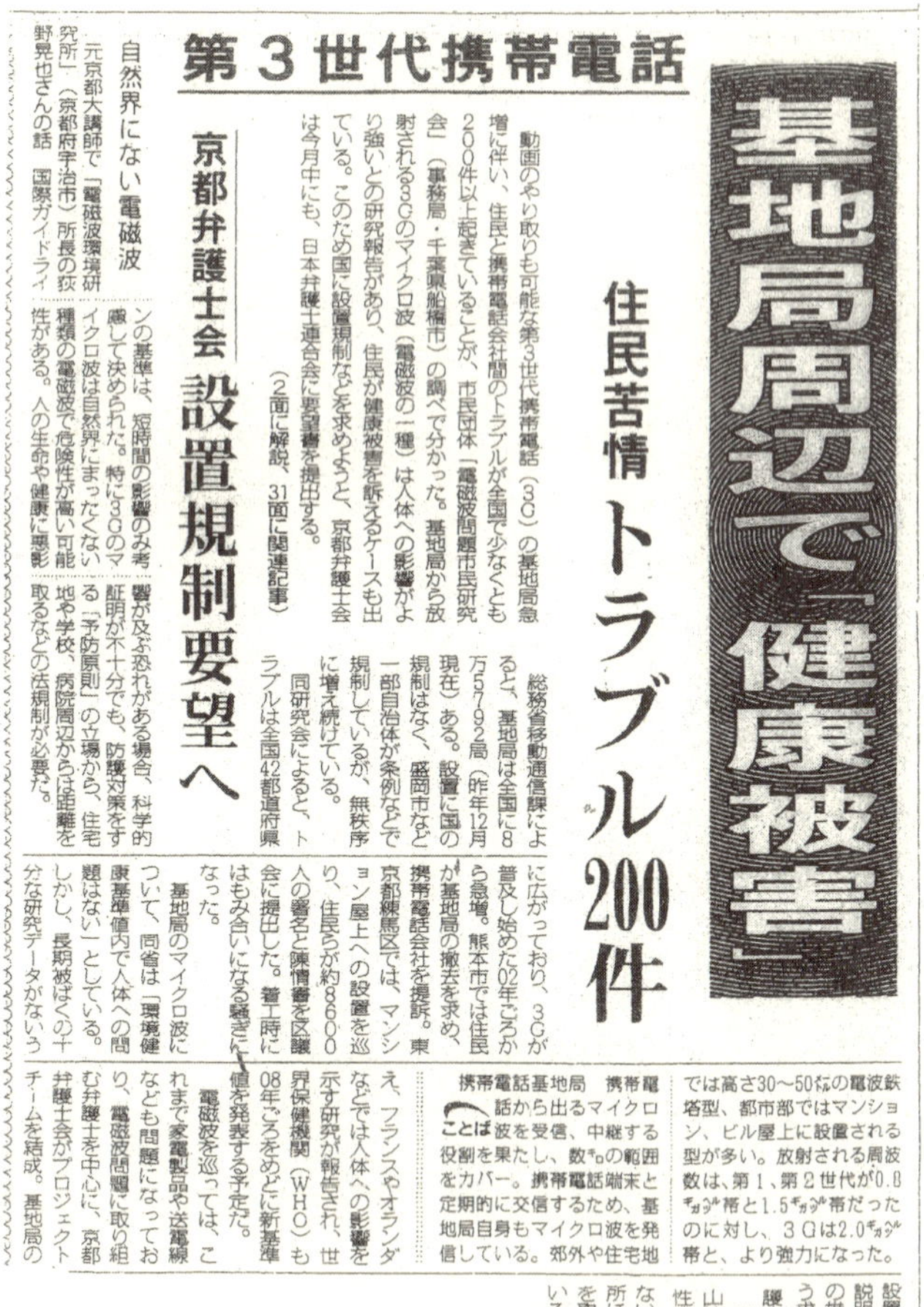
第3世代携帯電話

基地局周辺で「健康被害」

住民苦情 トラブル200件

動画のやり取りも可能な第3世代携帯電話（3G）の基地局急増に伴い、住民と携帯電話会社間のトラブルが全国で少なくとも200件以上起きていることが、市民団体「電磁波問題市民研究会」（事務局・千葉県船橋市）の調べで分かった。基地局から放射される3Gのマイクロ波（電磁波の一種）は人体への影響がより強いとの研究報告があり、住民が健康被害を訴えるケースも出ている。このため国に設置規制などを求めようと、京都弁護士会は今月中にも、日本弁護士連合会に要望書を提出する。

（2面に解説、31面に関連記事）

京都弁護士会 設置規制要望へ

総務省移動通信課によると、基地局は全国に8万5792局（昨年12月現在）ある。設置に国の規制はなく、盛岡市など一部自治体が条例などで規制しているが、無秩序に増え続けている。

同研究会によると、トラブルは全国42都道府県に広がっており、3Gが普及し始めた02年ごろから急増。熊本市では住民が基地局の撤去を求め、携帯電話会社を提訴。東京都練馬区では、マンション屋上への設置を巡り、住民らが約8600人の署名と陳情書を区議会に提出した。着工時にはもみ合いになる騒ぎになった。

基地局のマイクロ波について、同省は「環境健康基準値内で人体への問題はない」としている。しかし、長期被ばくの十分な研究データがないうえ、フランスやオランダなどでは人体への影響を示す研究が報告され、世界保健機関（WHO）も08年ごろをめどに新基準値を発表する予定だ。

電磁波を巡っては、これまで家電製品や送電線なども問題になっており、電磁波問題に取り組む弁護士を中心に、京都弁護士会がプロジェクトチームを結成。基地局の設置場所規制や住民への説明会を義務付けるなどの措置を国に提言するよう求める要望書を日本弁護士連合会に提出する。

同プロジェクト座長の山﨑浩一弁護士は「安全性の検証が追いついていない現段階では、設置場所については慎重な姿勢を取るべきだ」と話している。【千葉修平】

ことば 携帯電話基地局　携帯電話から出るマイクロ波を受信、中継する役割を果たし、数キロの範囲をカバー。携帯電話端末と定期的に交信するため、基地局自身もマイクロ波を発信している。郊外や住宅地では高さ30〜50メートルの電波鉄塔型、都市部ではマンション、ビル屋上に設置される型が多い。放射される周波数は、第1、第2世代が0.8ギガヘルツ帯と1.5ギガヘルツ帯だったのに対し、3Gは2.0ギガヘルツ帯と、より強力になった。

自然界にない電磁波

元京都大講師で「電磁波環境研究所」（京都府宇治市）所長の荻野晃也さんの話　国際ガイドラインの基準は、短時間の影響のみ考慮して決められた。特に3Gのマイクロ波は自然界にまったくない種類の電磁波で危険性が高い可能性がある。人の生命や健康に悪影響が及ぶ恐れがある場合、科学的証明が不十分でも、防護対策をする「予防原則」の立場から、住宅地や学校、病院周辺からは距離を取るなどの法規制が必要だ。

住民たちが健康被害に気づくきっかけとなった新聞記事
（『毎日新聞』2005年3月27日）

は五〇〇枚のチラシを作り、広く、会合への参加を呼びかけた。その結果、わかったことは次の四点だった。

①自治会は、『毎日』の新聞記事を見た住民が、「工事を中断して、説明会を開くように」と申し入れたのを、却下した。

②ドコモは、二〇軒のうち四軒の同意を得ただけで、あとは留守宅にチラシを入れるだけで「同意」があったとみなしていた。自治会は、内容を確認しないままに、ドコモに「同意書」を出した。

③阪急バスは「近隣の住民が賛成し、自治会も合意すれば、土地は貸す」と、ドコモに条件をつけた。

④ドコモは自治会に「すでに、阪急バスから土地は借りている」と言った。

その席で、自治会は「同意をとるように言った」、ドコモは「周知と聞いた」と、水掛け論となった。

契約更新時まで待てない健康状態に

自治会と被害住民で「対策委員会」が結成された。同会は、ドコモと阪急バスに対して基地局撤去の要望書を送る。しかし、二〇〇六年十二月、拒否された。

それを受けて、自治会は「契約満期時に再契約をしないように、働きかけを続行する」と、方針を示した。しかし、「それまで待てない」という人が多かった。一年間に及ぶ長期受動被曝が続き、住民の健康状態はより深刻化していた。

基地局から約五〇mのところに住むKさん（一九六一年生まれ）宅では、長女（当時高校一年）はバセドウ病に、次女（当時小学校四年）は「てんかん」になった。そして、長女は、何もしなくても「しんどい」と学校を休むことが多く、次女も、学校で急に倒れるという状態だった。久しぶりにきたKさんの母が、「この子の目は魚の目のようだ。普通じゃない。すぐに、病院に連れて行ったほうがいい」という状態にまでなっていた。

基地局から六〇mのところに住む三宅美枝子さん（一九四〇年生まれ）は、二〇〇六年九月に「一過性脳虚血症」で、意識不明になった。夫は「パーキンソン病」になり、「うつ状態」が続いた。常にピリピリした精神状態が続いていたため、夫婦仲は険悪になり、離婚寸前状態だった。

大阪に住む娘が来たとき、彼女は「頭痛がする」と言った。娘は二〇〇七年五月に出産予定で、出産後は実家に里帰りする予定だった。しかし、それは諦めざるを得なかった。それほど三宅さんの家は「危険な家」になっていた。

図 5-1　川西市清和台自治会による携帯電話無線局（電磁波）に関するアンケート

(a)全地区健康障害率(障害有実数／回収数)と健康障害有数

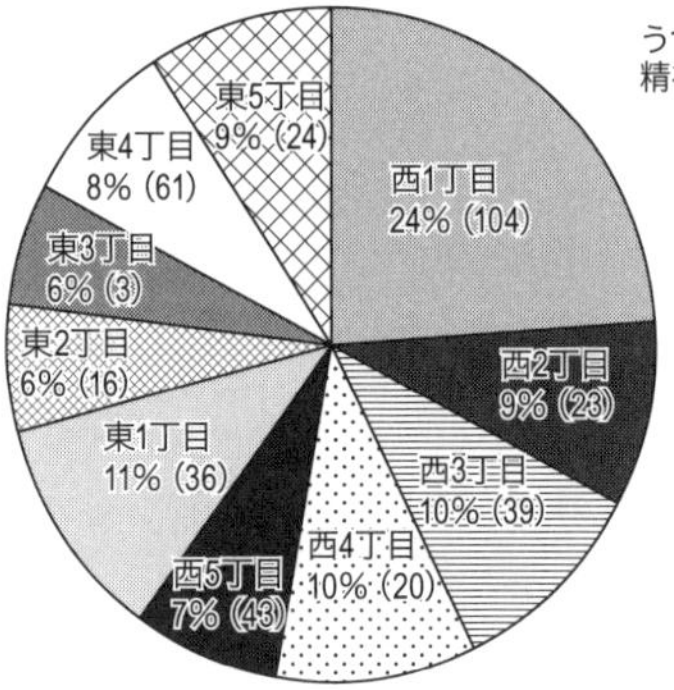

(b)全地区障害症状数(複数回答)

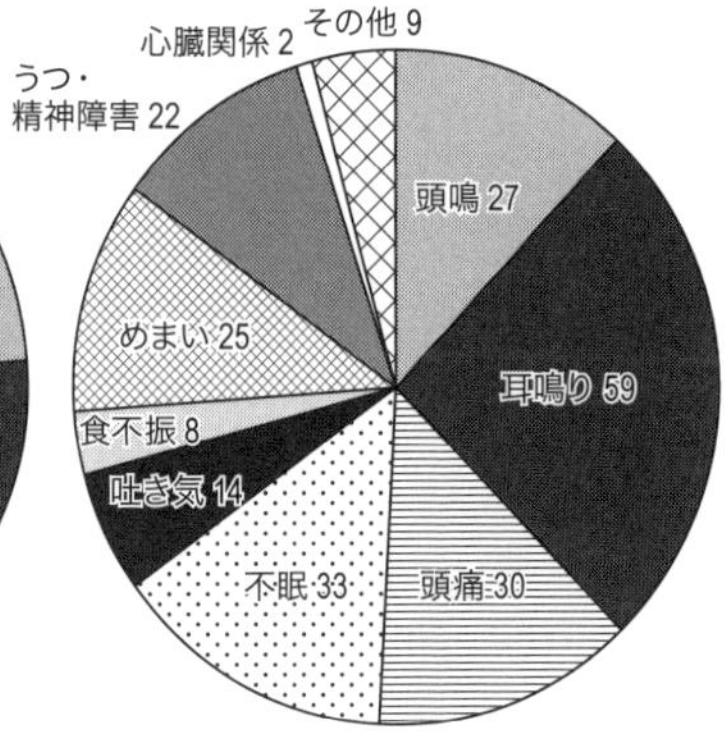

約五〇〇〇世帯を対象にアンケート

二〇〇七年二月〜三月、清和台自治会では、清和台西一〜五丁目、清和台東一〜五丁目の一〇地区、約五〇〇〇世帯を対象に、「携帯電話無線局（電磁波）問題のアンケート調査」を行った。

それによると、基地局から三〇〇m以内の「西一丁目」で「健康障害率」は「二四%（全体は一一・二%）」、直近の「西一丁目一―一」は「四一・七%」、「西一丁目一―二」は「五六%」、「西一丁目一―三」は「三五%」と、高い数値となっていた。

「西一丁目」の「健康障害有数」は、一〇四件にのぼっていた（**図5―1―(a)**）。

「全地区の障害症状数」（複数回答）をみると、多い順に①「耳鳴り」（五九）、②「不眠」（三三）、

③「頭痛」（三〇）、④「頭鳴」（二七）、⑤「めまい」（二五）、⑥「うつ・精神障害」（二二）となっていた（図5―1―b）。

そして、「全地区障害有性別数」では、「女性」が「一一〇」、男性「三六」と、女性は男性の三倍以上の数になっていた。

公害調停の申し立てと撤去の実現

二〇〇七年一月、住民たちは「電磁波公害をなくす会」を結成した。山路須美子さんは志願して、会長になった。

同年二月、同会は、ドコモと阪急バスに対して「撤去の申し入れ」をした。しかし、ドコモは「国の基準を満たしているので、撤去はしない」、阪急バスは「ドコモの判断に任せる」と返答した。

同年五月、住民一〇人は、京都弁護士会所属の山崎浩一弁護士を「代理人」に、NTTドコモ、地権者である阪急バスに対して、基地局の稼動停止・契約解除・健康被害の損害賠償を求めて、大阪簡易裁判所に公害調停を申し立てた。

さらに同年六月、山路さんらは、当時の川西市・市議会議員の江見輝男さん、小西佑佳子さんの協力を得ながら、「携帯電話基地局からの電磁波被害をなくすための請願」を川西市議会に提出した。内容は、「設置・改造に関する規制」「国への電磁波規制の強化要請」「国への全国疫学研究実施の要請」だ。全議員一致で採択された（**表5—1参照**）。

そして、同年八月、大塩民生・川西市長の名で、携帯電話会社四社（ＮＴＴドコモ関西、ＫＤＤＩ、ソフトバンクモバイル、イー・モバイル）に対して、「基地局の設置手続きについて」を文書で要請した（**表5—2参照**）。

山路さん、十二歳の息子が電磁波過敏症になったＮさんの「怒り」は大きく、江見さんは「二人の女性の怒りを何とか解消しよう」と活動した。

そして二〇〇七年十二月、三回目の調停で、ドコモは、「〇八年四月中旬の稼動停止」「〇八年六月十四日までの完全撤去」を申し出、調停は取り下げられた。しかし、ドコモは「電磁波と健康被害の因果関係はない」という主張を押し通し、電磁波による健康被害を認めることはなかった。

二〇〇八年四月三日、基地局は稼動を停止し、同二十一日、基地局は完全に撤去された。全国的にも珍しい「稼働中の携帯電話中継基地局の撤去」となった。

二〇〇m圏内に四人の「パーキンソン病」

電磁波が止まった二〇〇八年四月三日午前十一時ごろ、Ｎさんの息子は、「眉間のしわ」に別

表5-1　基地局からの電磁波被害をなくすための請願（2007年6月）

川西市議会で採択された請願の内容

請　願　の　趣　旨

平成１７年秋、住宅地のすぐ側にある民有地の駐車場に、携帯電話基地局が近隣住民の理解を得られないまま設置されました。１７年１２月の稼動以来、近隣住民の中から持病や既往症ではない身体の不調を訴える方が続出し、現在、事業者と住民との間で紛争になっています。

近隣住民のうちの多くの人が頭痛や耳鳴りに悩んでいます。そのために通院を余儀なくされている方もいます。ある家庭では母親が頭痛がひどく体調不良、小学６年生の子どもも頭痛で学校を休みがちになってしまいました。住民の方々の中には、症状がひどくて引越しを考えている方もおられます。

携帯電話基地局は、現在の法体制では建築法にも電波法にもふれず合法であることは事実です。しかし電磁波過敏症の方がおられることは世界保健機関（WHO）も認めています。特に子どもへの影響が大きいこともいくつかの研究で指摘されています。公共性を担う携帯電話事業者には住民に対する配慮、モラルが求められています。

ヨーロッパ先進国では、「疑わしきは回避する」といった「予防原則」が採られています。日本では、これまでも非加熱製剤・アスベスト等海外で早くからその危険性が指摘されていたにも関わらず、規制や対策が遅れたため甚大な被害を生み出した苦い経験があります。基地局設置にあたっては、事業者が近隣住民に十分に説明したうえで、適切に同意を得ること、また住宅地や学校、病院等から一定の距離を確保することが必要であると考えます。大分県湯布院町や盛岡市など、条例化により基地局設置を規制している自治体も多くなっています。

川西市においては、紛争を未然に防止し、市民の安心・安全なまちづくりのため適切な施策が必要であると考え、早急な措置を要望します。また、国においては、予防原則にのっとって調査を進め規制を見直すよう要望します。

請　願　事　項

1．　市民にとって安心・安全のまちづくりのため、携帯電話基地局の設置・改造に関する規制および管理運営に関する施策を求めます。

2．　ヨーロッパ先進諸国と比べて、非常に緩い日本の電磁波強度の規制を強化するよう、国に対して要請することを要望いたします。

3．　電磁波による身体への影響に関して、国に対して全国的な疫学研究を実施するよう要請してください。またこれを担当する調査機関は、中立で公平な第三者機関であることを求めてください。

表5-2　携帯電話会社四社に対して行なった「基地局の設置手続について」の要請

平成１９年8月23日

株式会社NTTドコモ関西様
KDDI株式会社様
ソフトバンクモバイル株式会社様
イー・モバイル株式会社様

川西市長　大塩　民生

携帯電話基地局の設置手続きについて（要請）

「携帯電話基地局からの電磁波被害をなくすための請願」が、本年６月開催の平成１９年第３回川西市議会におきまして、採択されました。本請願が川西市民の安心・安全のまちづくり等を求めるものであり、市議会において全会一致で採択された事実を真摯に踏まえますと、請願趣旨に即応する措置の早期実現が急務かと認識しております。つきましては、本市における携帯電話基地局の設置にかかる当面の措置として、要請事項を遵守頂くよう、要請します。

要　請　事　項

携帯電話基地局を設置する場合は、周辺住民の理解が得られるよう十分対応することとし、下記に該当する場合には、事前説明手続きを実施して下さい。なお、同基地局設置に関し、自治会等に説明を行う場合は市に通知してください。

記

１．　事前説明手続きの対象とする携帯電話基地局は、携帯電話基地局（独立柱）に設置される空中線（アンテナ）の上端の地盤面からの高さが１５mを超えるものとします。

２．　事前説明手続きの対象とする周辺住民等は、次のとおりとします。
　携帯電話基地局の空中線から、同基地局の空中線上端の地盤面からの高さの２倍の水平距離の範囲内に居住する住民、及び、自治会

３．　事前説明手続き等の内容
（１）基地局に係る設置計画書（設置概要、設置場所、工事期間、立面図、平面図、半径２５０mの住宅地図）の市への提出
（２）周辺住民等への説明等の実施
（３）周辺住民等への説明等に係る市への結果報告

４．　事前説明手続きの時期等
　概ね、次に定める期限までに説明等を行うこと。
（１）設置計画書の市への提出・・・・・・・建築確認申請の１月前までに
（２）周辺住民等への説明時期・・・・・・・建築確認申請の１５日前までに
（３）説明等実施結果に係る市への報告・・・建築確認申請の１０日前までに
＊建築確認申請が必要でない場合については、建築確認申請を設置工事と読み替える。

５．　周辺住民等以外の者からの説明要請
　対象とする周辺住民等以外に、当該基地局の近隣に居住する住民等から、基地局の設置に関する説明依頼があった場合には、必要に応じて対応すること。

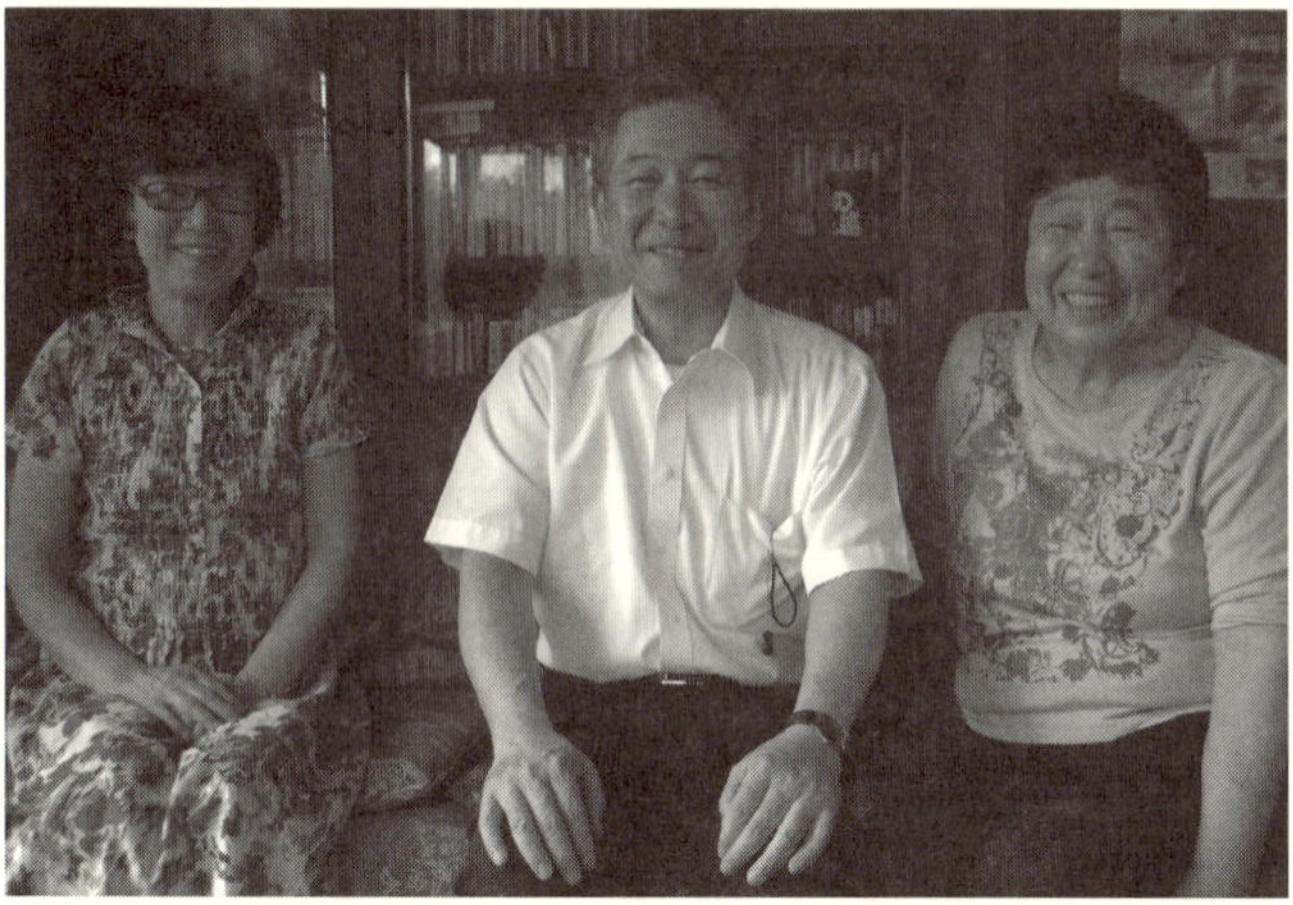

写真 5-7　基地局撤去に尽力した、左から三宅さん、江見さん、山路さん

れを告げ、笑顔を取り戻した。江見さんは、「初めてNさんの笑顔を見た」。

住民たちは約二年半ぶりに、電磁波被曝から解放され、やっと「安眠」を取り戻した。「ガーガー、ピーピー」とノイズが入り、まともに聞けなかったラジオもちゃんと聞けるようになった。

そして、「基地局が撤去されるまでは」と、手術を引き伸ばしていた山路さんは、二〇〇八年四月十五日、白内障の手術を受けた。基地局ができてから二年半の間に、視力が一・二から〇・二まで低下し、白内障になっていたからだ。通常、白内障は一〇年くらいの年月をかけてゆっくりと進行するが、山路さんの場合、一年くらいの間に急速に進んでいた。

同年六月十四日、「基地局の撤去」という目的を達成した「電磁波公害をなくす会」は、解散した。

しかし、二年半に及ぶ電磁波の長期受動被曝は、住民にさまざまな後遺症を残した。三宅さんによると、基地局から二〇〇m以内に住んでいた人のなかで、彼女の夫を入れて四人が「パーキンソン病」になり、現在も療養生活を余儀なくされているという。夫の場合、基地局が撤去されたことで、うつ状態も脱し、精神的にも安定してきたというが、「パーキンソン病」の症状はすぐにはなくならない。

自分の周囲に気を配って

基地局の撤去を待たずに、亡くなった女性もいた。基地局から約三〇mという近距離の家に住んでいたYさん（当時、七十二歳・兼業農家）だ。彼女は、仕事の合間にハイキングをしたり、ボーイスカウトの世話人をするなど、元気な人だった。

ところが、基地局が稼動した一カ月後、入浴中に倒れ、病院に運ばれた。原因は不明だった。同年三月には「立ちくらみ」がひどく、「嘔吐・脱水症状」で入院。そして、二〇〇八年一月、再度、風呂場で倒れた。しかし、そのときは家族がいなかったため、発見が遅く、帰らぬ人になった。検死の結果は「脳梗塞」だった。

川西市では「基地局の設置手続きについて」の要請を、携帯電話会社各社に通達した結果、しばらく新たな基地局は建たなかった。江見さんによると、二〇一二年六月現在、三基が新設されて、一〇本が老朽化などで撤去されたという。

山路さんは運動を振り返って言う。

「たくさんの人々の協力で、基地局は撤去できました。しかし、重い、つらい仕事でした。計画段階で気づき、地域の人々といっしょに反対することがいちばん有効と思います。どうか、ご自分の周囲に気を配ってください」と。

4 「基地局建設前の阻止」を実現
——新潟県新潟市 多久和幹雄さん・啓子さんらの場合

四〇mの基地局建設が予定

基地局が建設される前に、住民の団結で建設自体を阻止した地域がある。新潟県新潟市五十嵐二の町のみなさんだ。問題が持ち上がってから解決までの一年三カ月（二〇〇八年七月〜二〇〇九年十一月）、中心となって活動したのは「イー・モバイル携帯基地局建設阻止実行委員会」代表の多久和《たくわ》幹雄さんと事務局長の多久和啓子さん夫妻だ。

運動がスタートしたのは二〇〇八年七月二十日（日曜日）。

五十嵐二の町・二〇班（二〇軒）の人たちは、二カ月に一度、下水掃除を兼ねて定例集会を開いていた。七月二十日もちょうど定例集会の日に当たっていた。その定例集会の場で、多久和夫妻は集まっていた住民たちに、地区内に建設が予定されているイー・モバイルの基地局に関してどう対処するかを図った。

地区の何人かは数カ月前から、個別にN社（鉄塔建設の請負業者）の訪問を受けていた。彼らは、「基地局が建つ予定」としか告げなかった。啓子さんが、建設予定地で基礎工事らしきもの

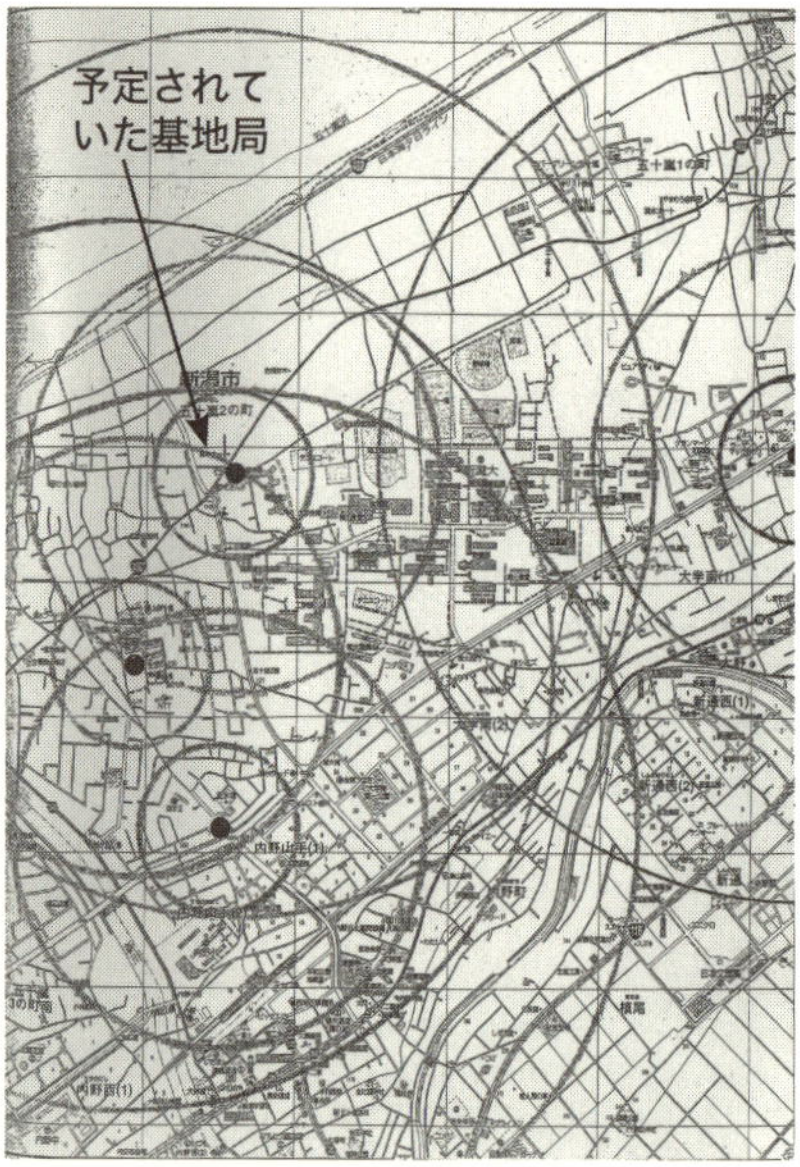

図 5-2　新たにイー・モバイルの基地局が建設されようとした「五十嵐二の町」。すでに近くには 3 基の基地局が建っている（『さらば！　イーモバイル』より）

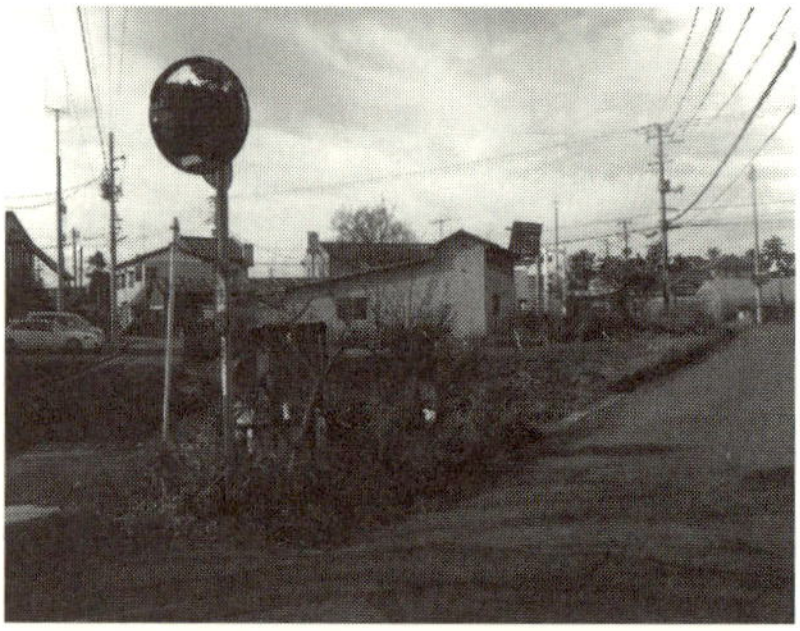

写真 5-8　基地局の建設予定地
（写真提供・多久和啓子）

をしている別の下請け業者から聞きだしたところによると、鉄塔の高さは四〇mということだった。

基地局建設を耳にしたときから「反対」の意思表示をしていた啓子さんの元へ、N社は頻繁に訪れた。彼らに対して、彼女は「不誠実さ」（高ささえ知らせなかった）を痛烈に批判するとともに、構造設計図（柱状図）の提出を求めた。鉄塔倒壊への懸念からだった。後日、送られてきたそれは、後にわかったことだが、地盤的に問題のあるものだった。

ところで、多久和夫妻が基地局建設の報を聞いて、すぐに「危険なものだ」と感じることができたのは、電磁波に関する記事が載っていた一枚のニュースレターを以前、見ていたからだ。それは、彼らが無農薬野菜などを買う自然食品店が出しているニュースのひとつだった。

「それでは私が個人でやりましょう」

その七月二十日、班長のYさんが皆に意見を聞いた。大半の意見は「反対は反対だ」「しかし、実際に建設中止などできるわけがない」というものだった。二〇班には自治会の役員をしている人がいた。Yさんはその人に「自治会に話をもって行くように」と要請した。しかし、その役員は断った。多久和幹雄さんは、班長のYさんに「班として運動ができますか」と聞いた。答えは「難しい」。結局、幹雄さんが「それでは私（と妻）が個人でやりましょう」と申し出た。

それから、多久和夫妻の奮戦が始まった。翌二十一日、二人は県立図書館にこもって電磁波に関する本を読みあさった。そして、知識と情報を得た。「とんでもない世界が広がっていた」。インターネットで基地局の反対運動をしている団体を探し、入会し、支援を頼んだ。

二十三日には、幹雄さんが「火の玉のような」と表現した署名活動を啓子さんは開始した。わずかながらの知り合いを頼って面談し、必死に説得して、二十五日の午後には七二筆に達していた。同日深夜には、市民団体GのKさんの指示に従って「建設中止要請」の内容証明を企業側に速達で送った。すでに、その日の午後、建設予定地ではヘルメット姿の建設業者約一〇人が、何やら打ち合わせをしていた。

翌二十六日、朝八時、予定地には重機が入り、基礎工事らしきものが始まった。幹雄さんは現場に赴き、中止要請を送付したことを伝えた。業者は重機とともに去った。

二十七日、多久和夫妻とYさんは自治会館に出向き、自治会に協力の要請をする。「自治会としても反対です」ということだった。

二十八日、朝八時、予定地に巨大重機（高さ約五〇m）が運び込まれ、工事は再開された。啓子さんらの抗議で、業者は再び工事を中止し、去っていった。同日の昼、啓子さん・Wさん・自治会役員ら五人は、市へ初めての陳情に行く。市は「総務省への確認」などを約束する。市議会副議長、市職員二名が対応した。うち一名の市職員が、後々、運動に大きく関わってくれることになった。市は「建築の許可」を出す当事者であり、すでにイー・モバイルに対して「許可」は出していた。

最初で最後の「説明会」

八月二十三日、最初で最後の「説明会」が自治会館で開かれた。参加者は住民二三名、企業側（N社、イー・モバイル）七名。司会はY班長が行い、住民らは企業側に対して強い建設反対の意思表示を行った。住民側が主張したのは、次の六点だった。

①事前説明の「お粗末さ」

○予定地周辺の三〜四軒におざなりな説明をし、工事を進めようとした。

○「建築確認の表示」が道に背を向けて立てられて、中に入らないと読めない状態（建築内容を隠そうという意思の現われ）。

②電磁波による健康被害

○頭痛、睡眠障害など、マイクロ波の慢性被曝による健康被害がつよく懸念される。

③地盤の問題

○予定地は住む人に「水溜り」と呼ばれてきた場所。二〇班の地質学に詳しい新潟大学教授二名、地質の専門家一名によると、予定地は「砂丘間低地」（砂丘と砂丘の間にある湿度を含んだ低地)。地盤が弱く、地震などで発生する液状化現象で倒壊するおそれが高い。

④電波障害(電磁波干渉被害)

○マイクロ波は病院の精密機器などへの影響も指摘されている。

⑤落雷の恐怖

○この地域は落雷が多い。四〇mの鉄塔に避雷針をつけると、たびたび落雷音を聞くことになる。そのことで神経障害をおこす可能性あり。

⑥景観の破壊

○四〇mの鉄塔は威圧感があり、居住空間の侵害となる。

三時間後、両者は次のような覚書を取り交わした。

「(企業側は)二〇〇八年九月十五日までに、基地局の工事について、中止か再開かを回答する。二〇〇八年九月十五日までは工事を再開しない」

一人から始めた「運動の生命線」署名活動

「最初の一カ月の動きで、勝敗は相当程度決まった」。そう啓子さんが言うように、彼女の一カ月間の動きはすばやかった。運動を「個人でやりましょう」と言った以上、「運動の生命線」である署名活動は、当初、個人で始めるしかなかった。

啓子さんは七月二十三日から二十五日までの三日間に一人で七二筆集めたことを手始めに、飛び込みで、戸別訪問を繰り返した。隣町の「一の町」にある団地へ全戸回覧の署名を頼んだり、近くにある新潟大学の学生寮へ頼んだり。自宅玄関先にも署名用のチラシを置いた。そんな啓子さんの「必死さ」に呼応するように、一人で二〇〇筆集めた人もいた。基地局予定地前で学生アパートを経営するWさんだった。彼女らの「何としても基地局建設を阻止せねば」という熱い思いは、十月一日、一〇〇〇筆を越える署名となって結実した。

ちなみに、運動が終わるまでに彼らが集めた最終的な署名数は一七二七筆に上った。

「イー・モバイル携帯基地局建設阻止実行委員会」の結成

多久和夫妻が二人で始めた「反対運動」だったが、最初の集まりから約一カ月後の八月三十一日、地区内の公園で「イー・モバイル携帯基地局建設阻止実行委員会」が結成された。代表に幹雄さん、事務局長に妻の啓子さんがなった。

九月一日には五三四筆の署名を持って、市役所へ一〇数名で二度目の陳情をした。翌二日には同じメンバーで新潟西区役所へ行き、新潟西区長へ陳情した。

ところで、実行委員会結成に先立つ三日前の八月二十八日、イー・モバイルから最初の書面が届いた。「説明会をもう一度だけ開催し、工事を再開したい。説明会は九月の早い時期に」という、

「最初に工事ありき」の書面だった。この書面は、その後何度となく繰り返される「書面合戦」の始まりだった。

九月八日、イー・モバイルに返信した。説明会開催の条件として、「同意なしでは工事を再開しない」という文書を要求した。

十月二日、一〇〇〇名の署名を添えて、新潟西区長へ二度目の陳情をした。「あらゆる機会をとらえて、中止を要請します」と、要求し続ける意思を表明した。

幹雄さんは自治会三役と、同月二十三日には県会議員に、同月二十五日には国会議員に会って現状を報告し、総務大臣宛の請願書を手渡した。

十一月十六日には、市民団体DのOさんを講師に呼び、自治会館で講演会を開催した。参加者は約六〇名に及んだ。電磁波に関する「学び」の必要性を感じた多久和さんらは、講演会後も自主的に勉強会を続けた。

「運動の可視化」のため立て看板を作る

説明会の開催をめぐって、実行委員会とイー・モバイルの間で十月、十二月と書面合戦は続いた。そんななか、「運動の可視化」が必要と感じた実行委員会は、二〇〇九年一月、住民に呼びかけてアイデアを募り、立て看板を作ることにした。小学生も参加して、「カエル、ヘビ、鳥、猫など動物も基地局建設に反対している」というユニークな看板を七枚（後、大型四枚追加）作った。二月八日には実行委員会総出でそれらを立てた。

同年三月三十日には、全班長への報告会を開催し、四月には、運動の経過を報告する「イー・モバイル建設反対運動ってなんだ？」という文書を自治会全戸に回覧した。

四月十日、イー・モバイルから最後となる書面が自治会長宛（それまでは多久和さん宛てだった）に届いた。双方の書面は、説明会を開くに当たっての条件のやり取りで終わり、ついに説明会開催には至らなかった。それ以降、イー・モバイルは「だんまり」を決め込んだ。

反対運動も一年ちかくがたとうとし、人々にも疲れや倦怠感が出てくる時期だった。それを打破するために、実行委員会は「F計画」・「C計画」を提案し続けた。「F計画」のFとは「不買運動」の頭文字。「C計画」のCとは「地権者との話し合い」の頭文字だった。

「F計画」では次の四点を提案した。

①「ふばい君」なる巨大キャラクターシンボルを作り、設置する。

②自治会と連動して、不買運動としての署名運動を繰り広げ、集まったものからイー・モバイルに送りつける。

③チラシ「ゲー・モバイル取扱説明書」を作り、見開くと「買っちゃダメ」となるようにし、運動の内容を記載する。

④反対運動に参加する人の自宅にプラカードを設置する。

実現したのは①だった。七月十九日に「ふばい君」を巨大看板に描き、目立つ道路沿いに設置した。

「C計画」では、幹雄さんが連絡役となり、コンタクトをとることになった。

信越総合通信局へ「建設反対」の陳情に

運動は〈雨季〉から〈乾季〉に入った感があった。しかし、「さまざまな形で運動を発信し続けることが大切だ」と思った多久和さんらは、「企業への意思表示の継続」「自治会、地元住民へのアプローチ」「行政への連絡と訴え」を続けた。

「運動の強さ・本気度」を示すため、県をまたいで行動しようと、七月十日には長野県にある信越総合通信局へ七人で「建設反対」の陳情に行った。同局の回答は「承って本省に挙げます」だった。

九月二十日、約一カ月ぶりに地域で集会を開いた。参加者の減少を心配したが、参加者は減ることなく、一〇名を超えていた。それから約一カ月後の十月三十日午後二時半ごろ、以前、陳情したことのある国会議員の秘書から連絡があった。「イー・モバイルが昨日、建設を中止したいと連絡を入れてきた」という。同日午後四時、信越総合通信局に確認の電話を入れた。「イー・

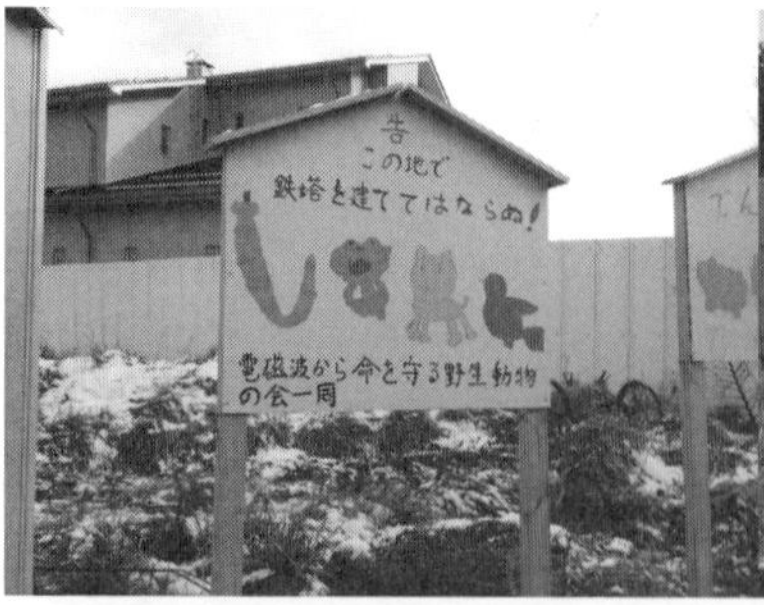
この地で
鉄塔を建ててはならぬ！
電磁波から命を守る野生動物の会一同

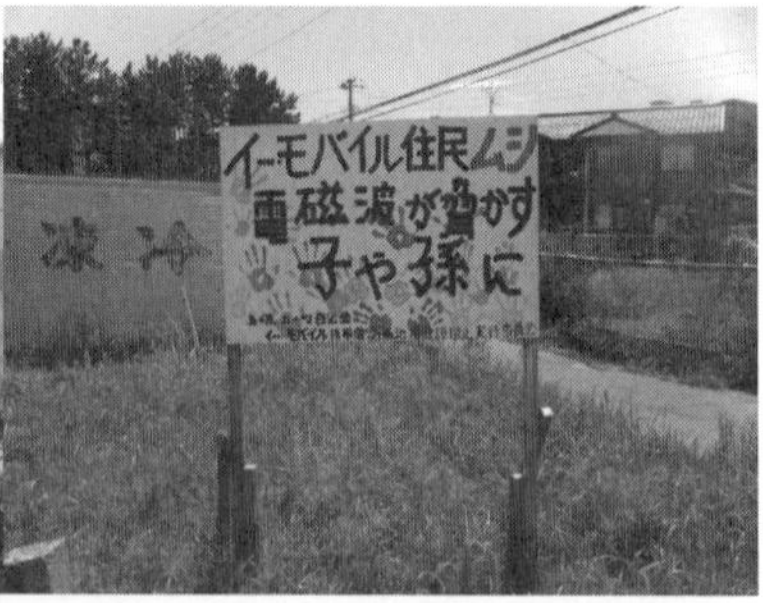
イーモバイル住民ムシ
電磁波が脅かす
子や孫に

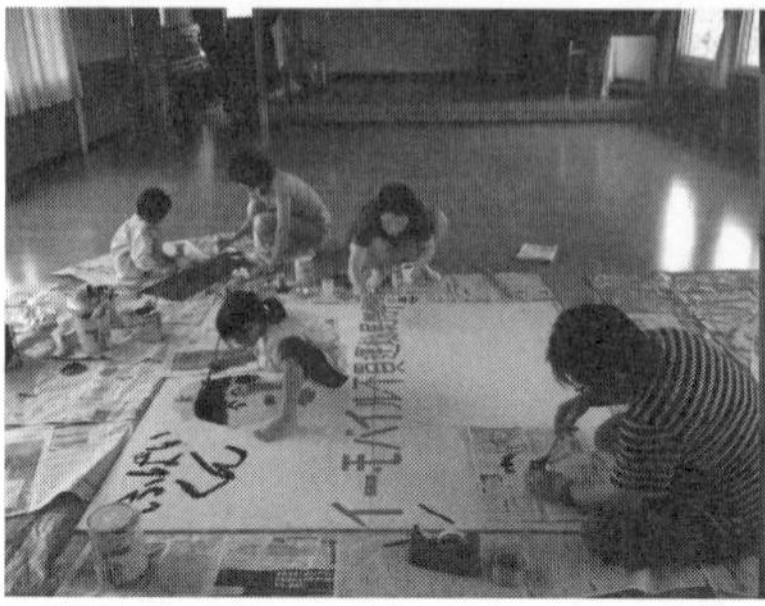

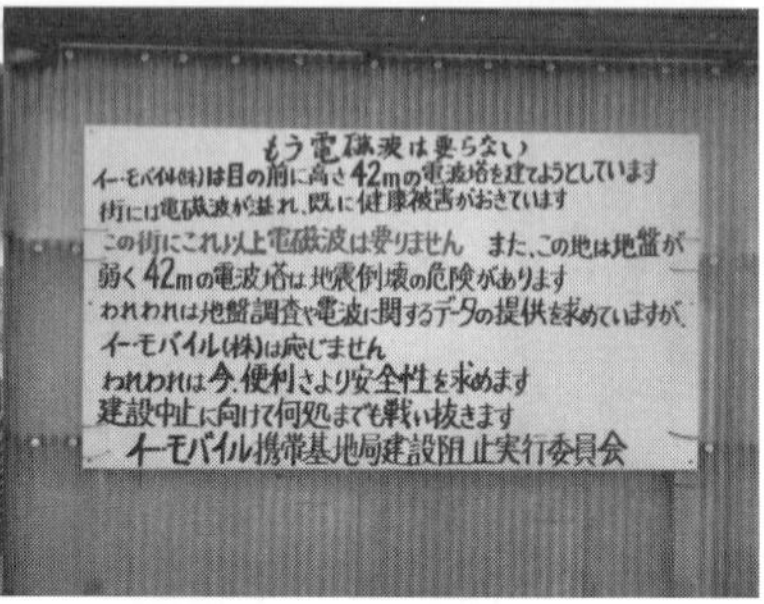
もう電磁波は要らない
イー・モバイル(株)は目の前に高さ42mの電波塔を建てようとしています
街には電磁波が溢れ、既に健康被害がおきています
この街にこれ以上電磁波は要りません　また、この地は地盤が弱く42mの電波塔は地震倒壊の危険があります
われわれは地盤調査や電波に関するデータの提供を求めていますが、
イーモバイル(株)は応じません
われわれは今、便利さより安全性を求めます
建設中止に向けて何処までも戦い抜きます
イーモバイル携帯基地局建設阻止実行委員会

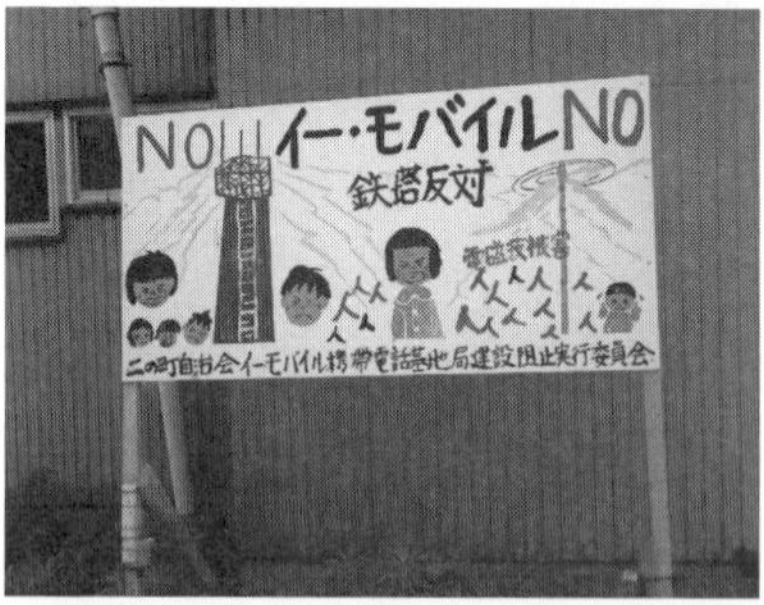
NO!! イー・モバイルNO
鉄塔反対
電磁波被害
二の町自治会イーモバイル携帯電話基地局建設阻止実行委員会

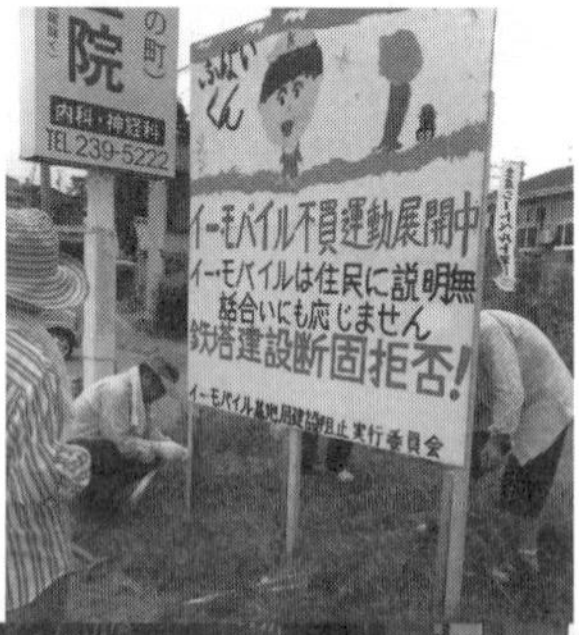
TEL 239-5222
イーモバイル不買運動展開中
イー・モバイルは住民に説明無
話合いにも応じません
鉄塔建設断固拒否！
イーモバイル基地局建設阻止実行委員会

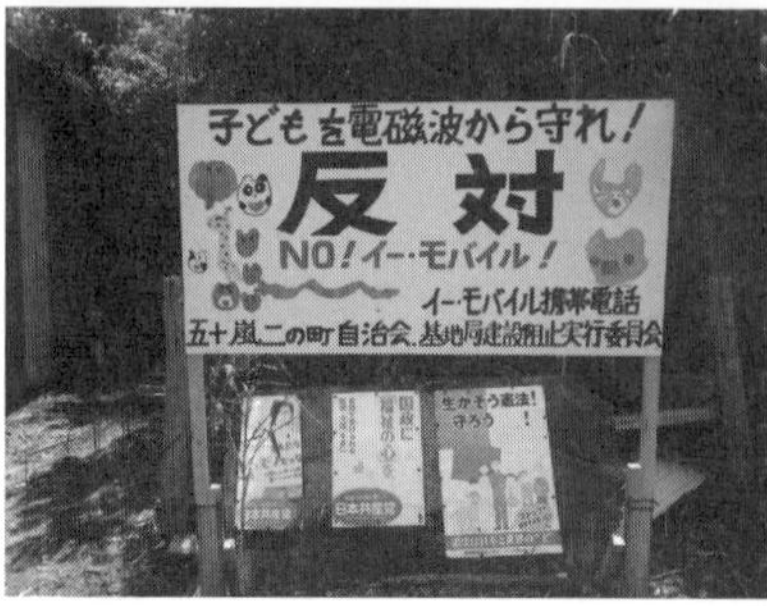
子どもを電磁波から守れ！
反対
NO！イー・モバイル！
イー・モバイル携帯電話
五十嵐二の町自治会、基地局建設阻止実行委員会

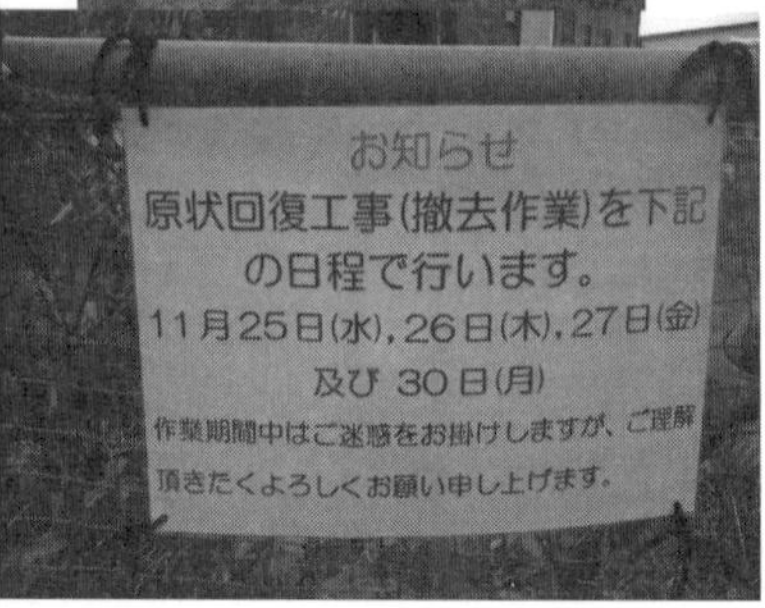
お知らせ
原状回復工事(撤去作業)を下記
の日程で行います。
11月25日(水),26日(木),27日(金)
及び 30日(月)
作業期間中はご迷惑をお掛けしますが、ご理解
頂きたくよろしくお願い申し上げます。

（写真提供・多久和啓子）

モバイルに聞いてください」という答えだった。同日四時半、市の職員に連絡を入れると、イー・モバイルへ確認することを約束してくれた。

十一月十一日、市の職員から連絡が入った。「建設中止の最終確認がとれた」という。多久和さんら住民の一年三カ月に及ぶ努力が実った瞬間だった。同月十五日、自治会館で最後となる集会を開き、二十二日、一二枚の看板を撤去した。自治会には全戸回覧の「運動終結宣言」の書面を回した。

コトを起こさなければ、どうしようもない

「なぜ、勝てたのですか?」

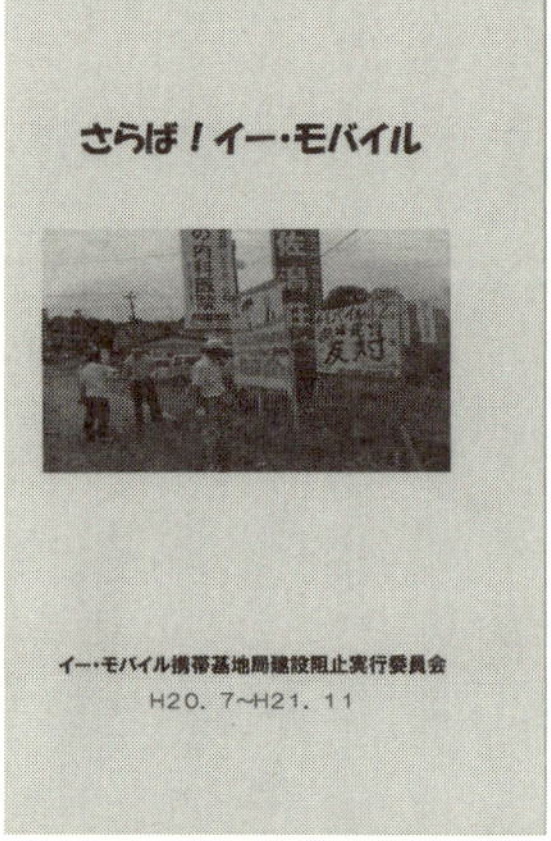

たたかいの詳細な記録
『さらば！ イー・モバイル』

この問いに、幹雄さんは「運動の根強さ」、建設反対への「根強い意思」と答えている。

資本金九四三億円（当時）の超巨大企業イー・モバイル。当初、企業側の担当者は、住民たちに「住民運動で建設中止になったことなどかつて一度もない」と豪語していた。そして、住民たちも巨大企業相手に「建設中止などできるわ

けがない」と諦めムードだった。

しかし、幹雄さんは「コトを起こさなければ、どうしようもない」と考えた。運動を通じて彼が学んだことは、「法律の目が及ばないところ、政治の手が及ばないところに、我々の苦しみがあるとき、住民運動は強力な手段となり、それは信じるに足りるものである」と。

啓子さんは、きっぱりと言った。「自分が建てられるのがイヤだから」。そして、「運動以前の問題がいかに大切であるか」を痛感したという。「他者に対する礼儀・思いやり・感謝を忘れたら、それ以上何も築けない」と。

二〇一一年三月、彼らは一年三カ月に及ぶたたかいの詳細な記録を、『さらば！　イー・モバイル』という冊子にして残している。

電磁波関連年表（一九五二―二〇一三）　電磁波（主に高周波）をめぐる日本と世界の動き

年	日本の動き	世界の動き
一九五二		W・O・シューマン（ドイツ人）が「シューマン共振波」を発見
一九七六		モスクワ・シグナル事件 （ソ連がモスクワの米大使館に向けて電磁波を放射。米の規制値の一〇〇〇分の一の電磁波密度で、職員に健康被害続出）
一九九〇	「電波利用における人体の防護指針」 （電気通信技術審議会答申） 〈熱効果・刺激効果のみを考慮、非熱効果は考慮なし〉	
一九九二		ブラジル環境サミット「宣言文」に「予防原則」が取り入れられる
一九九三	「電波防護標準規格」 （「規格委員」総数一六八人。全員、業界関係者）	
一九九七	「電波利用における人体防護の在り方」 （電気通信技術審議会答申） 〈局所吸収指針、組織一〇g当たり二W／kg〉	米・ニューヨーク州、サン・ジュアン島群「学校敷地での基地局建設禁止条例」（米最初の距離を明記しての条例） 〈五〇〇フィート（約一五三m）以上離すべき〉

年	日本の動き	世界の動き
一九九七		スウェーデン、サルフォード博士らの研究〈基準値以下（一万分の一）の電磁波密度でラットの血液脳関門が開く〉
一九九八	長野県須坂市の住民がNTTドコモを提訴	ICNIRP（国際非電離放射線防護委員会）ガイドラインを決定（九〇〇MHz―四五〇μW／cm²、一・八GHz―九〇〇μW／cm²）
一九九九	熊本県熊本市沼山津地区住民が九州セルラー（KDDI）を提訴（四月） 郵政省が基地局建設許可のための基準値を設定（十月）（九〇〇MHz―六〇〇μW／cm²、一・八GHz―一〇〇〇μW／cm²） 熊本県熊本市御領地区住民が九州セルラー（KDDI）を提訴（十二月）（二〇一〇年最高裁で「棄却」）	
二〇〇〇	岩手県盛岡市「住環境保全に関わる条例」制定	イギリス「スチュワート報告」〈「十六歳未満の子どもの携帯電話の使用制限」を保健省が推奨〉
二〇〇一		IARC（国際がん研究機関）極低周波電磁波を〈2B〉（発がんの可能性あり）に評価分類 イタリア「電場・磁場・電磁場の曝露に対する防護枠組み法」制定〈「センシティブエリア」を設ける〉

二〇〇二	大分県別府市春木地区住民（小学生・幼児二八名が原告）、NTTドコモ相手に「建設と操業差し止め仮処分申請」（一審「却下」） 福岡県久留米市三潴町生津地区住民、NTTドコモを提訴（六月） 総務省が「人体頭部における比吸収率の許容値」を守ることを義務づけ（六月） 〈生体組織一〇gあたり二W／kg以下にすること（六分間で）〉 熊本県熊本市楡木地区住民、NTTドコモを提訴（七月）（〇九年、控訴審で「棄却」） 岩手県岩手郡滝沢村 「滝沢村環境基本条例」制定	バングラデッシュ、インド（カルナタカ州） 〈十六歳未満の子どもの携帯電話使用を禁止〉 オーストリア（ザルツブルク）勧告 〈九〇〇MHz・一・八GHzとも屋外〇・〇〇一μW／cm²、屋内〇・〇〇〇一μW／cm²に〉
二〇〇三		フランス、世界初の疫学調査を発表（基地局の距離と健康被害の関係） 〈基地局から三〇〇m以内で「うつ傾向」「性欲の減退」など多数〉
二〇〇四	総務省「U—Japan（ユー・ジャパン）構想」を発表（五月） 〈ユビキタスネット社会を二〇一〇年に実現することをめざす〉	「REFLEX研究」発表（欧州七カ国参加） 〈国際的基準値以下でもDNAが破壊される〉 スペインで疫学調査 ドイツで疫学調査 〈基地局から四〇〇m以内で、発がんリスク三倍高い〉

年	日本の動き	世界の動き
二〇〇四		イスラエルで疫学調査 〈基地局から三五〇m以内で、発がんリスク四倍高い、女性のみだと一〇・五倍高い〉 イギリス「放射線防護委員会」勧告 〈八歳未満の子どもは携帯電話を使うな〉 ウィーン医師会（オーストリア） 「子どもの携帯電話使用を警告するためのガイドライン」作成 〈病院の待合室に警告のポスター〉
二〇〇五	大分県別府市荘園地区住民、NTTドコモを提訴（二月） （二〇一〇年控訴審で「棄却」） 鹿児島県霧島市住民、NTTドコモを提訴（七月） 福岡県福岡市東区美和台地区住民、NTTドコモを相手に「仮処分申請」 （一審で「却下」）	ドイツで疫学調査 〈電力密度〇・〇一μW／㎠以上で九五％の人が健康に影響〉 アメリカ、労災を扱う行政法判決 〈職場での電磁波曝露と脳腫瘍との関係あり〉
二〇〇六	福岡県糟屋郡篠栗町 「篠栗町携帯電話中継基地局の設置に関する条例」制定 （二〇一二年「廃止案」可決）	オーストリアで疫学調査 〈電力密度〇・〇五μW／㎠以上の人は、〇・〇一μW／㎠以下の人より「頭痛」が三倍〉 エジプトで疫学調査 〈基地局が屋上にある人、その向かいのビルで働く人は、約二km離れた人より「睡眠障害」が約三倍〉 ギリシャ・アテネ控訴裁判所 〈アテネ市内にある八基の基地局を撤去せよ〉

二〇〇七	兵庫県川西市住民、「公害調停」申し立て（相手はNTTドコモ）（八月） 〈〇八年四月、基地局撤去〉 北海道札幌市南区真駒内住民、ソフトバンクを提訴 兵庫県川西市 「携帯電話基地局による電磁波に関する意見書」可決 福島県いわき市 「基地局建設に関わる紛争防止要綱」策定 福島県南会津町に「あらかい健康キャンプ村」誕生（八月） （日本初・行政支援の環境病発症者のための避難施設）	「バイオイニシアティブ報告」 〈九〇〇MHz、一・八GHzとも〇・一µW／cm²に〉 EU公式意識調査 七三％の人が「携帯電話の電磁波が健康に影響あり」、七六％の人が「基地局の電磁波は健康に影響あり」
二〇〇八	沖縄県那覇市 マンション屋上のKDDI基地局からの電磁波で住民に健康被害（〇九年に撤去） 〈一七〇の症状が二二に減少〉	ロシア・政府機関が勧告 〈一八歳未満・妊婦は携帯電話を使用すべきではない〉 〈携帯電話の使用は一回三分以内に〉 リヒテンシュタイン「環境保護法」 〈基地局の電力密度を〇・一µW／cm²に。二〇一二年までに達成する〉 欧州会議で「欧州環境衛生行動計画二〇〇四―二〇一〇の中間評価に関する決議」採択 〈電磁波曝露限度値の見直し〉

年	日本の動き	世界の動き
二〇〇九	宮崎県延岡市大貫町住民、ＫＤＤＩを提訴（一二月） 奈良県生駒郡斑鳩町 「携帯電話基地局の電磁波対策を求める意見書」可決 「あらかい健康キャンプ村条例」制定	フランス・ウーラン市 〈子どものいる建物から一〇〇ｍ以内に基地局の建設禁止〉 〈基地局の電磁波〇・一μW／㎠以下に〉 フランス 〈十二歳以下の子どもへの携帯電話の広告禁止〉 〈ヘッドセット・端末のセット売りを義務化〉 オーストリア・保険会社 〈健康リスクを理由に、携帯電話会社を労災対象から除外〉 イタリア・ブレッシア市労働控訴裁判所が労災認定 〈脳腫瘍の原因は長時間の携帯電話使用が原因〉 フランス・ベルサイユ高裁判決 携帯電話会社に基地局撤去を命令（二月） ベルギー・ヘント地裁判決（五月） 〈ドロンヘン地域の基地局建設を禁止〉 チリ・ランカグア高裁判決 携帯電話会社に「基地局撤去」命令（十二月） 〈電磁波は健康を害する可能性がある〉 欧州会議 「電磁界に関連する健康上の懸念」採択

二〇一〇	神奈川県鎌倉市 「鎌倉市携帯電話等中継基地局の設置等に関する条例」制定 東京都羽村市 「羽村市環境基本計画」策定	フランス「環境に対する国の責任に関する法律」設定 「インターフォン研究」発表 〈携帯電話の使用と脳腫瘍発生リスクの関係を調査する国際的研究〉 （最終分析一回目。研究期間二〇〇〇～二〇一〇年。一三カ国参加） 〈携帯電話を一六四〇時間（一日三〇分間、一〇年間以上）使用で、神経膠腫の発症リスクが四〇％増加〉
二〇一一	東京都国立市 「基地局建設に関わる指導要綱」策定 福岡県太宰府市 太宰府東小学校で健康調査 〈「三階に教室」・「基地局から一〇〇m以内に家」・「ゲームをする」子どもに健康被害大〉	IARC（国際がん研究機関） 高周波を「2B」（発がんの可能性あり）に評価分類 エジプトで疫学調査 〈携帯電話使用者・基地局から五〇〇m以内に住む人――副腎皮質刺激ホルモンが減少〉 フランス 〈携帯電話を販売する際のSAR値表示を法律で義務化〉 欧州評議会議員会議 「電磁場の潜在的な危険性と環境におけるそれらの影響」採択（五月） 〈予防原則を適用すべき〉〈「〇・一μW／㎠を超えず、中期で〇・〇一μW／㎠に減らすこと」と加盟国に勧告〉 欧州環境庁コメント（十月） 〈携帯電話の電磁波による脳腫瘍発症リスクについて予防原則の適用を推奨する〉 カナダ衛生省、国民に警告（十月） 〈一八歳以下の子をもつ親に「子どもの携帯電話の使用時間を減らすよう指導するように」と呼びかける〉

年	日本の動き	世界の動き
二〇一二	携帯電話の人口普及率が一〇〇%を超える（三月末） 日本弁護士連合会 「電磁波問題に関する意見書」を関係省庁へ提出（九月）	イタリア最高裁、労災保険の支払を命令 〈仕事での携帯電話長時間使用が脳腫瘍の発症につながった〉 米国環境医学会が警告（四月） 〈「非熱高周波の被曝は、有意な生物学的悪影響を起こす」スマートメーターには安全な技術を使うように〉 イェール大学医学部の研究報告 〈妊娠中に携帯電話の電磁波に曝露すると、胎児の脳の発達に影響を及ぼし、多動症を生む可能性がある〉 米国小児学会 「携帯について知る権利法案」への支持を表明（一二月）
二〇一三		「バイオイニシアティブ報告書二〇一二」公開 〈副題「生物学に基づく高周波ならびに超低周波の公衆被曝基準のための理論的根拠」。一〇カ国・二九名の科学者が分担。二〇〇六〜一一年にわたって発表された約一八〇〇本の関連論文にも新たな検討。電磁波健康影響に関する最新最大の「レビュー事典」〉 〈電磁波の低レベル恒常的曝露の度合い増加→厳しい電磁波曝露規制を一刻も早く〉 〈電力密度〇・〇〇〇三〜〇・〇〇〇六μW/㎠を推奨〉

欧州環境庁（ＥＥＡ）、報告書『早期警告からの遅すぎる教訓――科学・予防原則・革新』で、携帯電話電磁波のリスクについて詳しく報告（一月）

ベルギー政府（二月）
〈七歳以下の子どもへの携帯電話販売は、店頭でもインターネットでも禁止〉

（各資料を基に著者作成）

あとがき

私たちが生きる空間のなかで、「電磁波のない空間」が、どんどん狭まっている。二〇一三年三月には、首都圏を走る都営地下鉄と東京メトロのほぼ全線で、地下を走行中にも車内で携帯電話が使えるようになった（同年一月八日付『朝日新聞』）。そして、今、全国各地で進んでいるのが、スマートメーターの全戸配備だ。

スマートメーターとは、「電気の使用量を三〇分ごとに電磁波で送信する電気検針器」のこと。検針して回る人の人件費削減と、「電気の効率的な運用ができる」ということで、世界中で導入が進められている。日本でも、経済産業省が、「二〇二〇年代の早期に原則として、全ての需要家にスマートメーターを設置する」という目標を掲げている。東京電力では、二〇一四年からスマートメーターの設置を始め、二〇二三年度までに、全二七〇〇万世帯に導入する計画だ。他の電力会社でも「試験」を経て、二〇一三年から本格的な導入が始まった。

しかし、すでにスマートメーターを導入しているアメリカなどでは、設置後、「不眠」「頭痛」「動悸」「耳鳴り」などの体調不良を訴える人が増えている。そして、反対運動が盛り上がるなかで、導入を一時停止したり（アメリカ）、「任意」にしたり（オランダ）する国も現れてきた。とところが、日本では、議論はなく、「危険だ」と警鐘を鳴らすマスコミの報道もなく、選択肢もなく、電磁波リスクも教えられず、着々と静かに旧式の機械式メーターからスマートメーターへと変えられている。そして、交換費用は利用者の電気料金に盛り込まれている。

電気の使用量通知を電磁波で行うスマートメーターの取り付けは、基地局を家庭の中に設置することに等しく、電磁波による健康被害を拡大させることにつながる。しかし、その実態は、人々の無関心のもと、日本では隠されたままだ。

二〇〇九年秋、私はスウェーデンのソルナ市にある日本人女性が経営する民宿（マンション）に知人の紹介で泊まった。美しい湖が見渡せ、景観は抜群だった。しかし、そのマンションの内部、廊下の上部にスマートメーターが取り付けられていた。そのときまでスマートメーターの存在を知らなかった私は、「電気検針メーターで、最近設置されたばかり」という、そのスマートメーターに簡易電磁波計測器を向けた。すると、「〇・一八μW／cm²」の電磁波が出ていた。私のために用意されていた部屋はその廊下と接していたため、電磁波は強かった。そのため、できるだけスマートメーターから遠い部屋へ変えてもらった。

居間で無線ＬＡＮが使えることも民宿の「ウリ」だった。そのとき、私は十日以上そこへ宿泊する予定だったが、キャンセルした。知人の協力を得て、電磁波の少ない部屋を探し、宿を変えた。当時、スウェーデンでは電磁波に関する危機感はとても低く、知り合ったスウェーデン在住の日本人たちはみな、室内で無線ＬＡＮなどから強い電磁波をあびることに無防備だった。そのことに私は驚いた。日本よりスウェーデンでは電磁波に関する危機意識が高いと思っていたからだ。スマートメーターが話題になるたび、私は旅先での経験を思い出す。「電気検針器は有線」を、地域で、国で選択したい。

「スマートフォン」「スマートメーター」「スマートハウス」「スマートカー」「スマートコミュニティ」と、「おしゃれ」「賢い」というニュアンスで、企業・政府は「スマート」を商品名や地域名に多用している。しかし、彼らが使う「スマート」は、「線がない」「無線であること」と同義語だ。そして、「スマート」がつくモノや場所に共通することは、「そこに電磁波汚染がある」ということだ。電磁波汚染の実態がどのようなものか、どのような健康被害があるのかは、本書でみてきたとおりだ。

二〇一一年三月十一日の原発事故による大惨事で、「原子力ムラ」の実態は暴露され、放射能汚染に対して人々は敏感になり、注意を払うようになった。しかし、放射線もその一種である電磁波、とくにマイクロ波による汚染（日常被曝）には、いまだ「見えない」（見ようとしない）という理由で、その危険性を意識する人は少ない。そして、「原子力ムラ」と同じ構造をもつ「電磁波ムラ」の実態を知る（知ろうとする）人も少ない。しかし、フッツーの生活を送るなかで毎日、被曝を強要する電磁波汚染は、「フクシマ」だけではなく、場所と時と人を選ばず、全国に蔓延している。

「気づいてほしい」。そんな思いで、現在も、電磁波に対する警告・啓蒙・相談活動を続けているのが、本書に登場する人たちだ。彼らは、もし、彼らの住む地域に、マンションの上に、基地局が建たなかったら、基地局建設の話が持ち上がらなかったら、「当事者」とならず、電磁波問題に関わることはなかっただろう。しかし、「選ばれて」しまった。そして、コトの重大さに気づき、自分たちが住む場所で活動を続けている。

そんな人たちは、みな、心やさしく、ゆたかな「前歴」をもっている。多くの人が電磁波問題に関わる前から、食に気をつけ、化学物質や電磁波に無関心ではなかった。「電磁波汚染」が時・人・場所を選ばないゆえ、私が取材で知り得た人々も、年齢・性別・職業・地域はまちまちだ。電磁波問題に関わらなければ、知り合うことはなかったかもしれない人たちだ。その意味では、出会わせてくれた「電磁波」に感謝している。それほど、どの人も、私にとって魅力的な人たちだった。

「電磁波問題を広く知らせ、電磁波汚染のない安全な社会にしたい」。その一点で、つながる電磁波ネットワークの人脈は多彩だ。それぞれが、それぞれの得意分野で、その場所で動くことが、いずれ「電磁波ムラ」を崩壊させ、電磁波汚染のない社会をつくることにつながることを信じている。忙しいなかで時間を割き、貴重な体験を聞かせてくださった方々に、この場を借りて、感謝の言葉を捧げたい。

そして、季刊誌『環』に五回にわたって貴重な誌面を提供してくださったうえ、一冊として出版することを快諾してくださった藤原書店の藤原良雄さん、連載時から編集を担当してくださった山﨑優子さん、本当にありがとうございました。

二〇一三年早春

古庄弘枝

著者紹介

古庄弘枝（こしょう・ひろえ）

大分県・国東半島生まれ。ノンフィクションライター。著書に『あらかい健康キャンプ村——日本初、化学物質・電磁波過敏症避難施設の誕生』（新水社）、『見えない汚染「電磁波」から身を守る』（講談社＋α新書）、『沢田マンション物語——2人で作った夢の城』（講談社＋α文庫）、『モー革命——山地酪農で「無農薬牛乳」をつくる』（教育史料出版会）、『どくふれん（独身婦人連盟）——元祖「シングル」を生きた女たち』（ジュリアン）、『彼女はなぜ成功したのか』『就職できない時代の仕事の作り方』（はまの出版）、『「わたし」が選んだ50の仕事』（亜紀書房）などがある。

構成・編集を担当した主な本に『「攻め」の人生を生きる』（大久保さわ子著、教育史料出版会）、『「はなまるうどん」激安商売術』（前田英仁著、講談社）、『福島の空の下で』（佐藤幸子著、創森社）などがある。

携帯電話亡国論《けいたいでんわぼうこくろん》 ——携帯電話基地局《けいたいでんわきちきょく》の電磁波《でんじは》「健康《けんこう》」汚染《おせん》

2013年4月30日　初版第1刷発行©

著　者　古　庄　弘　枝

発行者　藤　原　良　雄

発行所　株式会社　藤　原　書　店

〒162-0041　東京都新宿区早稲田鶴巻町523
電　話　03（5272）0301
FAX　03（5272）0450
振　替　00160 - 4 - 17013
info@fujiwara-shoten.co.jp

印刷・製本　音羽印刷

落丁本・乱丁本はお取替えいたします
定価はカバーに表示してあります

Printed in Japan
ISBN978-4-89434-910-0

専門家がいち早く事故分析

福島原発事故はなぜ起きたか

井野博満編
井野博満・後藤政志・瀬川嘉之

「福島原発事故の本質は何か。制御困難な核エネルギーを使いこなせるという過信に加え、利権にむらがった人たちが安全性を軽視し、とられるべき対策を放置してきたこと。想定外でもなんでもない」（井野博満）。何が起きているか、果して収束するか、大激論！

Ａ５並製　二二四頁　一八〇〇円
（二〇一一年六月刊）
◇978-4-89434-806-6

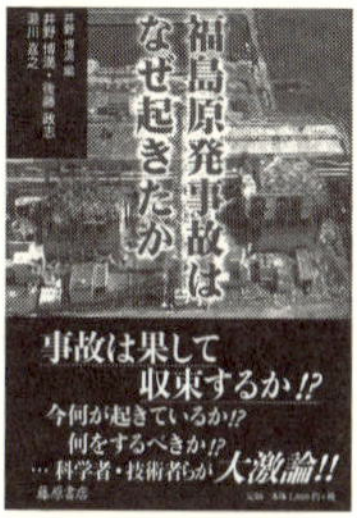

「東北」から世界を変える

「東北」共同体からの再生

（東日本大震災と日本の未来）

川勝平太＋東郷和彦＋増田寛也

「地方分権」を軸に政治の刷新を唱える静岡県知事、「自治」に根ざした東北独自の復興を訴える前岩手県知事、国際的視野からあるべき日本を問うてきた元外交官。東日本大震災を機に、これからの日本の方向を徹底討論。

四六上製　一九二頁　一八〇〇円
（二〇一一年七月刊）
◇978-4-89434-814-1

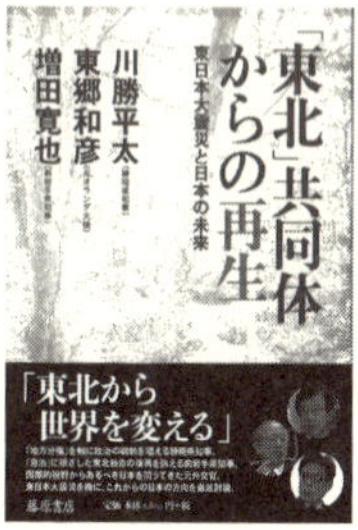

東北人自身による、東北の声

鎮魂と再生

（東日本大震災・東北からの声100）

赤坂憲雄編
荒蝦夷＝編集協力

「東日本大震災のすべての犠牲者たちを鎮魂するために、そして、生き延びた方たちへの支援と連帯をあらわすために、この書を捧げたい」（赤坂憲雄）――それぞれに「東北」とゆかりの深い聞き手たちが、自らの知る被災者の言葉を書き留めた聞き書き集。東日本大震災をめぐる記憶／記録の広場へのささやかな一歩。

Ａ５並製　四八八頁　三二〇〇円
（二〇一二年三月刊）
◇978-4-89434-849-3

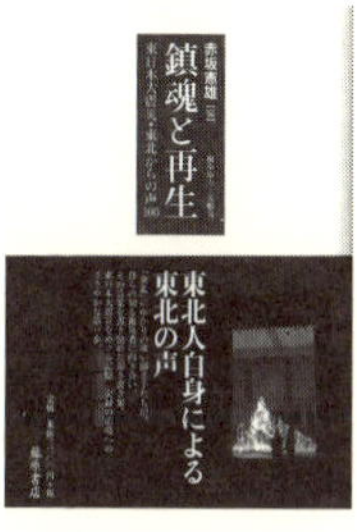

〝原理〟が分かれば、除染はできる

放射能除染の原理とマニュアル

山田國廣

住宅、道路、学校、田畑、森林、水系……さまざまな場所に蓄積した放射能から子供たちを守るため、現場で自ら実証実験した、「原理的に可能な放射能除染」の方法を紹介。責任はどこにあるか。誰が行うか。中間貯蔵地は、仮置き場は……「除染」の全体像を描く。

Ａ５並製　三二〇頁　二五〇〇円
（二〇一二年三月刊）
◇978-4-89434-826-4

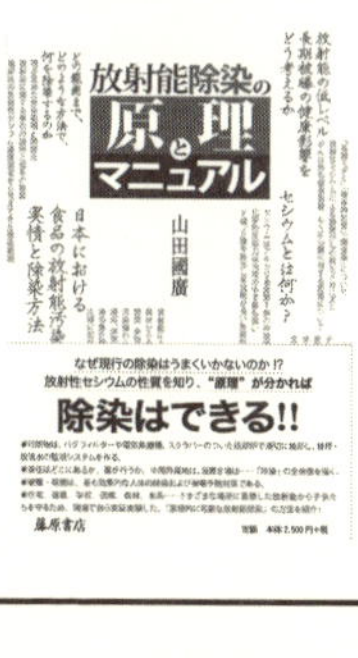

第二の『沈黙の春』

がんと環境
（患者として、科学者として、女性として）

S・スタイングラーバー
松崎早苗訳

自らもがんを患う女性科学者による、現代の寓話。故郷イリノイの自然を詩的に謳いつつ、がん登録などの膨大な統計・資料を活用、化学物質による環境汚染と発がんの関係の衝撃的真実を示す。

［推薦］近藤誠

四六上製　四六四頁　**三六〇〇円**
（二〇〇〇年一〇月刊）
◇978-4-89434-202-6

LIVING DOWNSTREAM
Sandra STEINGRABER

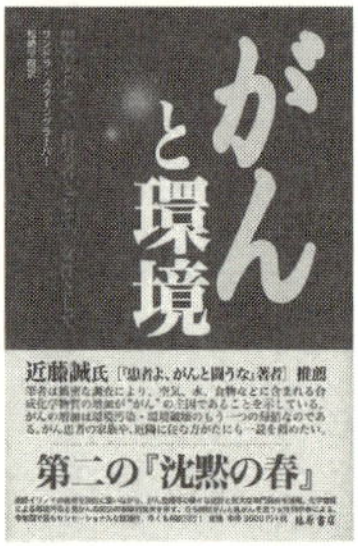

各家庭・各診療所必携

胎児の危機
（化学物質汚染から救うために）

T・シェトラー、G・ソロモン、M・バレンティ、A・ハドル
松崎早苗・中山健夫監訳　平野由紀子訳

数万種類に及ぶ化学物質から身を守るため、最新の研究知識を分かりやすく解説した、絶好の教科書。「診療所でも家庭の書棚でも繰り返し使われるハンドブック」と、コルボーン女史（『奪われし未来』著者）が絶賛した書。

A５上製　四八〇頁　**五八〇〇円**
（二〇〇二年二月刊）
◇978-4-89434-274-3

GENERATIONS AT RISK
Ted SCHETTLER, Gina SOLOMON,
Maria VALENTI, and Annette HUDDLE

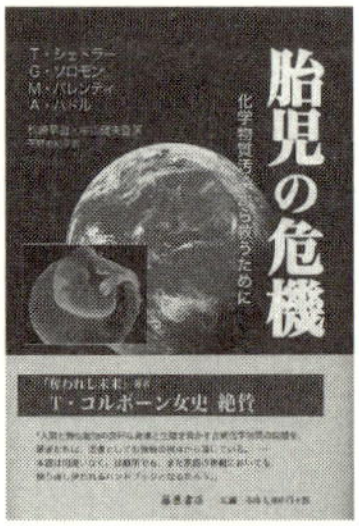

世界の環境ホルモン論争を徹底検証

ホルモン・カオス
（「環境エンドクリン仮説」の科学的・社会的起源）

S・クリムスキー
松崎早苗・斉藤陽子訳

『沈黙の春』『奪われし未来』をめぐる科学論争の本質を分析、環境ホルモン問題が科学界、政界をまきこみ「カオス」化する過程を検証。環境エンドクリン仮説という「環境毒」の新しい捉え方のもつ重要性を鋭く指摘。

四六上製　四三二頁　**二九〇〇円**
（二〇〇一年九月刊）
◇978-4-89434-249-1

HORMONAL CHAOS
Sheldon KRIMSKY

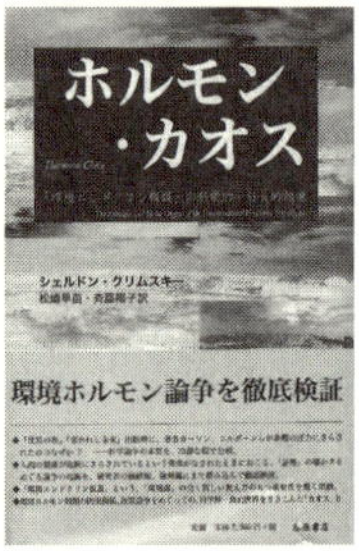

「循環」の視点から捉え直す

別冊『環』③ 生活―環境革命

「生活―環境革命」宣言　山田國廣
〈座談会〉生活―環境革命
石井亨＋阿部悦子＋広松伝＋山田國廣
生活環境主義とは何か？　嘉田由紀子
ダムから見た日本　天野礼子
役人の発言　田島征三
ゴルフ場問題の現在　松井覺進
「みどりのフロンティア」を夢見て　丸岡一直
土壌・地下水汚染の現状と対策制度のあり方　吉田文和
キューバ島の日本人と朝鮮人　中村尚司

菊大並製　一九二頁　**一八〇〇円**
（二〇〇二年一一月刊）
◇978-4-89434-263-7

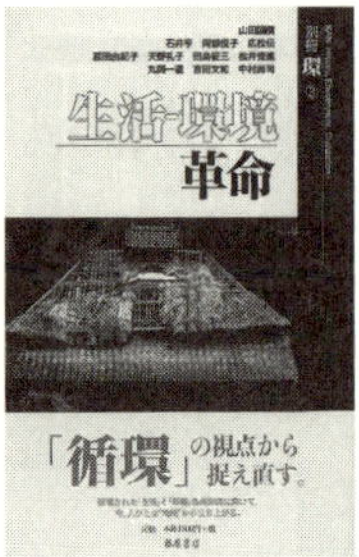

新しい学としての「水俣学」

水俣学研究序説

原田正純・花田昌宣編

医学、公害問題を超えた、総合的地域研究として原田正純の提唱する「水俣学」とは何か。現地で地域の患者・被害者や関係者との協働として活動を展開する医学、倫理学、人類学、社会学、福祉学、経済学、会計学、法学の専門家が、今も生き続ける水俣病問題に多面的に迫る画期作。

A5上製　三七六頁　四八〇〇円
（二〇〇四年三月刊）
◇978-4-89434-378-8

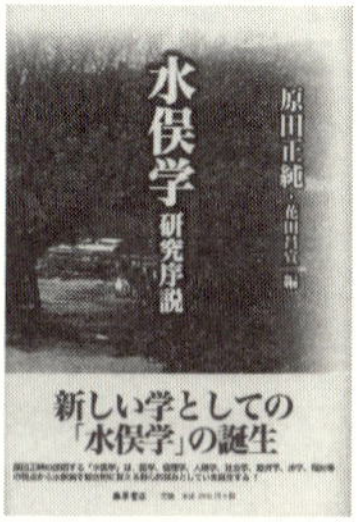

メディアのなかの「水俣」を徹底検証

「水俣」の言説と表象

小林直毅編

伊藤守／大石裕／烏谷昌幸／小林義寛／藤田真文／別府三奈子／山口仁／山腰修三

活字及び映像メディアの中で描かれ／見られた「水俣」を検証し、「水俣」を封殺した近代日本の支配的言説の問題性を問う。従来のメディア研究の〝盲点〟に迫る！

A5上製　三八四頁　四六〇〇円
（二〇〇七年六月刊）
◇978-4-89434-577-5

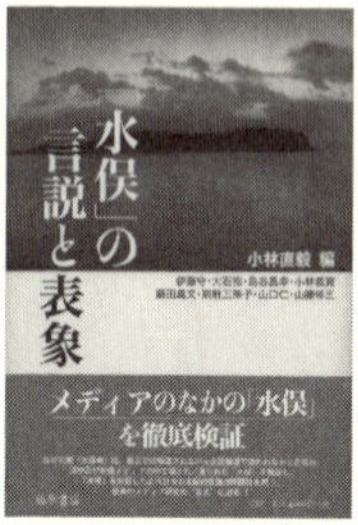

有明海問題の真相

よみがえれ！〝宝の海〟有明海

（問題の解決策の核心と提言）

広松　伝

瀕死の状態にあった水郷・柳川の水をよみがえらせ（映画『柳川堀割物語』）、四十年以上有明海と生活を共にしてきた広松伝が、「いま瀕死の状態にある有明海再生のために本当に必要なことは何か」について緊急提言。

A5並製　一六〇頁　一五〇〇円
（二〇〇一年七月刊）
◇978-4-89434-245-3

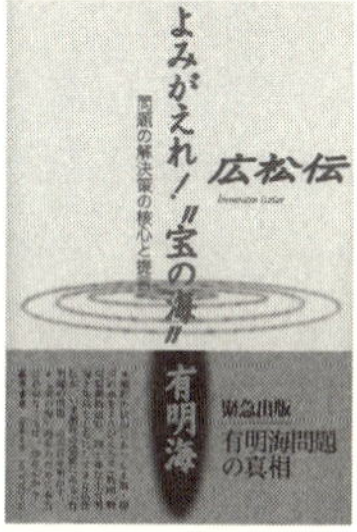

諫早干拓は荒廃と無関係

有明海はなぜ荒廃したのか

（諫早干拓かノリ養殖か）

江刺洋司

荒廃の真因は、ノリ養殖の薬剤だった！「生物多様性保全条約」を起草した環境科学の国際的第一人者が、政・官・業界・マスコミ・学会一体の驚くべき真相を抉り、対応策を緊急提言。いま全国の海で起きている事態に警鐘を鳴らす。

四六並製　二七二頁　二五〇〇円
（二〇〇三年一一月刊）
◇978-4-89434-364-1

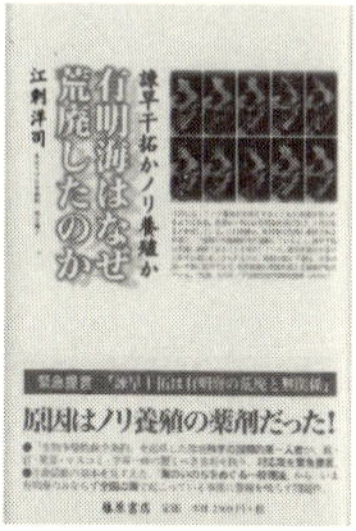